基本的 臨床

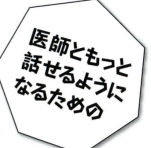
医師ともっと話せるようになるための

医学知識

監　修　大八木秀和（JCHO大阪病院 循環器内科）

編　集　杉田　直哉（綾部市立病院 薬剤部 薬剤部長）
　　　　山田　雅也（大分三愛メディカルセンター 薬剤部 薬剤部長）

じほう

基本的臨床医学知識をマスターすれば医師と同じ土俵で話ができる

　この本は全国で指導的立場にいるいわゆる"できる薬剤師"の方には，薬剤師が習得をすべき医学知識とはどんなものかを一考していただくために，また実力的にはまだまだでも高い理想をもつ薬剤師が将来医師と対等に議論を交わし医師からいろいろな相談を受け，お互い頼り頼られる（mutual respect）存在になるために書かれたメッセージです。

　すでに臨床現場の薬剤師に向けたすばらしい医学知識を取り扱った書籍がいくつも出版されているにも関わらず（本書内でさまざまな書籍を紹介します）あえて本書を上梓した理由，それは多くの書籍がその内容を読んで一時的に自己満足感は得られるものの，では自分がそのレベルに到達しようとしたとき，何を，どのくらい，どのようにして習得すればよいのかということについてはどれも具体的に触れられていないからです。多くは宝物がそこにあることは示してくれるけれど，そこにどのようにしたら辿り着けるかその地図を与えてくれません。そこで，地図を与え，その道程を示すのが本書の目的です。

　もともとは薬剤師であり現在は医師として医療に従事している私は薬剤師だった当時から"どのようにすれば，そしてどのレベルまでの知識を身につければ医師と対等によい議論ができるようになるのか"ずっと考えてきました。当時その目標（目的地）を"薬剤師にも必要な基本的臨床医学知識"と名付けました。それはいわゆる医師と薬剤師の共通言語といえるもので，医療従事者同士がスムーズにコミュニケーションをとるために必要な知識です。でも漠然としてそれはどの範囲のどのあたりまでのことを指すのかは具体的に示しにくく，長年悶々と悩んできました。他人から質問されても，なんとなくそれは違う，それは正解という感じで判断基準はおぼろげなもので人に伝えるが難しいと感じてきました。

　しかし，この不顕在化していたものがあるきっかけで具体的にみえてきました。そのきっかけとは2004年から始まった研修医制度です。この制度は医学部を卒業した医師がいきなり専門医としての技術を身に着けるのではなく，まずは必要最低限度の基本的臨床医学知識を身に着ける目的で2年間で全科をローテートするというものです。研修の内容をみてみると私がいままで考え続けていた薬剤師にも必要な基本的臨床医学知識は，初期研修医が2年間で学ぶ医学知識とほぼ等しいことに気づきました。この瞬間，私の考えが顕在化したのです。

　医師は自分の専門の領域を他科の医師に説明する際，"研修医時代にこ

のくらいの内容は理解しているはずだから"と，そのレベルまでかみ砕いて説明すればお互いとまどうことなく内容を正確に伝えることができます。研修医制度の目的の一つはこの意思疎通の最低条件＝共通言語を作ることにあります。このことはすなわち初期研修医の知っている知識レベル≒薬剤師にも必要な基本的臨床医学知識をマスターすれば，薬剤師も医師と同じ土俵で話すことができることを意味します。

　本書はこの薬剤師に必要な基本的臨床医学知識を十分な教育環境の整っていない医療機関でもどのようにすれば薬剤師1人だけで習得することができるかといったヒントを記載しています。多くの薬剤師が都会の大病院という恵まれた環境で働いているわけではありませんが，逆に地方の中小病院のほうがより薬剤師の活躍する場を得られるよう環境を変えるチャンスがあるのもまた事実です。

　本書に書かれている基本的臨床医学知識は，薬剤師の職能アップに協力的な医師と，長年薬剤師として研鑽を積んで医師と対等に議論を交わすために必要な知識を身に着けている薬剤師が執筆したものです。また，これからそうなりたいと願う中堅薬剤師が医師とディスカッションしながら執筆した内容も一部含まれています。

　本書を読みながら自分なりの感性で"薬剤師にも必要な基本的臨床医学知識"とは何なのかを実感していただきその目標に向かって邁進していただくきっかけとして皆様のお役に立てば執筆者一同うれしく思います。そうして本書を読んだ薬剤師のなかから一人でも多くの有能な薬剤師が生まれ，将来なりたい職業で薬剤師が一番といわれる日が来ることを願ってやみません。

　最後に皆のわがままを快く受け入れてくださり，完成までの長い過程を真摯に導いてくださったじほうの牛田充彦氏に感謝します。

2017年4月　大阪府豊中市にて
大八木秀和

軸足は薬学に置いて学ぶ基本的臨床医学知識

　この書籍の価値について私なりに述べさせていただきます。多くの病院薬剤師にとって，服薬指導だけでなく「病態を深く理解して医師と連携（会話）し，入院患者の薬物療法のすべてに参画（処方支援・提案）できる」というのは，目指す薬剤師像といえます。ただ，その方向性は理解していてもそこにたどり着くためには何が足りないのか？　について示してくれる書籍はこれまでなかったと思います。

　従来，薬剤師は薬物療法を医師と異なる立場で共有しているにもかかわらず，そのパートナーともいえる医師と会話ができないことが理想の薬剤師像に近づく足枷となっていました。医師だけが会得している医師語（基本的臨床医学知識）という語学を身に付けることで多くの薬剤師が理想とする臨床薬剤師に大きく近づくのですが，この「会話が成り立たないことが問題なのだから，基本的臨床医学知識を学ぶ必要がある」という，当たり前のようなことにこれまでわれわれは気付いていませんでした。

　このような視点からみると，いま薬剤師向けに発刊されている書籍はどれも良書ではありますが，「論文作成に必要な英語」のような数カ月〜半年という短い期間で学ぶ，ある領域に特化した専門的で実践的なものが多いと思います。ですから，どうしても限定的な場面での活用となりがちです。一方，アメリカ人と仕事をするために英語を身に付けるのであれば，すぐに役立つことはないかもしれない文法・発音の復習も含めた幅広い勉強をしなければなりません。それは日々継続しても早い人でも2〜3年はかかります。基本的臨床医学知識も語学ですから，仕事で活用できるように学ぼうと思うとそのぐらいはかかります。しかも，日常の業務をしながら新しい語学を学ぶのですから，かなりのハードワークが必要です。しかし，言い換えればこの語学を学ぶと医師との会話が飛躍的に成り立ち，症例から得られる経験値も桁違いになります。これは，薬剤師の進化に大きな変革をもたらすほどのインパクトを与えてくれると思います。そして，医師との信頼関係もより強固となり，これまで以上に薬学を患者に還元できるようになります。すでに監査権をもつわれわれが薬学を活かすために必要なものは処方権ではなく，処方権をもつ医師からの絶大なる信頼です。アメリカに行ったとしても英語が話せるほうがアメリカ人との信頼関係も成り立ち，日本人独自の提案も受け入れられやすくなるはずです。また，仕事面での日々の成長も比べものにならないでしょう。このような，当たり前と言えば当たり前のことに気付かせてくれて，その道筋を指し示すとともにその序章となる内容をまとめているのが，この書籍のすばらしいところだと感じています。この書籍を読んだ後，さらに第1章で各執筆者が推薦している書籍も読破できれば，医師語が話せる自分にきっと近づきます。

2017年4月　執筆者を代表して
山田雅也

執筆者一覧

● 監　修

大八木秀和	JCHO 大阪病院 循環器内科

● 編　集

杉田　直哉	綾部市立病院 薬剤部 薬剤部長
山田　雅也	三愛会 大分三愛メディカルセンター 薬剤部 薬剤部長

● 執　筆（執筆順）

大八木秀和	JCHO 大阪病院 循環器内科
山田　雅也	三愛会 大分三愛メディカルセンター 薬剤部 薬剤部長
佐藤　史織	大分市医師会立アルメイダ病院 薬剤部
上田　和正	京都府立医科大学附属病院 薬剤部
上ノ段友里	中津市立中津市民病院 薬剤部
田中大二郎	三愛会 大分三愛メディカルセンター 薬剤部
梶原　洋文	三愛会 大分三愛メディカルセンター 薬剤部
太田　翔一	綾部市立病院 薬剤部
辻本千代美	福知会 もみじヶ丘病院 薬剤部 薬剤科長
杉田　直哉	綾部市立病院 薬剤部 薬剤部長
大八木知史	JCHO 大阪病院 産婦人科
和田　　昭	京丹後市立久美浜病院 薬剤部
樋口　眞宏	愛生会 山科病院 薬剤部
大浦　康宏	大阪府済生会 吹田病院 消化器・乳腺外科
石井　道明	綾部市立病院 消化器内科 部長
中島　成泰	香川大学医学部附属病院 呼吸器外科
久門　真子	神甲会 隈病院 内科
尾﨑　拓郎	北辰会 有澤総合病院 リウマチ膠原病内科
三浦　修平	飯塚病院 腎臓内科
山中　幹基	泌尿器科やまなかクリニック 院長
畑　　　譲	市立大津市民病院 精神・心療内科
高畠　英昭	長崎大学病院リハビリテーション部 准教授
大城　宜哲	神戸大学大学院医学研究科 外科系講座 麻酔科学分野 客員准教授
三石　敬之	緑泉会 米盛病院 リハビリテーション科
島崎　健五	元 横浜市立市民病院 血液内科
中原　辰夫	産婦人科中原クリニック 院長・理事長
上野たまき	公立学校共済組合 東海中央病院 小児科 部長
田原　憲一	兵庫県立西宮病院 救命救急センター

目　次

- **基本的臨床医学知識をマスターすれば医師と同じ土俵で話ができる** ▶ 大八木秀和 ………………………………… iii
- **軸足は薬学に置いて学ぶ基本的臨床医学知識** ▶ 山田雅也 …………… v
- **カラーアトラス** ………………………………………………………………… xiv

● **プロローグ**

できる薬剤師になる 12 のヒント ▶ 大八木秀和 ………………… 2

● **序　章**

基本の"キ" バイタルサイン ▶ 佐藤史織, 上田和正 ……………… 9

第1章 … 21

医師と話すための病態生理のキホン

担当医　薬剤師　研修医　看護師

1. 循環器科 ……………………………………………………………… 22

循環器のしくみを理解する
──大動脈弁狭窄症の病態から ▶ 上ノ段友里

2. 消化器科 ……………………………………………………………… 31

腹腔内のしくみを理解する
──胆嚢炎の病態から ▶ 田中大二郎

3. 呼吸器科 ……………………………………………………………… 41

呼吸器のしくみを理解する
──COPD を合併した肺炎の病態から ▶ 山田雅也

4. 内分泌内科 …………………………………………………………… 53

内分泌のしくみを理解する
──甲状腺機能亢進症の病態から ▶ 梶原洋文

viii

5. 膠原病科 ································· 63

膠原病を理解する
──不明熱の病態から ▶ 山田雅也

6. 腎・泌尿器科 ································· 73

腎臓のしくみを理解する
── 結石による腎盂腎炎の病態から ▶ 太田翔一

7. 精神神経科 ································· 82

脳のしくみを理解する
──統合失調症の病態から ▶ 辻本千代美

8. 脳神経外科・内科 ································· 93

脳神経のしくみを理解する
──患者の自覚症状から ▶ 杉田直哉

9. 血液内科 ································· 103

血液のしくみを理解する
──播種性血管内凝固症候群の病態から ▶ 梶原洋文

10. 産婦人科 ································· 119

妊娠のしくみを理解する
──周産期の患者から ▶ 大八木知史

11. 小児科 ································· 129

小児の解剖生理を理解する
──心室中隔欠損の病態から ▶ 和田　昭

12. 救急科 ································· 139

救急・集中治療を理解する
──敗血症の病態から ▶ 上田和正

13. 栄養科 ································· 152

栄養療法の流れを理解する
──嚥下障害の病態から ▶ 樋口眞宏

第2章
専門医が教える
知っておきたい疾患と治療のキホン

専門医

167

1. 心房細動 168

心房細動
──心電図の見かたとくすりの使い方 ▶ **大八木秀和**

2. 動脈管開存症 177

動脈管開存症
──NSAIDs 投与で知っておくべき解剖生理 ▶ **大八木秀和**

3. 胃がん 183

胃がん
──胃の手術法と胃切除後障害へのくすりの使い方 ▶ **大浦康宏**

4. 直腸がん 189

直腸がん
──消化管手術とストーマ（人工肛門）合併症への
くすりの使い方 ▶ **大浦康宏**

5. 肝臓がん 196

肝臓がん
──肝臓の基本的知識と治療法 ▶ **石井道明**

6. 肺がん 204

肺がん
──手術と周術期のくすりの使い方 ▶ **中島成泰**

7. 肺がん 212

肺がん
──合併症とくすりの使い方 ▶ **中島成泰**

8. C型慢性肝炎 220

C型慢性肝炎
──検査値の読み方とくすりの使い方 ▶ 石井道明

9. バセドウ病 229

バセドウ病
──甲状腺中毒症の分類とくすりの使い方 ▶ 久門真子

10. 関節リウマチ 236

関節リウマチ
──活動性の評価とくすりの使い方 ▶ 尾﨑拓郎

11. 慢性腎臓病（CKD） 244

慢性腎臓病（CKD）
──腎機能の評価とくすりの使い方 ▶ 三浦修平

12. 末期腎不全 254

末期腎不全
──透析開始のタイミングとくすりの使い方 ▶ 三浦修平

13. 過活動膀胱 265

過活動膀胱
──膀胱の生理機能とくすりの使い方 ▶ 山中幹基

14. 前立腺肥大症 272

前立腺肥大症
──くすりの使い方と抗コリン薬の注意点 ▶ 山中幹基

15. せん妄 280

せん妄
──見分け方と対処方法 ▶ 畑　譲

16. 脳梗塞 286

脳梗塞
──脳動脈の解剖と血栓溶解薬の使い方 ▶ 高畠英昭

17. くも膜下出血 293

くも膜下出血
──外科的治療とくすりの使い方 ▶ 高畠英昭

18. 神経障害性疼痛 302

神経障害性疼痛
──神経の痛みへのくすりの使い方 ▶ 大城宜哲

19. 痙縮 309

痙縮
──生活機能障害と治療のポイント ▶ 三石敬之

20. 鉄欠乏性貧血 320

鉄欠乏性貧血
──貧血の知識と鉄剤の使い方 ▶ 島崎健五

21. 子宮内膜症 328

子宮内膜症
──妊娠希望の有無とくすりの使い方 ▶ 中原辰夫

22. 多嚢胞性卵巣症候群 334

多嚢胞性卵巣症候群
──妊娠希望の有無とくすりの使い方 ▶ 中原辰夫

23. 溶連菌感染症 341

溶連菌感染症
──くすりの使い方と服薬指導のポイント ▶ 上野たまき

24. マイコプラズマ肺炎 347

マイコプラズマ肺炎
──診断のポイントとくすりの使い方 ▶ 上野たまき

25. 外傷初期診療 352

外傷初期診療
──出血性ショック観察のポイントと見逃してはいけない
薬剤有害事象 ▶ 田原憲一

目　次

26. 摂食・嚥下障害 357

摂食・嚥下障害
──メカニズムと服薬の注意点 ▶ 三石敬之

索 引 366

xiii

カラーアトラス

❶ 造設形態による分類　　（192 ページ）

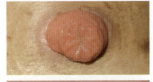
単孔式ストーマ（S状結腸の場合）

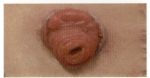
双孔式ストーマ（回腸の場合）

❷ 本症例の経過　　（202 ページ）

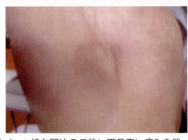

ネクサバール投与開始 7 日後に両足底に痛みを伴った手足症候群が出現した（写真は右足底）。

❸ VATS による手術痕　　（208 ページ）

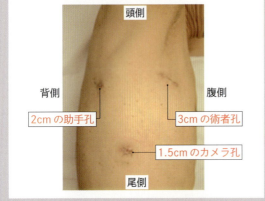

頭側／背側／腹側／尾側
2cm の助手孔
3cm の術者孔
1.5cm のカメラ孔

❹ 甲状腺エコー画像　　（231 ページ）

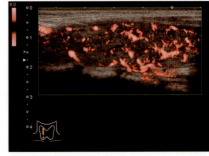

甲状腺は軽度び漫性に腫大，結節を認めず。血流は両葉で亢進を認める。

❺ 関節のシワが消失した手指　　（303 ページ）

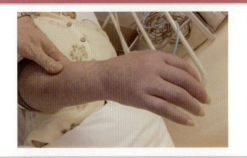

❻ 静脈内局所交感神経ブロック　（305 ページ）

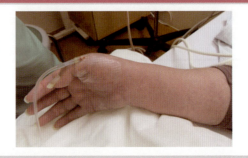

❼ 関節のシワが戻った手指　　（307 ページ）

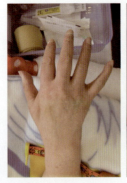 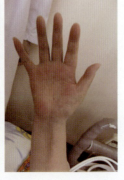

❽ 扁桃炎　　（344 ページ）

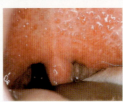 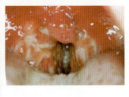

扁桃周囲にまで炎症が及ぶと，咽頭痛や嚥下痛が非常に強くなり，開口障害を伴うようになる。咽頭所見では，写真のように左右対称ではなく，一側性の口蓋扁桃周囲の発赤と膨隆，口蓋垂の健側への偏位を認めるようになる。膿瘍が形成されれば外科的な処置を必要とする。

（佐久間孝久：アトラスさくま，丸善プラネット，p111, 2008 より転載）

プロローグ／序章

できる薬剤師になる12のヒント
基本の"キ" バイタルサイン

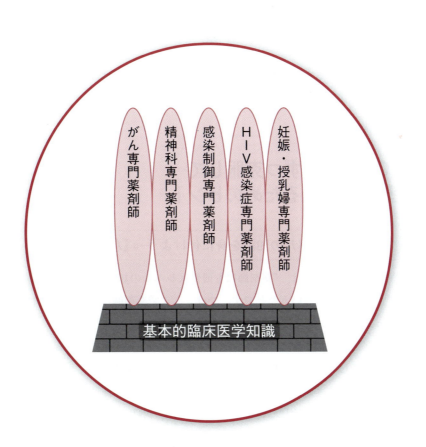

プロローグ

できる薬剤師になる 12のヒント

薬剤師に欠けている 3 つのこと

　ここで述べることは個人的な見解のためいろいろ批判はあると思いますが，薬剤師と医師を経験した私の考えを正直に述べます．最近，徐々にその状況は良い方向に向かいつつありますが，以前より私は多くの薬剤師の方々に特に欠けていると思われることは以下の3つに集約できると感じていました．

【A】基本的臨床医学知識
【B】患者の治療に対する責任感
【C】積極性（＝消極性な薬剤師気質）

　この3つを克服することが，できる薬剤師になる近道だと考えます．では，これらを克服するためには，どうすればよいのでしょうか？　私なりに考えたヒントを以下に順番に述べていきます．

【A】～【C】を1つずつ克服して できる薬剤師になるためのヒント

ヒント1　研修医レベルの知識を身に付けよう→【A】

　本書を執筆した最大の目的は，"薬剤師にも研修医レベルの知識（基本的臨床医学知識）を身に付けてもらいたい"ということです．では，ここで薬剤師にも必要な基本的臨床医学知識とはいったいどういうことなのか，以下に簡単に説明します．
　みなさんはご存知でしょうか？　医師の場合，内科・小児科・外科・産婦人科・その他さまざまな科を標榜しているので自分の専門科のことだけしか勉強してきていないと勘違いしている人が時々います．実際は全科目（細かくいえば20数科目）の知識を，学生のときに学び医師国家試験を受験しています．ですから，外科医でも病理医でも内科医でも皆同じ内容の勉強を6年間しているわけです．卒業後は現在では以前の制度（医局に所属し，医局ごとの事情で少しだけ周辺の科の研修をしたあとすぐに専門の研修を始める）とは違い，医局に属さず初期研修を2年間，今度は学生時代に学んだ知識を実臨床にいかに活かすかといった実学として学び直します．ですので，合計8年間ほぼ全員が同じ医学的

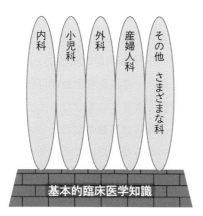
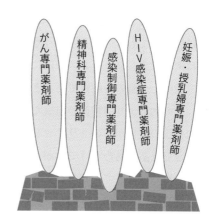

図 薬剤師に必要なのは，基本的臨床医学知識

内容を学ぶことになります。そして初期研修が終わり後期研修に入って初めて自分の希望している専門の科を中心に学んでいきます。何を言わんとしているかというと，医師は基本的に将来どの科を専攻しても，この共通の時期（学生および初期研修時代）に学んだ同じレベルの知識，つまり基本的臨床医学知識をもっています。

もし自分の専門領域について他科の医師に説明しようとしたとき，自科の専門知識で説明しても内容はうまく伝達できませんが，学生および初期研修医時代に習った知識，つまり共通基盤（言語）である基本的臨床医学知識のレベルまで降りていって説明すると他科の医師もその専門的知識の意味を容易に理解することができます。

一方，現在の薬剤師は例えば感染症やがんなど専門薬剤師としての領域が徐々に確立されてきています。今後その他の領域でも認定や専門薬剤師制度が徐々に確立していくでしょうが，先に述べたように基本的臨床医学知識の土台の上に各専門知識がないと，せっかくの薬剤師特有の知識が十分に医師に伝わらずとても残念な結果になってしまう可能性が高くなります。ここで間違わないでほしいのは，薬剤師には必ずしも医師と同等の医学知識が必要とされるのではありません。コミュニケーションを不自由なく行える医学知識，つまり基本的臨床医学知識が必要なのであり，まずはその習得が大切ということです。

すごく極端に解説します。例えば，医師との会話で，"＃6pro（近位部）99％狭窄に対してPCIを行いました"というカルテ記載と，"＃15distal（遠位部）99％狭窄に対してPCIを行いました"という記載で，同じ内容の薬（例えばアスピリン，クロピドグレル，スタチン）が処方されていたとします。冠動脈はどの血管も大切ですが，循環器医の認識としては，心室中隔に血液を送る前下行枝が一番大切です。なぜなら左心室心筋の6割以上に血液を供給しているからです。よって，＃6に再梗塞を起こすと生命予後の点からもよくないので，＃6に病変をもつ患者の場合はかなり気合をいれて服薬コンプライアンスが上がるようより注意を払います。一方で，＃15に病変をもつ場合は万一服薬コンプラ

イアンスが悪くても，生命予後的には＃6ほど重要ではないという感覚です（決して＃15の病変は放置してもよいなどという意味ではありません）。

他には例えばカンファレンスの際にトライツ靭帯という言葉が出てきたら，トライツ靭帯が十二指腸と小腸の分岐点であるという知識があれば，上部消化管出血の可能性が高い場合は，この靭帯より口腔側の出血だということが推測できます。なぜなら，上部消化管と下部消化管の境目がこのトライツ靭帯だからです。これらは当然の知識としてカンファレンスなどでは話が進むわけですが，この単語1つがわからないだけでその先の話についていけなくなるのはとても悲しいことです。また印環細胞という言葉が会話に出てくれば，すぐに悪性腫瘍の話とわかるのが普通ですが，まったくこの言葉を知らない薬剤師とはそれ以上細かい話はできないと医師は思ってしまうでしょう。このように，医師なら誰でも普通に知っている言葉や知識を知らないがために（時には立ち止まって説明してくれる医師もいますが）そんなことも知らないのかと相手をしてくれない医師はたくさんいます。

本書だけで薬剤師に必要な基本的臨床医学知識のすべてを網羅することはとても無理ですが，今後薬剤師が医師と対等にやっていくために必要不可欠な知識であること，その範囲は無限にあるようにみえて実は限られた範囲のものであること（初期研修医レベル＋α であること）をしっかり認識してその習得に努めていただきたいと思います。

ヒント2 病棟回診・カンファレンスは積極的に参加しよう →【A】・【C】

現在，薬剤師の間でもてはやされている臨床推論という言葉ですが，実際に医師の臨床推論，薬剤師の臨床推論，看護師の臨床推論と各分野にそれぞれ特有なものもあり，身近に経験できる環境にあればよいのですがなかなかそうもいきません。しかし，その基礎の大部分は現在多くの研修病院で行っている臨床推論と内容は重なります。そのなかには，当然基本的臨床医学知識も多く含んでいますので，その習得，訓練を含めて，院内カンファレンスには薬剤師はよばれていなくても積極的に参加する努力をしましょう。最近は多職種でいろいろ意見交換をしたり勉強会などもあります。もし研修医向けのカンファレンスがあれば責任者にお願いして積極的に参加してみましょう。

同様に勉強になるものに病棟回診があります。例えばベッドを45度にして頸部を観察しているのをみたら，右心不全の有無をみているのかなあ（頸静脈圧の観察）とか，その他どのような診察で何を疑っているのかを薬剤師も観察することで，医師がいま一番気にしていることや患者の病態についてカルテの情報以上に入手することができます。そうすると医師の治療に際しどんなところに薬剤師が介入できるかを考える機会になります。

ヒント 3 　手術や検査もどんどん見学しよう →【A】・【C】

　手術や検査は薬剤師が実際に行わないことなので見ても仕方がないと思うかもしれませんね（ここでいう検査とは，血液検査のデータという意味ではありません）。しかし，どんな検査の際に，どんな薬を，どれくらいの頻度で使うかを知ることは大切です。例えば薬剤負荷心筋シンチに使うアデノシン三リン酸ナトリウム，これは検査中少量を持続で使いますが，万一検査前にコーヒーなどカフェインを含むものを飲んでいると検査ができません。なぜって，テオフィリンがアデノシン三リン酸ナトリウムを中和してしまうからです（テオフィリンとカフェインは構造が似ていますよね）。このアデノシン三リン酸ナトリウム，救急外来などで発作性上室頻拍の治療にも使いますが，その投与方法はまったく違い一気に体内に投与します。実際，私が薬剤師のころアデノシン三リン酸ナトリウムがまったく別のところで使われていることにびっくりした経験があります。検査で使う薬のことは在庫管理などで関わるためその存在は知っていても，使用方法や目的まではよくわかっている薬剤師は意外と少ないのではないでしょうか。その他，例えば大動脈弁置換術をした患者から人工弁のことを教えてほしいといわれても，実際手術を目の当たりにした経験があるのとまったくないのとではその話の説得力も自ずと変わってくることでしょう。ですから，薬剤師はこれまでの調剤室から飛び出して（最近やっと病棟でも活躍できるようになってきましたが），今度はそこからさらに一歩先に進んで手術や検査もどんどん見学するようにしてください。きっとこれまで以上に大きく成長できる自分に気が付くはずです。

ヒント 4 　耳学問を大切にしよう（積極的に質問する）→【C】

　わからなかったことを後で調べようとメモに残しておくだけで，結局調べずじまいになってしまうことは多くありませんか？　医師と違い，薬剤師は現在のところ日常業務の合間を縫ってまたは日常業務が終わってから時間をつくって勉強しなければいけません。1日は24時間しかありません。叱られてもよいのでその場でわからないことは直接聞いてみましょう。そうしてもし時間が空いたらそのときさらに細かく調べましょう。いつまでも同じことを質問すると叱られますが，臨床に出て間もないころなら叱られても気にすることはありません。研修医の場合，"研修"と名前がついているときは知らなくても当然という意識が医師にはあります。研修という冠がなくなると質問しづらくなりますが，それでも医師は他の職種よりはびっくりするようなことでも平気で質問する傾向にあります。ぜひ皆さんも見習って質問しましょう。このようにして耳学問で身に付けた知識は書籍に載っていない重要なものがたくさんあり大変役立つものです。

ヒント 5　BLS・ACLS 講習会を受けよう →【A】・【B】

　2008年頃に私は薬剤師向けの講演を初めたのですが，その当時はまだ薬剤師でBLS（一次救命処置）やACLS（二次心肺蘇生法）の講習を受けたり，資格をとったりしている人は本当に少なかったです。最近は病院によってはほとんどの薬剤師がこの講習を受け，実臨床でもCPR（心肺蘇生法）の際に医師や看護師に交じって活躍するようになってきました。しかし，まだまだその数は少ないです。入院中の患者の急変以外でも，街の薬局で薬を待っているときなど，いつなんどき患者の急変に遭遇するかはわかりません。薬剤師は昔と違い，法律上も医療の第一人者となっている責任のある立場です。一般の人でもBLS講習会を受けてCPRを行う人がいるのに，薬剤師ができないのは恥ずかしいと思いませんか？　病棟で患者が急変した際，近くにいた薬剤師が何もできずに呆然としていて知らない間にいなくなったのを何度か経験したことがあります。CPRを自分自身がしなくても，薬の準備だとか記録係とか何かとすることはあります。一度でも講習を受けていると，自分にいま何ができるか察しが付きますが経験がないと何もできません。薬剤師がCPRに加わるようになれば，医師や看護師に対していままで以上に大きな存在感を出すことができ，それがmutual respectにつながります。ACLSの講習会に参加することで，心電図の基礎および救急での薬の使い方なども勉強でき，抗不整脈薬の勉強のきっかけにもなります。そして何より自分も医療従事者だという自信がつきます。まだ講習を受けていない人はぜひ受講してください。

ヒント 6　アウトプットと知識の共有をしよう →【C】

　薬剤師も講演会や勉強会などで発表する機会はあると思いますが，医師の場合はその場数が圧倒的に多いです。このような発表の機会を使いアウトプットすることで自分の知識を強化します。ここでいうアウトプットとは薬剤師の仲間内の講演会や勉強会でのものではなく，医師や多職種の前で話す機会のことを指します。医師はよく看護師に講義しますがそれでかなり勉強になっています。薬剤師も積極的に医師や看護師，その他いろいろな職種に講義をする機会をもちましょう。特に看護師は薬のことでいっぱい聞きたいことがあるようですよ。

　また，医師の学会や講演会では演者の話が終わった直後，「何か質問はありませんか？」と質問を受け付けた場合，結構な質問があり，なかには"えっ，そんな（簡単な）ことを聞くの？"というものもあります。一方，薬剤師の場合は講演の直後に質問がないにもかかわらず，演者が壇上から降りてきたところで「ちょっと質問があります」とやって来る傾向が強いように思います（言い過ぎかもしれませんが）。ぜひ恥ずかしがらないで，講演中に皆の前でどんどん簡単なことでもいいので質問してください。その理由は，もし大勢の前で質

問すれば同じように疑問をもっていた人も疑問が解け，その結果多くの人の知識のレベルがアップするからです。しかし，個人的に質問して自分だけが知ることは個人の知識は高まっても全体の知識を高めることにはなりません。知識の共有，これも非常に大事なことです。

ヒント7 患者からの質問には最後まで責任をもとう→【B】

患者が医師に聞きにくいことをあえて薬剤師に質問するというシチュエーションをよく経験すると思います。そんなとき，自分の医学知識がないばかりに「それは先生に聞いてください」と答える薬剤師がいます。それはいけません。医師は主治医という責任感が常にあるように，薬剤師も薬の専門家として主薬剤師ということを認識し，質問されたことがわからなければ勉強するか医師に直接疑問をぶつけるなどしていったんしっかり受け止め，その後質問を受けた薬剤師が責任をもって自ら答えるようにしてください。

ヒント8 飲み会には積極的に参加しよう→【C】

私が過去に出会った"できる薬剤師"は，病棟などの飲み会に積極的に出席する人が多いというイメージがあります。多くの病院では医師や看護師が中心となってことあるごとに飲み会をしますが，薬剤師の出席率はかなり低い傾向にあります。声をかけてもらわなかったから行かないではなく，あえて私も行きますといって参加するぐらいの積極さがほしいですね。薬剤師どうしの飲み会よりも得るものが多いと思います。

ヒント9 専門科をもとう→【B】

がんや感染症の薬物治療に代表されるように，認定や専門薬剤師が実際の臨床現場で医師と同等さらにはそれ以上に知識をもち活躍できるような環境が整いつつあります。しかし，その数はまだまだ少なく，かつまったく手つかずの領域もあります。私の経験ですが，薬の相談で薬剤部に電話してもすぐに答えてもらえず，「後で調べてかけ直します」と言われたことが意外にたくさんあります。それは，正直あまりよいことではありません。インターネットのある時代自分で調べることもできますが，それでもあえて薬剤部に問い合わせているのです。とはいっても，薬剤部で管理する薬の数は1,000種類は余裕で超えるところもあるのですべての把握は難しいことも確かです。ですから，薬剤部のなかで循環器疾患関連の薬をすべて把握している薬剤師，産婦人科関連の薬をすべて把握している薬剤師など，各科ごとの担当薬剤師をつくっておくと質問の意味がわからないときでもすぐに担当者に代われば答えてもらえます。このような感じでせめて自分の専門科を薬剤師ももつべきだと思います。

ヒント 10 　英語文献にどんどん接しよう → 【C】

医療従事者は医療のプロフェッショナルですから，海外の文献も読んでいち早くよい医療を患者に提供する必要があります。医師は以前より抄読会を頻繁にしていましたが，最近は薬剤師も抄読会をするのが少しブームになってきているようですね。ぜひ最新の情報を入手して医師の知らない知識を提供してください。そうしてもらえれば医療全体の質がきっと確実に上がっていくでしょう。

ヒント 11 　あえて混ざることをしよう → 【C】

医師の場合，大学を卒業すると基本的にどこかの大学の医局に入局できますので，例えば関東から地方の医学部に行って卒業後は東京周辺の大学の医局に入ってその後さまざまな病院に派遣されます。この制度のおかげで他大学出身の人と混ざりあう機会が増え，お互いによい影響を与え，また与えられることになります。

一方，薬剤師は医局制度のようなものがないので就職後ずっと同じ病院の薬剤部に所属するということが多いのではないでしょうか？　でもそんなことをしていると，井の中の蛙になってしまいます。いろいろな経歴のいろいろなことをしている人と交わることは，刺激になりますし，活気もあり，とても良いことです。同じ病院内にいたとしても薬剤部に閉じこもらずに積極的に外に出て行ってどんどん混ざりましょう。

ヒント 12 　担当患者のお見送りはぜひ一緒に！ → 【B】

患者が治療の甲斐もなく亡くなられたときお見送りをしますよね。このとき医師と看護師しかお見送りしていない病院が多いのではないでしょうか？　しかし，薬剤師のあなたも医師と一緒に患者のために闘ってきたのではないですか？　だったら最期も一緒に薬剤師もお見送りに出てほしいと思います。つまり，医師と同じく薬剤師も責任感をもって治療に臨んだかどうかです。お見送りをすることで医師や看護師から同志としていままで以上に信頼の厚い存在として認められていくでしょう。特に今後在宅医療の分野で薬剤師がこれまで以上に関わるようになっていくことから，お見送りは病院薬剤師だけでなく保険薬局の薬剤師もしっかり行う習慣をつけてほしいと思います。

以上，いつも私が講演会などでお話している "できる薬剤師になるヒント" を述べました。本書を読んだらすぐ始めるようにしてくださいね。

大八木秀和

序章

基本の"キ"
バイタルサイン

序章
基本の"キ" バイタルサイン

薬剤師に必要なバイタルサイン

　みなさんは患者と接する際に，バイタルサインを意識していますか？　顔色や，苦悶様表情，息苦しさ，痛みなどはなんとなく観察しているはずです。

　バイタルサインとは，その言葉のとおり，生命（vital）徴候（sign）を客観的に表す指標です。よく混同されるフィジカルアセスメントは，対話を行いながら患者を観察し，呼吸音や心音を聴取したり，聴打診や触診を行いながら全身をくまなく評価（assessment）することをいいます。フィジカルアセスメントの一項目がバイタルサインであり，初期診療，特に救急医療などで最初に評価されるものです。

　バイタルサインにはいくつかの種類があります。その代表が血圧・脈拍・呼吸・体温であり，それに加え意識レベルや尿量，末梢血酸素飽和度（SpO_2），皮膚の色調，痛みも含めバイタルサインとよばれるようになってきました。バイタルサインは文字どおり生体の異常を知らせてくれる緊急性あるいは重要性の高い身体所見です。ここではバイタルサインのなかでも薬剤師にとって重要なものを取り上げて解説します。

1　血圧（末梢血）

　一般的に血圧が高いと，心血管イベント（脳出血や心筋梗塞など）が起こりやすくなります。また，ショック状態では血圧が低くなるなど病態に応じてすぐに変化して知らせてくれるバイタルサインです。

　血圧には収縮期と拡張期があり，日本高血圧学会の高血圧治療ガイドラインでは心血管イベントを予防するために遵守すべき正常範囲が記載されています（**表1**）。この値は生命予後の観点からの長年の研究で導き出されたものです。ですので，できる限りガイドラインの推奨する血圧に下げることが重要となります。一番良いのは当然至適血圧内であり，一応正常高血圧まではぎりぎり合格という感じを覚えておきましょう。試験に例えると，至適血圧内は90点以上，正常高血圧内は60点ぎりぎりという感じです。

　注意が必要なのは，血圧が急に180/100mmHgを超えたときで，この場合脳血管障害（脳出血など）の可能性があります。また，収縮期血圧が90mmHg以下もしくは通常より30mmHg以上低い場合は異常低血圧とみなしショックを疑います。ショックは必ずしも血圧の低下を定義とするものではありませんが，循環動態の破綻であり血液量の不足や血管

序章 | 9

の異常拡張，心機能の異常などが原因で起こる臓器の酸素が欠乏している状態です（**表2**）。

　大切なことは，患者が危険な状況に陥っている，あるいは陥る可能性が高くなっていることに気づくことです。脳血管障害や心不全あるいは腎不全へのリスク，またショックやショックに移行していく病態を評価できるということです。脳に影響が出れば精神状態や意識状態に問題が生じますし，腎臓に影響が出れば尿量が低下したりします。

　近年では，平均血圧の重要性が多く指摘されています。脳出血（視床出血や被殻出血）では平均血圧＞110mmHgが独立した危険因子だったり[1]，敗血症性ショックの初期蘇生の目標平均血圧＞65mmHgだったり[2]と，今後は急性期，慢性期ともに平均血圧の重要性が増していくことが多くの報告で示唆されています。収縮期血圧のみに固執せずに血圧を評価していきましょう。

$$平均血圧 = 拡張期血圧 + \frac{収縮期血圧 - 拡張期血圧}{3}$$

表1 成人における血圧の分類（mmHg）

分類	収縮期血圧		拡張期血圧
至適血圧	＜ 120	かつ	＜ 80
正常血圧	＜ 130	かつ / または	＜ 85
正常高値血圧	130 ～ 139	かつ / または	85 ～ 89
Ⅰ度高血圧	140 ～ 159	かつ / または	90 ～ 99
Ⅱ度高血圧	160 ～ 179	かつ / または	100 ～ 109
Ⅲ度高血圧	≧ 180	かつ / または	≧ 110
収縮期高血圧	≧ 140	かつ	＜ 90

（日本高血圧学会高血圧治療ガイドライン作成委員会 編：高血圧治療ガイドライン 2014. ライフサイエンス出版，2014 より）

表2 ショックの分類

循環血液量減少性ショック（hypovolemic shock）	出血，脱水，腹膜炎，熱傷など
血液分布異常性ショック（distributive shock）	アナフィラキシー，脊髄損傷，敗血症など
心原性ショック（cardiogenic shock）	心筋梗塞，弁膜症，重症不整脈，心筋症，心筋炎など
心外閉塞・拘束性ショック（obstructive shock）	肺塞栓，心タンポナーデ，緊張性気胸など

〔日本救急医学会ホームページ（http://www.jaam.jp/html/dictionary/dictionary/word/0823.htm）より〕

血圧は感染症や非感染症における生存予後への関連性など，多くの緊急性の高いあるいは慢性期の疾患，臓器障害への関わりについて研究されているバイタルサインです。しっかりと評価できるように理解と実践を深めましょう。

2 心拍数・脈拍数

　脈拍とは心臓から押し出された血液が末梢血管を押し上げ，その押し上げられた圧がわれわれの指に伝わることで感じる（触知）ものです。この脈拍の回数や強さ，そしてリズム所見を調べることで，心臓の状態（不整脈の種類や心収縮力の強さなど）を推測することが可能です。脈拍の触診は一般に橈骨動脈に示指（人差し指）・中指・薬指を軽く押し当てて測定します（図1）。それも両側を同時に行うことが大切です。

　心拍数は実際の心臓の拍動回数を指しますが，脈拍は指で触知した回数です。日常的には同義に用いますが，期外収縮（異常刺激により，本来のリズムより早いタイミングで心臓が収縮を起こす不整脈の一種）などが起こった場合には心臓の拍動はあるものの脈拍としては触知できませんので，心拍数と脈拍数は異なる回数となります。脈拍の測定時間は通常1分間ですが，30秒を2倍する方法や15秒を4倍する方法もあります。ただし，不整脈の場合は，誤差が生じるのできっちり1分間測定しましょう。

　脈拍は，橈骨動脈以外に上腕動脈や大腿動脈，総頸動脈，足背動脈でも触知します（図2）。これらの血管で触知できない場合はある程度の血圧低下が予測されます。橈骨動脈が触知できれば収縮期血圧は80mmHg以上，大腿動脈が触知できれば70mmHg以上，総頸動脈が触知できれば60mmHg以上の収縮期血圧と推定できます。つまり，橈骨動脈

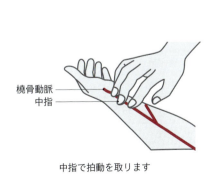

図1 脈拍の測定

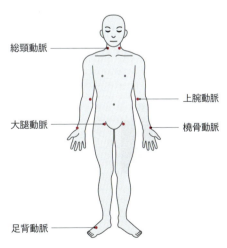

図2 体表面から触知できる動脈

で触知できず総頸動脈で触知できる場合は収縮期血圧が60mmHg以上，80mmHg以下と予想できます[3]。

■ 正常心拍数・脈拍数を知っておこう

せっかく脈拍数を測ったり心拍数を調べも，それが正常かどうかがわからないと意味がありません。一般的に成人は60〜100回／分，乳幼児は80〜120回／分と覚えましょう。また60回／分以下が徐脈，100回／分以上が頻脈といわれるということも知っておきましょう。

体温と心拍数（脈拍数）には関連性があり，体温が0.55℃上昇すると心拍数が10回／分上昇するといわれています。38℃以上の発熱時における心拍数は下記の式で表されます。

$$心拍数（回／分）＝体温（℃）× 18 − 590$$

ただし，心拍数は他の因子（運動や精神状態など）にも影響されるため必ずしもこの限りではありません。上記の式より，おおむね**表3**のような関係が体温と心拍数には想定されます。

また，体温の1℃上昇ごとに心拍数が20回／分以上増加する場合は細菌感染の可能性が高いといわれています。また逆に，発熱しているにも関わらず表3のような頻脈がみられない場合，比較的徐脈（relative bradycardia）といいます。この場合，感染症ではレジオネラ，オウム病（クラミジア），Q熱（リケッチア），チフス，マラリア，レプトスピラ症，黄熱病，デング熱，ウイルス性出血性熱（エボラ出血熱，クリミア・コンゴ出血熱，マールブルグ病，ラッサ熱など）が，非感染性では薬剤熱，リンパ腫，中枢神経障害，詐熱などが原因に考えられます[4]。

心拍数・脈拍数は血圧や体温など他のバイタルサインとも関連性の深い所見です。多くの推論へとつなげていくチャンスですので患者さんの面接の際やカルテの経過記録を閲覧する際には必ず評価するようにしましょう。

表3 体温と心拍数

体温（℃）	38.0	38.5	39.0	39.5	40.0
心拍数（回／分）	94	103	112	121	130

3 SpO$_2$・呼吸数

1 SpO$_2$

　肺から取り込んだ酸素が血液中のヘモグロビンとどのくらい結合しているかを簡便に調べる方法として，パルスオキシメーターを用いた経皮的動脈血酸素飽和度（SpO$_2$）の測定があります。酸素化の指標となる動脈血（arterial blood）の酸素飽和度 SaO$_2$（飽和度：saturation）と末梢血（peripheral blood）における酸素飽和度 SpO$_2$ がほぼ同じ数値となることと，パルスオキシメーターによる測定が極めて簡便であるため，酸素化の指標として頻用されています。おおむね SpO$_2$ = 95％以上が正常とされており，90％以上であれば通常は臓器への酸素供給は行われているものと考えられますが，90％未満は呼吸不全であり，心臓や脳などの重要な臓器への酸素供給が不十分となり，機能低下を起こす可能性があります。SpO$_2$ = 90％は，動脈血酸素分圧 PaO$_2$ = 60％に換算されます。この際に，動脈血炭酸ガス分圧（PaCO$_2$）が 45Torr 以下のものを 1 型呼吸不全，45Torr 以上のものを 2 型呼吸不全と分類します。

　ただし，ここで注意しておきたいのは，「SpO$_2$ の評価と呼吸数の評価は同じではない」ということです。また緊急時，急性期における呼吸機能，酸素化の評価を SpO$_2$ のみで行うことは危険であり，呼吸数を実際に数えて評価を行うことが必要とされています。SpO$_2$ が高値で維持されていても頻呼吸に至っていれば重症疾患の発症が考慮されますし，他にも徐呼吸，CO$_2$ ナルコーシス，呼吸停止などへの移行も臨床上の経過として考えられます。

　SpO$_2$ は簡便でわかりやすいバイタルサインですが，決して過信せず呼吸数など他のバイタルサインとともに評価するように心がけましょう。

2 呼吸数

　皆さんは一分間に何度呼吸をしていますか？　と質問して，ちゃんと答えることができる人はあまりいないはずです。実際にカルテにも記載されていないことが多いといわれており，いまいちピンとこない方が多いと思います。正常呼吸数は成人で 12 〜 20 回 / 分，小児ではもっと多くて 20 〜 30 回 / 分といわれています。

　心拍数と同じで，呼吸数が 20 回 / 分以上を超える場合を頻呼吸，12 回 / 分を下回る場合を徐呼吸といいます。例えば肺炎などの場合は，肺が炎症を起こし酸素を交換する面積が減少するため，酸素供給量をいつもと同じレベルにしようと呼吸数を増やすことで代償します。ですから，もし胸部 X 線上に明らかな陰影（肺炎の証拠）がなくても，病気の経過や呼吸数増加などから肺炎の初期状態を診断できてしまうこともあります。アシドーシスのような病態では，呼吸数を多くすることで血液中の二酸化炭素を多く排出し，血液の酸性度を下げようとする代償が働き，SpO$_2$ は正常なのに頻呼吸が起こったりします。

その他，呼吸の仕方などからも疾患が鑑別できます。例えば起座呼吸です。よく喘息や心不全のときにみられますが，前かがみでもたれる（前傾姿勢の）ほうが楽な起座呼吸は喘息が多く，後ろにもたれかかるほうが楽な起座呼吸は心不全であることが多いといわれています。その他，口すぼめ呼吸の人はCOPDであるといったこともわかります。

　呼吸の深さとしては浅い場合と深い場合があります。浅い呼吸であれば十分な換気が行われない可能性がありますので炭酸ガス（CO_2）の貯留が考慮されます。また深い呼吸であればクスマウル呼吸（アシドーシスを補正するための代償性呼吸）を考慮し，腎臓から排出できずに血液中に蓄積するプロトン（H^+）を重炭酸ガスと反応させて炭酸ガスと水にすることにより肺から排泄しようと代償している可能性を考える必要があります。

　このように，呼吸を評価することでSpO_2では早期に発見できない病態も考察することができます。カルテに記載がないからといって評価しないのではなく，自身で患者の呼吸を確認して評価することを心がけましょう。

4 体　温

　風邪をひいたかもしれないから熱を測るといった具合に，病院以外でも一般的なバイタルサインの代表が体温です。日本では一般に腋窩で体温を測定します。その際，正常範囲は36℃度前後ですが，個人差や年齢差，また日内変動もあるため正確にこの温度というのはありません。また，体温測定はそのときの値が何度だったかということも大切ですが，もっと大切なのはその推移をみることです。例えば感染症などでは，治療中でなければ典型的な熱型をとりますのでここから感染症の診断がつく場合もあります。また，肺炎に抗菌薬を投与した結果解熱傾向となることなど，薬の効果の判断材料にもなります。

　昔の水銀柱の体温計には38℃に赤線が引かれているためそれ以上になったら発熱と思っている人も多いと思います。しかし，発熱は平熱から2℃以上上がることをいいます。ですので，もともと35℃の人が37℃を超えると立派な発熱といえます。つまり平時の体温を知ることは体温の変化を知るうえでとても重要となります。日内変動としては午前4時から8時に最低温度となり，午後4時から6時にかけて最高温度に達します。つまり体温は夕方に上昇してくることが正常なホメオスタシスということになります。そして測定部位によっても異なり，腋窩，口腔，直腸を比較すると，直腸温（深部体温）は腋窩よりも1℃高く，口腔温も腋窩より0.5℃高いといわれています。また，高齢者は若年者よりも0.5℃低いといわれています。このように，体温は一定ではなく，年齢や日内変動，測定部位によって影響されることを知っておいてください。

■ 高体温

　一般的に平熱より2℃以上高い状態を高体温といいます。高体温には発熱とうつ熱があ

ります。発熱は大きく分けて2種類あり，感染症，膠原病，悪性腫瘍などによるサイトカインの発現により視床下部が影響を受けセットポイント（視床下部にある体温調節中枢が保とうとする設定体温）が上昇する場合と，視床下部が脳出血や悪性腫瘍などにより物理的に障害を受けセットポイントに異常が起きて体温が上昇する場合とがあります。うつ熱は，セットポイントは正常でも熱放散が追い付かず体内に熱が蓄積している状態で，熱中症などの際に起こります。

発熱の分類として，稽留熱，間欠熱，弛張熱，回帰熱の4種があります（**表4**）。多くは間欠熱と弛張熱であり，その他の熱型は臨床的には稀です。

発熱の主な原因は，感染症，膠原病，悪性腫瘍，そして薬剤性です。抗菌薬治療が発展

表4 熱型の種類

熱型	特徴	代表的な疾患
稽留熱	持続的な発熱で，熱の変動は大きくみられない。温度差は一般的に0.3℃以内。	大葉性肺炎・粟粒結核・細菌性肺炎
間欠熱	増悪と改善を繰り返す熱型。悪化後にいったん正常（37℃以下）となり，また悪化（1℃以上の上昇）する。	マラリア，膿瘍
弛張熱	毎日0.3℃以上の変動があり，かつ正常（37℃以下）には改善しない。	多くの感染症や腫瘍熱
回帰熱	数日間の発熱期間があり，その同程度の無熱期間を経て再度発熱を繰り返す。	再発の腸チフス，ホジキンリンパ腫のPel-Ebstein熱，鼠咬熱，ボレリア感染症

序章

基本の"キ" バイタルサイン

序章 | 15

した現在では，いったん抗菌薬が投与された場合に改善しない発熱は感染症の診断が誤りであるか，耐性菌やウイルス性疾患の存在，あるいは外科的な排膿が必要な膿瘍の存在，あるいは薬剤性の発熱などを考慮する指標となっていることが多くあります[5]。

発熱している患者をみて，感染症を疑うことは必要ですが感染症以外の発熱要因も考えられるようにしましょう。

2 低体温

低体温症例を多く経験することはありませんが，病態として低体温についても知っておく必要があります。低体温は35℃未満を意味し，体温が31℃以下になると死亡リスクが高く，30℃未満の体温を重症低体温とし，脳血流や酸素需要が低下し血圧や心拍出量は低下します。呼吸や脈拍は遅くなり，呼吸は浅く，末梢血管は収縮し脈は触れにくくなります。この場合，呼吸停止や心停止，徐脈などを確認する必要があります。多くの死亡症例で28℃以下となっていることが知られています。また重症低体温の状況では中枢機能が極めて低下するため，外観上は生命活動が停止しているようにみえます。

気温の低い環境や地面で倒れていたり，冷たい水の中に浸水してしまったり，そのような環境に長時間曝露するようなことがあれば体温の低下が起こります。他にも，脳卒中や痙攣発作，低血糖，甲状腺機能低下症，感染症，外傷，中毒などが直接的あるいは意識障害などにより間接的に低体温リスクにつながります。

一般的に乳幼児は防寒対策行為を他者に依存しています。また，高齢者や糖尿病患者では熱保持，熱産生能が低下しています。そのためこれらの年齢層で低体温リスクは高くなります。またアルコールや抗うつ薬などでは熱産生能が低下するため，これらの摂取・併用状況を知る必要があります。

胸骨圧迫や除細動を行ったとしても，深部体温が30℃未満の場合は正常な心臓機能へ戻ることは困難であるため，復温することを同時並行で行うことが重要なことも覚えておいてください。

5 意識レベル

患者の状態を知ることができる一番のバイタルサイン，それは意識レベルです。患者の意識レベルは病状によってさまざまで，特に疾患エピソードの前後で意識レベルがどれくらい変化しているかを確認することが極めて重要です。

意識の評価で現在よく使用されているのが，JCS（Japan Coma Scale）（**表5**）とGCS（Glasgow Coma Scale）（**表6**）です。どちらもよく使われるので，これらはすぐに参照できるようにしておきましょう（できれば覚えてしまうと便利です）。

JCSは，主に覚醒度を中心に評価するスケールで点数が大きいほど意識障害が重度とな

表5 JCS

Ⅲ. 刺激をしても覚醒しない状態（3桁の点数で表現）(deep coma, coma, semicoma)

- 300. 痛み刺激に全く反応しない
- 200. 痛み刺激で少し手足を動かしたり顔をしかめる
- 100. 痛み刺激に対し，払いのけるような動作をする

Ⅱ. 刺激すると覚醒する状態（2桁の点数で表現）(stupor, lethargy, hypersomnia, drowsiness)

- 30. 痛み刺激を加えつつ呼びかけを繰り返すと辛うじて開眼する
- 20. 大きな声または体を揺さぶることにより開眼する
- 10. 普通の呼びかけで容易に開眼する

Ⅰ. 刺激しないでも覚醒している状態（1桁の点数で表現）(delirium, confusion, senselessness)

- 3. 自分の名前，生年月日が言えない
- 2. 見当識障害がある
- 1. 意識清明とは言えない

R：Restlessness（不穏），I：Incontinence（失禁），A：Apallic state（失外套状態）または Akinetic mutism（無動無言症）などの情報を加えて 30R または 30 不穏，20I または 20 失禁などと表す。

〔太田富雄，他：急性期意識障害の新しい grading とその表現法，（いわゆる 3-3-9 度方式）．第 3 回脳卒中の外科研究会講演集，pp.61-69，1975 より〕

表6 GCS

1. 開眼（eye opening, E）	E
自発的に開眼	4
呼びかけにより開眼	3
痛み刺激により開眼	2
なし	1
2. 最良言語反応（best verbal response, V）	V *
見当識あり	5
混乱した会話	4
不適当な発語	3
理解不明の音声	2
なし	1
3. 最良運動反応（best motor response, M）	M
命令に応じて可	6
疼痛部へ	5
逃避反応として	4
異常な屈曲運動	3
伸展反応（除脳姿勢）	2
なし	1

正常では E，V，M の合計が 15 点，深昏睡では 3 点となる。

＊：V は挿管中，気切中は T と評価し，点数は 1 点として計算する

(Teasdale G, et al：Lancet, 2：81-84, 1974 より)

表7 AIUEOTIPS

Alcohol	急性アルコール中毒，ビタミンB₁欠乏症（ウェルニッケ脳症）
Insulin	低血糖，糖尿病性ケトアシドーシス，非ケトン性高浸透圧性昏睡
Uremia	尿毒症
Encephalopathy	肝性脳症，高血圧性脳症
Endocrinopathy	甲状腺クリーゼ，甲状腺機能低下症，副甲状腺クリーゼ，副腎クリーゼ
Electrolytes	電解質異常
Opiate/Overdose	薬物中毒，過量投与，薬剤性
O_2 & CO_2	低酸素血症（肺炎，気管支喘息，気胸，心不全，肺塞栓，肺挫傷），一酸化炭素中毒，CO_2ナルコーシス
Trauma	脳挫傷，急性硬膜下血腫，急性硬膜外血腫，慢性硬膜下血腫
Tumor	脳腫瘍
Temperature	低体温，高体温
Infection	脳炎，髄膜炎，脳膿瘍，敗血症，呼吸器感染症など
Psychogenic	精神疾患
Seizure	てんかん
Stroke	脳梗塞，脳出血，急性大動脈解離
Senile	高齢者（脳循環不全脱水，感染（肺炎，敗血症），心不全など）
Shock	ショック
Syncope	失神（の原因疾患）

ります。とても簡便でシンプルですので救急の現場などで汎用されており，情報伝達手段に優れています。病棟や外来で急変された患者や，救急隊への情報共有時の評価として有用性の高いスケールといえます。

　GCSはEVMの3項目から構成されています。覚醒度（開眼，Eye opening），高次機能（最良言語反応，best Verbal response），運動（最良運動反応，best Motor response）の3つの反応を独立して観察し，各項目の合計点数で重症度を判断します。JCSと異なり，GCSでは点数が小さいほど意識障害が重度となります。国際的にも普及しており，評価者によるバラツキが少ないことが利点とされていますが，評価項目が複数あるため合計点が同じでも病態が大きく異なる場合があるので注意が必要です。

　ここでなんとか意識レベルを評価できたとして，その次はなぜこのような意識障害が起きたのかを考えなければいけません。でも薬剤師の立場でどんな疾患が原因と聞かれても困ります。その点医師はちゃんとどんな疾患が原因かを推測して検査を進めていきます。でもご安心ください。決して医師が偉いのではなくて，次のおまじないを唱えて疾患を一つずつ除外しているだけです。

表8 RASS

スコア	用語	説明	
4	好戦的な	明らかに好戦的な，暴力的な，スタッフに対する差し迫った危険	視診
3	非常に興奮した	チューブ類またはカテーテル類を自己抜去；攻撃的な	
2	興奮した	頻繁な非意図的な運動，人口呼吸器ファイティング	
1	落ち着きのない	不安で絶えずそわそわしている，しかし動きは攻撃的でも活発でもない	
0	意識清明な	落ち着いている	
−1	傾眠状態	完全に清明ではないが，呼びかけに10秒以上の開眼およびアイ・コンタクトで応答する	呼びかけ　刺激
−2	軽い鎮静状態	呼びかけに10秒未満のアイ・コンタクトで応答	
−3	中等度鎮静	状態呼びかけに動きまたは開眼で応答するがアイ・コンタクトなし	
−4	深い鎮静状態	呼びかけに無反応，しかし，身体刺激で動きまたは開眼	身体刺激
−5	昏睡	呼びかけにも身体刺激にも無反応	

〈RASS の利用法〉
ステップ1：30秒間，患者を観察（視診）しスコア0〜＋4を判定する。
ステップ2：①大声で名前を呼ぶか，開眼するように言う。
　　　　　　②10秒以上アイ・コンタクトができなければ繰り返す。以上2項目（呼びかけ刺激）によりリスコア−1〜−3を判定する。
　　　　　　③動きがみられなければ，肩を揺するか，胸骨を摩擦する（身体刺激）。これによりリスコア−4，−5を判定する。

■ 意識障害の鑑別は AIUEOTIPS で

　医師は，心の中で AIUEOTIPS（アイウエオチップス）を思い出しながら，その原因を1つずつああでもないこうでもないと除外してきます（**表7**）。この呪文を知っているか知らないかの違いなのです。意識レベルの評価と AIUEOTIPS はぜひ薬剤師も覚えましょう。

　JCS，GCS の他，人工呼吸器装着時の鎮静のスケールとして RASS（Richmond Agitation-Sedation Scale）があり汎用されています（**表8**）。RASS では数字が小さい（マイナス）ほど深い鎮静であることを意味します。デクスメデトミジンやプロポフォール，ミダゾラムなどの鎮静薬の効果判定に使用されます。

6 尿　量

　成人の1日尿量は健常人で 1,000 〜 1,500mL です。1日尿量 400mL 以下が乏尿，100mL以下が無尿とされ，尿量が極端に下がると尿中に排泄されるはずの不要物が体内に蓄積してしまい，いずれも生体にとって危機的状況となります。

時間尿量は最低でも 0.5mL/kg/ 時（小児では 1.0mL/kg/ 時）が必要で，これより少ない尿量が 2 ～ 3 時間続けば，尿量低下と評価します。前日や朝の採血結果でクレアチニン値が正常だったとしても，夕方以降に上記のような尿量低下が認められたときには急性腎不全を疑い，プロトンやカリウム，腎排泄型薬物のクリアランス低下を想定し，アシデミア（アシドーシス）や薬剤による副作用出現などのプロブレムをあげ新たな治療計画を早期に立てましょう。

おわりに

　早期に，かつ的確にフィジカルアセスメントを行うには，まずバイタルサインを理解する必要があります。解剖・生理をふまえた思考を行うことで，医師の考えていることやその疾患の特徴を理解することができ，「基本的臨床医学知識」を習得しやすくなります。またこれらの方法を使って薬剤師独自の観点から薬の効果や副作用のチェックを行うことができるはずです。臨床的プロブレムをあげて緊急性を把握し，解決すべき優先順位を適切に判断できるようになりましょう。

佐藤史織，上田和正

【引用文献】
1) Fujii M, et al : Efficacy of the American Heart Association/American Stroke Association guidelines for ultra-early, intentional antihypertensive therapy in intracerebral hemorrhage. J Clin Neurosci, 17 : 1136-1139, 2010
2) Dellinger RP, et al : Surviving sepsis campaign: international guidelines for management of severe sepsis and septic shock: 2012. Crit Care Med, 41 : 580-637, 2013
3) 平出　敦, 他・編：薬剤師のための動ける！救急・災害ガイドブック；在宅から災害時まで，いざというときの適切な処置と役割. 羊土社, 2016
4) Cunha BA : The diagnostic significance of relative bradycardia in infectious disease. Clin Microbiol Infect, 6 : 633-634, 2000
5) 柴田寿彦, 他・訳：マクギーの身体診断学 改訂第 2 版. 診断と治療社, 2014

【参考文献】
・医療情報科学研究所・編：フィジカルアセスメントがみえる. メディックメディア, 2015
・滝澤　始：楽しく学べる血液ガスと呼吸生理. 文光堂, 2014
・佐仲雅樹：薬剤師のトリアージ実践ガイド；視診・バイタルサイン・問診による病態の捉え方. 丸善出版, 2012
・石橋克彦：早わかり見える！わかる！バイタルサイン；バイタルサインのしくみと「キメドキ」がわかる！メディカ出版, 2012
・福井次矢, 他・監：ハリソン内科学 第 4 版. メディカルサイエンスインターナショナル, 2013

第1章

医師と話すための病態生理のキホン

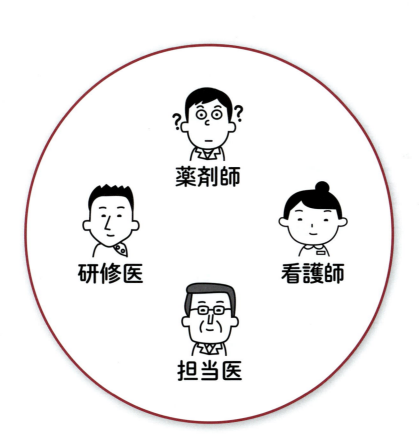

1. 循環器科

循環器のしくみを理解する
―― 大動脈弁狭窄症の病態から

病院にはかかったことがないというのが自慢の50歳，男性。200mほど歩くと下肢痛のため歩けなくなり市販薬で痛みを抑えていたが，最近薬が効かなくなってきたためインターネットで症状を検索して今回初めて整形外科を受診。MRIにて脊柱管狭窄症と診断された。術前精査の目的で撮った心電図にて異常を指摘され，当院循環器内科に紹介受診となった。心電図は完全右脚ブロック以外に大きな問題はないが，診察時聴診にて前胸部から頸部に放散する収縮期駆出性雑音を認めた。その後の問診では，ここ最近胸痛症状があったとのこと。その後心エコーを行い，大動脈弁の狭窄前後（左心室と大動脈間）の圧較差が70mmHgであり，大動脈弁狭窄症と診断され，脊椎間狭窄症の手術前に大動脈弁置換術を行うこととなった。

病棟での会話

「前胸部から頸部に放散する収縮期駆出性雑音ということは，どんな病気がピンときたかな？」

「Sash領域の心雑音ということで，ASもしくは閉塞性肥大型心筋症ですね」

「…（ASって確か大動脈弁狭窄症だったなあ。英語の略語ってどうもよく覚えてなくてすぐに話についていけなくなるなあ）」

「ASであれば原因は何だと思いますか？」

「動脈硬化かリウマチ熱だと思います」

「そうだな，しかしもう一つ大切な原因があるだろう？ ヒントは年齢だ」

「？」

「二尖弁だ。比較的若いASを疑ったら，二尖弁を思い浮かべないといけない」

「…（二尖弁って何だろう？）」

「問診で注意するべきことは？」
「呼吸苦などの心不全症状とか失神の既往とかですか？」
「なぜ症状が大切なんだ」
「このような症状が出現すると，予後が数年といわれているからです」
「…（えっ，予後が数年って！）」

心臓弁と弁膜症のよび方

　心臓は4つの部屋に分かれていて，その各々の部屋は弁で仕切られています。その弁とは，大動脈弁（A弁），肺動脈弁（P弁），僧帽弁（M弁），三尖弁（T弁）です（図1）。大動脈弁は，左心室と大動脈の間を，僧帽弁は左心室と左心房の間を，肺動脈弁は右心室と肺動脈の間を，三尖弁は右心室と右心房の間を仕切って，弁を通過した血液が逆流しないようにしています。

　実臨床では，医師は各弁のことを英語の頭文字を使ってよぶことが多いので，しっかり覚えましょう。また，弁膜症には閉鎖不全症（逆流症）と狭窄症があります。狭窄症は英語でStenosis，つまり弁が十分に開きにくくなること，閉鎖不全症は英語ではRegurgitationで，弁がきっちり閉じなくなりいったん出ていった血液が弁の隙間から戻ってくることを意味します（図2）。

　4つの弁の頭文字と病名の頭文字を組み合わせて，

大動脈弁狭窄症→ AS

大動脈弁閉鎖不全症→ AR

僧帽弁狭窄症→ MS

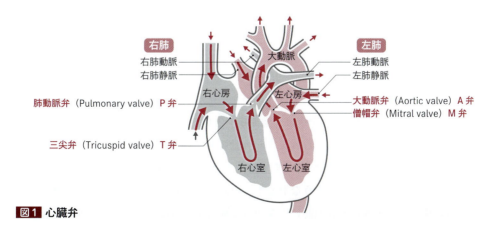

図1 心臓弁

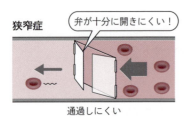
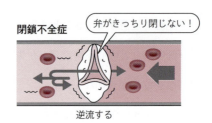

図2 狭窄症と閉鎖不全症

図3 心臓弁の形

僧帽弁閉鎖不全症→ MR
三尖弁閉鎖不全症→ TR

といいます。医師がカルテ内で略語として表記していることが多くあります。また，これらの弁膜症は手術にも絡んでくるのでしっかり覚えましょう（弁の手術は一般に A 弁，M 弁が多く，時に T 弁も行います。一方，三尖弁狭窄症や肺動脈弁狭窄症・閉鎖不全症もあるのですが，臨床ではめったにお目にかかりませんのでその略語を覚える必要はありません）。それぞれの弁の閉塞不全症は「逆流症」といわれることもあります。

　4つの弁は，大きく2つに分けられます。大動脈弁－肺動脈弁と三尖弁－僧帽弁です。図3のように，それぞれ弁の形が違いますね。大動脈弁－肺動脈弁は，弁が3つ。まるでメルセデスベンツのマークのような形です。一方，三尖弁－僧帽弁は，弁がパラシュートのように開く弁で，腱索と乳頭筋につながって腱索があることで心房内に弁が反転しな

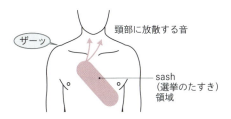
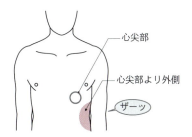

図4 心雑音

いように支えています。覚えておきましょう。

　今回の症例中の「前胸部から頸部にかけて放散する収縮期駆出性雑音」は，左心室が収縮するときに血液が大動脈弁から押し出されて作り出される音です。弁が柔らかく，きっちり開いたり閉じたりしている場合，聴診上音では聞こえません。しかし，弁が何かの原因（後で述べます）で固くなり開かなくなると，狭く硬くなった大動脈弁から血液を駆出しようとする際に，狭い場所を通ることで生じる血流乱流音が起こります。この乱流音が心雑音として聴取できるようになります。また，この音は前胸部だけでなく頸部まで放散する音としてとらえることができます。この心雑音が，ちょうど選挙のときなどに使われる「たすき（sash）」の方向に聴こえるので（図4），よく医師は "sash（サッシュ）領域に心雑音" などと表現します。これは大動脈弁狭窄症の聴診の特徴です。

　ついでに僧帽弁閉鎖不全症の聴診も有名なので押さえておきましょう。心尖部での全収縮期逆流性雑音であり，左側胸部に低音が聞こえます（図4）。

症例を「理論的」に理解 ①

二尖弁は確実に AS を発症する

「AS であれば原因は何だと思いますか？」
「動脈硬化かリウマチ熱だと思います」
「そうだな，しかしもう一つ大切な原因があるだろう？　ヒントは年齢だ」
「？」
「二尖弁だ。比較的若い AS を疑ったら，二尖弁を思い浮かべないといけない」
「…（二尖弁って何だろう？）」

弁が硬化する原因は，基本は①リウマチ性，②動脈硬化性，③先天性二尖弁（大動脈弁のみ）の3つです。今回は大動脈弁に焦点を当てて説明しますが，僧帽弁，三尖弁も基本は同じです。

リウマチ性はリウマチ熱によるものです。よく"リウマチ熱"と聞くと，"関節リウマチによる熱？"と勘違いしている人がいます。膠原病でも熱がでるので仕方がないと思いますが，リウマチ熱とはβ溶連菌感染症の続発症です。このリウマチ熱は自然に治癒することもあるのですが，緩徐に進行して弁膜変性の原因になります。

よって，リウマチ性はリウマチ熱の影響で弁（今回は大動脈弁）に炎症が起き，交連部が癒合して狭窄を起こすようになります。一方，動脈硬化性は加齢に伴う変性や石灰化で，交連部の融合は基本ありません。高齢者に多くみられるのが特徴です。

最後に二尖弁。これは生まれつき三尖のうち二尖が癒合したもので（ Memo❶ ▶ ），構造上弁に圧がかかりやすく，加齢とともに石灰化も加わり確実にASになります。会社の検診など何かのきっかけでみつかった場合，定期的な経過観察を行います。正常三尖の大動脈弁でも60歳を過ぎると硬化性の変化が目立ってきますが，二尖弁では弁を通過する血流が異常なため，40歳くらいから大動脈弁狭窄を来すことが多くなります。ときどきこの年代で心臓弁の手術をするケースをみかけますが，それはこの二尖弁が原因であった可能性が高いと考えられます。

それ以外に，感染性心内膜炎（抜歯などで一時的に血液中に細菌が混入し，その細菌により弁が破壊される）の場合や狭心症・心筋梗塞で僧帽弁を支えている乳頭筋の機能が落ちて閉鎖不全が起きる場合，大動脈解離にて大動脈壁が裂けて大動脈弁を支えている部分に解離が及び弁が閉じなくなる場合など弁膜症にもいろいろな原因があります。

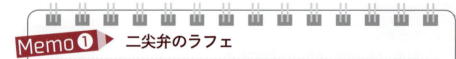

Memo❶　二尖弁のラフェ

二尖弁ですがカンファレンスなどでラフェ（raphe）という単語が出てくることがあります。図5がラフェです。覚えておきましょう。また，余裕があれば弁同士がつながっている部分を交連というのも覚えましょう。

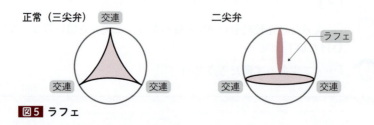

図5 ラフェ

症例を「理論的」に理解 ❷

自覚症状の出現を知ることで予後がわかる

「問診で注意するべきことは？」
「呼吸苦などの心不全症状とか失神の既往とかですか？」
「なぜ症状が大切なんだ」
「このような症状が出現すると，予後が数年といわれているからです」
「…（えっ，予後が数年って！）」

今回の症例，大動脈弁狭窄症になると臨床的に何が問題なのでしょうか？　人は左心室から駆出される血液で全身の臓器に酸素や栄養を供給しています．この左心室の出口である大動脈弁が開きにくくなると，心拍出量を代償しようと左心室が強く収縮するようになり長期にわたると左心肥大（心筋の壁が正常より厚くなる）を起こします．すると，弁を通過する血液の速度が速くなります．その結果速い血流により，弁尖がさらに損傷，それを修復する際に石灰化や癒合などが起こる，という悪循環に入ります．症状がより進行してくると弁が閉まりにくくなり，せっかく大動脈弁を出た血液が，拡張期にいくらか逆戻りして（大動脈閉鎖不全症），さらに心拍出の効率が悪くなります．このような状態で，大動脈弁前後の圧較差がどんどん上がっていき，目安として最大圧較差が30〜50 mmHgとなると軽症，50〜80 mmHgで中等症，80 mmHg以上が重症となります．このまま放置すると，だんだん左心室機能が低下し，心拍出量が低くなると逆に圧較差は低下傾向となるため，圧較差が戻ってきたからといって安心してはいけません．このような経過を経て，心拍出量が減ると胸痛症状，失神症状，心不全症状が出現するようになります．

先に圧較差と症状の話をしましたが，実臨床では大動脈弁狭窄症がだんだん進行すると，心エコーにて左室拡張末期径が拡大，それが60 mmを超えるようになると手術適応を考えます．この段階ではEF（ Memo❷ ）が何とか50%を維持していることが多いのですが，左心室が拡大しEFが50%を切ったならば手術時期を逸したことになります．手術を行っても予後が悪いため手術を行えるタイミングを把握することが大切になります．また，大動脈弁の開いているときの面積（弁口面積）もどれくらい小さくなったかを，定期的に心エコーで追っていきます．通常3 cm^{2}以上ある大動脈弁口面積が1 cm^{2}を切ると，重症の大動脈弁狭窄症と判断します．このようにいろいろな指標から重症度を決定するのですが，最も大切なのが先に述べた症状なのです．

大動脈弁狭窄症の手術（ Memo❸ ）を行わない場合，平均の死亡年齢は60歳ちょっとです．個人差はありますが，一般的に狭心痛が出現すれば予後は5年，失神発作では3年，

心不全では 2 年といわれています。

Memo ❷ ▶ EF

　　EF（ejection fraction）とは，左室駆出率のこと。心拍ごとに心臓が送り出す血液量（拡張末期容積−収縮末期容積）を心臓が拡張したときの左室容積（拡張末期容積）で割った値。

　　駆出率＝（拡張末期容積−収縮末期容積）÷拡張末期容積 ×100

　　EF は通常，心エコー検査によって計測します。EF の正常値は 60 〜 80％と覚えておきましょう。

Memo ❸ ▶ 大動脈弁置換術の手術適応

　① 重症 AS（A 弁の平均圧較差が 50mmHg 以上または弁口面積≦ 1.0cm^2）＋有症状（狭心痛，失神発作，NYHA Ⅱ 以上）

　② 重症＋他手術予定（冠動脈バイパス移植術，大動脈，他の弁疾患）

大動脈弁置換術

　大動脈弁置換術は，正常機能をしなくなった大動脈弁を取り去って，新しい人工弁を付け替える手術です。弁置換術に用いる人工弁は，大きく分けて機械弁と生体弁があります。機械弁は金属弁ともいわれ，耐久性に優れていますが抗凝固療法が一生必要です。また，機械弁はパイロライトカーボンという特殊な炭素樹脂でできた弁にチタンで弁輪を作成しているため，MRI や CT 検査も安心して受けることができます。一方，生体弁ではウシの心膜やブタの心臓弁を利用したものがあります。抗凝固療法を必要とする期間が短い反面，弁の寿命は 10 年程度と短く，その結果手術年齢により使用する人工弁が選択されます。若い人は機械弁，高齢者は生体弁を使うイメージと覚えておきましょう。しかし，妊娠の可能性のある若い女性では抗凝固薬に催奇形性があるため，生体弁で手術を行った後 10 年ほどたってから機械弁へ入れ替えの手術をすることがあります。

　最近では開胸手術以外に，経カテーテル大動脈弁留置術（transcatheter aortic valve implantation；TAVI）が行われるようになってきました。胸を開かず，また心臓を止めることなく，「人工弁」を患者さんの心臓に装着することができる治療法です。技術の進

歩により，高齢者や開胸手術が難しい人に適応されるようになってきました。

開胸手術前にどうして CAG を行うのか？

どうして術前に冠動脈造影検査（coronary angiography；CAG）が必要となるのでしょうか？　弁置換術後に冠動脈バイパス術を行わなければいけないとき，癒着の問題で再手術は難しくなります。開胸手術前にCAGを行うことで，冠動脈の形状をみることができます。手術時には心臓を止め酸素消費を抑える心筋保護液を注入します。この保護液を投与する際に大動脈基部を切開してからの投与（順行性投与）と冠静脈洞からの投与（逆行性投与），そして両方の投与を併用する投与には，特に冠動脈の形状をみることは重要になります。

また，冠動脈に狭窄があれば，開胸時に弁の手術と同時に，冠動脈バイパス手術ができるからです。最近は冠動脈CT（心臓 MDCT）もあり，CAG の代わりに行われることがあります。この CT の結果，狭窄がなければCAG なしで手術ということもあります。

間欠性跛行

今回の症例の初めに，間欠性跛行について触れたので少し話を追加します。この間欠性跛行とは，しばらく歩くと足に痛みやしびれを生じ，少し休むとまた歩けるようになる症状のことをいいます。原因は，脊椎間狭窄症（整形外科疾患）か下肢閉塞性動脈硬化症（循環器疾患）です。

病院勤務をしている薬剤師なら，カルテに「ABI　右：0.81　左：1.01」などと書かれているのをみたことがあるのではないでしょうか？　これは，閉塞性動脈硬化症をスクリーニングするために行っている検査であり，普通 ABI の値は 1 を超え，0.9 以下が異常とされます。この場合，右足の動脈の狭窄か閉塞が疑われます。異常値が出たら，造影CT で臍部から下の動脈の狭窄の場所を検索し（腎機能が悪い人は動脈エコーでも可），狭窄部位を広げる治療します。治療は基本，経皮的血管形成術（percutaneous transluminal angioplasty；PTA）です。閉塞病変が固くPTA で治療困難なときは，人工血管バイパス術や血栓内膜剥離術を行います。

カンファレンスの際に，どの血管が狭窄を起こしているかディスカッションされますが，血管の略語を使うことが多いので，日本名以外に英語（略語）で血管名を覚えると，混乱しなくて済みます（図6）。

おわりに

今回は，常に働き続ける臓器のなかで心臓から初めに血液が送り出される大動脈弁を中

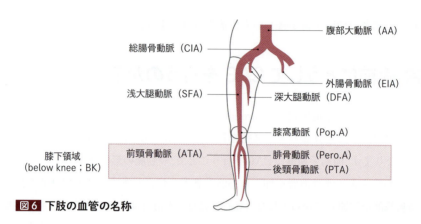

図6 下肢の血管の名称

心にその周辺の基本的臨床医学知識を勉強しました。紙面の関係上その他の弁に関しては，ほとんど触れていません。この症例を通じて心臓に，循環器に少しでも興味が湧いたらさらに他書でしっかり勉強してください。疾患を勉強しようと思えば，その前に生理学，解剖学の知識が重要になってきます。疾患をある程度理解できたその先には臨床推論が待っています。これらの医学的知識があれば，医師や看護師との会話で患者さんの状態を把握し，薬剤師としての働きも幅広くなります。道のりは長いですががんばっていけば，必ずその道は開けてきます。薬剤師としてさらなる一歩を歩くためにがんばりましょう。

BOOK TO THE FUTURE

(1) まるごと図解循環器疾患（照林社）大八木秀和（著）
　著者がもともと薬剤師に知ってもらいたい内容に看護師に必要な知識も加えながら書いた書籍です。

(2) 実践臨床心臓病学（文光堂）吉川純一，他（監）
　循環器研修医がこぞって読んだ本です。もう絶版になっていますが，循環器のことがまとまってコンパクトに記載されています。

(3) 心臓血管外科テクニックⅠ弁膜症編（メディカ出版）四津良平（監）
　名前どおり外科手術テクニックの本。循環器内科医も外科の知識がないと，良いタイミングで手術にもっていけない。いわゆる循環器内科と心臓血管外科の基本的臨床医学知識を勉強するために，循環器医も外科の勉強をします。

(4) 病気が見える vol. 2 循環器（メディックメディア）医療情報科学研究所（編）
　他の書籍を読んでわからないときに辞書代わりに使用するのがよいと思われる本。多くの医療従事者が使用している，受験で例えると学習参考書みたいな本です。

(5) 臨床にダイレクトにつながる循環生理～たったこれだけで，驚くほどわかる！（羊土社）Richard E.Klabunde（著）
　生理学が不整脈，心不全など疾患や診断，治療にどうかかわっているかを解説しており，項目ごとに目標・問題が設定してあり理解度がわかりやすいです。

上ノ段友里

2. 消化器科

腹腔内のしくみを理解する
── 胆嚢炎の病態から

搬送中の救急隊から連絡が入る。42歳，女性，主訴は腹痛，体温37.8℃，血圧125/72mmHg，脈拍78/分，SpO₂ 98%（室内気）。救急外来での担当医と研修医の会話に薬剤師も参加している。

救急外来での会話

研修医「腹痛は心窩部から始まって，現在は右上腹部痛のようです」

担当医「鑑別診断は？」

「虫垂炎，上部消化管潰瘍，胆嚢炎，胆管炎，虚血性腸疾患，肝膿瘍，膵炎でしょうか」

「腹痛の原因は，消化器疾患だけ？」

「心筋梗塞のような血管系疾患，尿管結石，腎盂腎炎といった泌尿器疾患もあります。産婦人科領域も忘れちゃいけませんよね」

「そうだね。鑑別診断が多岐にわたるから腹痛を診るときは気をつけないと」

薬剤師「（…腹痛ってよくある訴えだけど，こんなに鑑別診断があるの？）」

患者到着

「右季肋部に圧痛を認めます。右肩，右肩甲骨下の痛みもあるので胆道疾患の関連痛が疑わしいです」

「所見が類似している胆嚢炎と胆管炎との鑑別も大事だよ」

血液検査，画像検査から胆石に伴う急性胆嚢炎と診断

「もう少し遅れたら穿孔して腹膜炎になっていたかもしれませんね」

「一般的に腹膜炎のときは，どこに膿が貯留しやすいのかな？」

「解剖学的には，ダグラス窩，横隔下陥凹，肝腎陥凹です」

「…（どこのこと？ 解剖まったくわからないよ…。消化器は臓器の働きさえわかっていればいいと思ってたけど，勉強が足りないな）」

消化管と腹痛の関係とは

　消化管は身体の中にありますが，細菌が存在し外部の物が通る場所です。細菌が常在しているにもかかわらず，感染症にならないのはなぜでしょうか？　われわれの身体はちくわに似た構造をしており，消化管はちくわの中の空間と同じで外部と常につながっています。つまりちくわの表面も筒の内側もちくわ自体にとっては外と同じ環境ということになります。それと同様に，消化管内は身体の外になるため細菌が常在しても感染症ではありません。しかし，何らかの原因でバクテリアルトランスロケーション（ Memo❶ ▶ ）が起こると，つまり体内に細菌が入ると感染症になってしまいます。腹腔内感染を起こした場合，解剖を理解していると膿が貯留しやすい場所がわかり，感染症治療の手助けにもなります。また，臓器の位置関係を立体的にイメージできるようになり，腹痛の原因を予想することができます。

> ### Memo❶ ▶　バクテリアルトランスロケーション
>
> 　腸内細菌が粘膜バリアーを通過して，体内に移行することをいいます。低栄養状態や全身性，局所性の免疫能低下，腸粘膜萎縮などが原因と考えられています。例）腹水の細菌感染（腹水は通常無菌状態）。

　今回の主訴は「腹痛」ですが，一般的に「痛み」は①内臓痛，②体性痛，③関連痛に分類されます。実臨床の場では，必ずしもクリアに分けることができない場合がありますが，知識として理解しておくことが大事です。

1 内臓痛

　通常，消化管の収縮や過伸展によって発生する痛みのことをいいます。鈍痛，疝痛，不快感，膨満感として表現され，局在性に乏しく，漠然とした痛みになります。肝臓などの実質臓器では臓器が腫大し被膜（臓器を覆う膜）が伸展すると痛みが生じます。

2 体性痛

　熱や摩擦といった物理的刺激や，胃腸液，血液などによる化学刺激から発生する炎症によって壁側腹膜や腸間膜が刺激されて痛みが生じます。持続する鋭い痛み，激痛であることが多く，痛みを感じる部位も比較的明瞭で局在性のある激しい痛みです。体動や振動によって痛みは増悪し，うずくまって動けないことが多いです。特に，腹膜刺激症状を伴う場合は緊急性が高くなります。

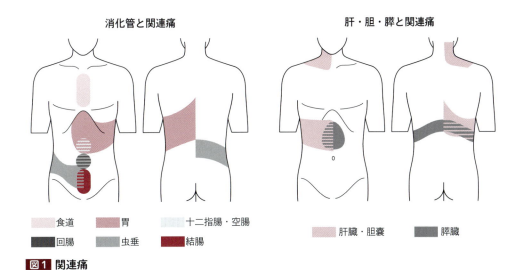

図1 関連痛

3 関連痛

内臓からの疼痛刺激が脊髄を伝わる際，内臓神経求心路と皮膚からの脳・脊髄神経求心路の短絡を通じ，隣接する神経繊維を刺激することで対応する皮膚分節に生じる痛みです。脊髄に入力してきた痛みの情報を，脳が「痛みは内臓ではなく皮膚からだ」と誤認識することによって引き起こされます。例として，膵炎による背中の放散痛や，胆嚢疾患による右肩や右肩甲下領域への痛みの放散などがあります（図1）。

では，ここで問題です。

問題1

次の痛みは①内臓痛，②体性痛，③関連痛どれか？
- 術後の創部痛
- 膵臓がんの上腹部痛
- 尿管結石の疝痛
- 虫垂炎の心窩部痛
- 虫垂炎の右下腹部痛
- 脾臓破裂の左肩痛

答え

- 術後の創部痛：②体性痛
- 膵臓がんの上腹部痛：①内臓痛
- 尿管結石の疝痛：①内臓痛
- 虫垂炎の心窩部痛：①内臓痛：初期の痛みは，局在しない鈍い上腹部痛
- 虫垂炎の右下腹部痛：②体性痛：進行期は，右下の局在する痛みに変わる
- 脾臓破裂の左肩痛：③関連痛：出血した血液が左横隔下陥凹に貯留し，横隔神経を刺激して起こる

腹痛の部位から，どの臓器の異常か予測できる

「腹痛は心窩部から始まって，現在は右上腹部痛のようです」
「鑑別診断は？」

腹痛の部位から，どの臓器の異常か予想が可能なので（図2），まずは解剖学的位置関係を理解しましょう（紙面の都合で詳しい解説は他書を参考にしてください）。

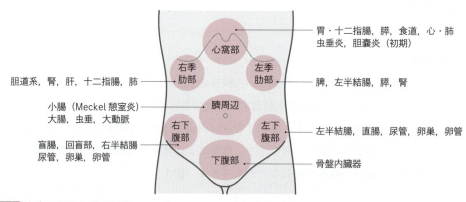

図2 腹痛の部位と臓器異常

腹痛はよくある訴えですが，急性腹症（ Memo❷ ▶ ）に分類され命に関わる場合もあります。薬剤師も，「危険な腹痛がある」ことを，頭に入れておきましょう。

Memo❷　急性腹症

発症1週間以内の手術などの迅速な対応が必要な腹部（胸部なども含む）疾患のことです。頻度が高いものは急性虫垂炎，胆石症，小腸閉塞，尿管結石，胃炎，消化性潰瘍穿孔，胃腸炎，急性膵炎，憩室炎，産婦人科疾患と鑑別診断は多岐にわたります。心筋梗塞や精索捻転など全身疾患との鑑別も必要です。

症例を「理論的」に理解 ❷ 胆道系の解剖生理から胆嚢炎と胆管炎を理解する

「右季肋部に圧痛を認めます。右肩，右肩甲骨下の痛みもあるので胆道疾患の関連痛が疑わしいです」

「所見が類似している胆嚢炎と胆管炎との鑑別も大事だよ」

　胆道における感染症は，胆嚢炎，胆管炎があります。胆嚢は，肝臓で産生される胆汁を貯留・濃縮する器官で，胆管を介して肝臓と十二指腸につながっています。総肝管と胆嚢管が合流して総胆管となり，小網の肝十二指腸間膜の中を経て膵臓からの主膵管と合流します（図3）。胆石が胆嚢頸部，総胆管などに嵌頓することで痛みが発生します。右季肋部の痛みが多いですが，心窩部痛を訴えることもあります。また，関連痛として右肩痛，右肩甲骨下の痛みがあります。その他，悪心・嘔吐，発熱などを伴います。胆嚢炎と胆管炎は，症状や血液検査所見（WBC↑，CRP↑，肝・胆道系酵素↑）が似ているため画像検査が鑑別診断の手助けになります（図4）。胆嚢炎の徴候として，右季肋部を圧迫しながら患者に深呼吸させたときに，痛みのため途中で呼吸が止まるマーフィー徴候が有名です。一方で，胆管炎の徴候としてはシャルコーの三徴（悪寒を伴う間歇的発熱，右上腹部痛，黄疸），レイノルズの五徴（シャルコーの三徴＋意識障害，ショック）があります。

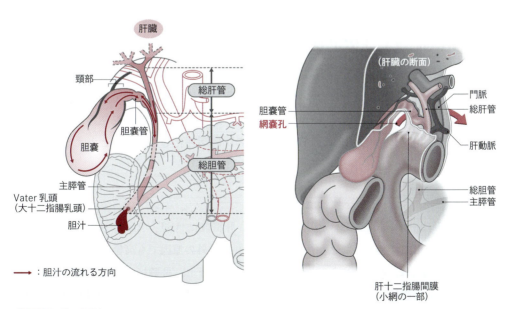

図3 胆道の解剖

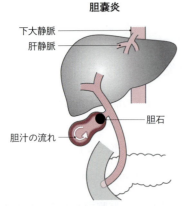

胆石が胆嚢頸部に嵌頓し胆汁がうっ滞することで胆嚢の内圧上昇と胆汁による粘膜障害が起こる。二次的な胆嚢細菌感染に進展することで急性・慢性胆嚢炎となる。

胆石や腫瘍によって胆道が閉塞・狭窄し胆汁うっ滞し胆管細菌感染が急性胆管炎に進展する。胆道内圧上昇により胆汁内の細菌やエンドトキシンが肝臓に逆流し血中へ移行することで、重症急性胆管炎となる。

図4 胆嚢炎と胆管炎

　総胆管結石の場合は、上部消化管内視鏡を十二指腸のVater乳頭部まで挿入し、カニューレを逆行性に挿入して造影剤を入れ、胆管および膵管を造影する内視鏡的逆行性胆管膵管造影（endoscopic retrograde cholangiopancreatography；ERCP）を行い、結石を除去する内視鏡治療を行います。主膵管が総胆管と合流しているため、ERCPの後に膵炎を起こすことがあるので注意が必要です（ Memo❸ ）。

Memo❸ ERCP後膵炎

胆管造影は胆石や腫瘍の鑑別、膵管造影は慢性膵炎や膵臓がんの診断に有用です。ERCP後の偶発症で注意が必要なものとして膵炎があります。発生要因は、十分解明されていませんが、造影剤を逆行性に入れるため膵管内圧の上昇や膵酵素の膵内活性化などが原因と考えられています。

　ここからは、血液検査について解説します。肝機能はAST，ALT，ALP，γ-GTPを主要な検査として実施することが多いですが、肝臓以外の原因でも高値になるので注意が必要です。例えば、心不全やショックで心拍出量が低下し、肝臓に一時的に血液が流れなくなると、1日遅れで急激な肝機能障害が起こることがあります（うっ血肝）。甲状腺機能異常では、ALPのアイソザイム3が高値になります（ Memo❹ ）。糖尿病患者は高

率に脂肪肝を合併し，AST＜ALTが特徴です．胆道系酵素はALP，γ-GTP，LAPがあり，胆汁うっ滞では3つとも上昇しますが，通常はALPとγ-GTPを測定すれば問題ありません．しかし，胆道系以外の疾患でも上昇することがあるので注意が必要です．ALPのみ上昇する疾患は，骨折，悪性腫瘍の骨転移，甲状腺疾患，肝硬変などがあります．γ-GTPのみ上昇する場合は，飲酒，アルコール性肝障害が考えられます．また，バルプロ酸ナトリウムは，γ-GTPを誘導するため，AST，ALT，ALPが正常で，γ-GTPのみ上昇することがあります．

Memo④ ALPアイソザイム

ALPは6つのアイソザイムがあり，肝疾患では1，2が，骨や甲状腺では3が優位になります．ALPが高値だから肝臓，胆道系に異常があるとは限りません．

アイソザイム	由来臓器	疾患
1	肝（高分子）	閉塞性黄疸
2	肝	胆汁うっ滞，急性肝炎
3	骨	成長期，骨肉腫，骨転移
4	胎盤，腫瘍	妊娠末期，生殖器腫瘍
5	小腸	血液型O，B型，肝硬変
6	免疫グロブリン結合型	潰瘍性大腸炎，自己免疫疾患

症例を「理論的」に理解③　腹腔内の解剖が理解できると，膿が貯留しやすい場所がわかる

「一般的に腹膜炎のときは，どこに膿が貯留しやすいのかな？」

「解剖学的には，ダグラス窩，横隔下陥凹，肝腎陥凹です」

　胃から先の消化管は，すべて腹腔と骨盤腔に収められています．腹腔は腹部の内腔のことをいい，その内面や臓器表面は腹膜に被われています（図5）．腹膜表面積は，約1.7m²で体表面積とほぼ等しく，腹壁の内面を被う壁側腹膜と臓器表面を包む臓側腹膜，両者を結ぶ間膜に分けられます．腹膜で囲まれた内腔を腹膜腔といい，少量の腹膜液を含んでい

ます。厳密には腹腔と腹膜腔は異なるもので，腹腔は壁や天井（横隔膜や腹壁）に囲まれた内装前の部屋に相当し，その内面に壁紙（腹膜）が貼られることで腹膜腔が形成されます。腹膜腔の底部は立位，臥位いずれにおいても，ダグラス窩（直腸子宮窩，男性は直腸膀胱窩）が最も低位となります。そのため，液体や膿などが貯留しやすく，腹膜炎で膿瘍を形成することがあります。このような場合，肛門部〜会陰に痛みを訴えることが多くみられます。

　腹膜腔のうち，胃の後方の仕切られた空間を網嚢といい，腹膜腔の他の部分とは網嚢孔とよばれる狭い隙間だけでつながっています（図6）。胃の後壁が穿孔した場合，炎症が網嚢にとどまるため，重篤な腹膜炎になりにくいといわれています。また，胃の大弯からエプロンのように垂れ下がっている大網は炎症が起こるとその周囲を包み込むことで炎症の拡散を防いでいます。横隔膜直下は肝臓，腎臓があるため，これらを被う腹膜によって

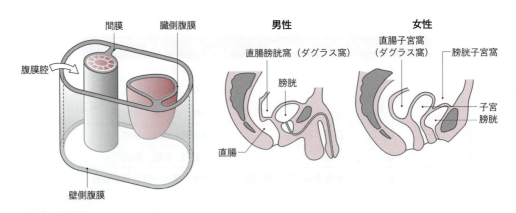

図5 腹膜腔のイメージ

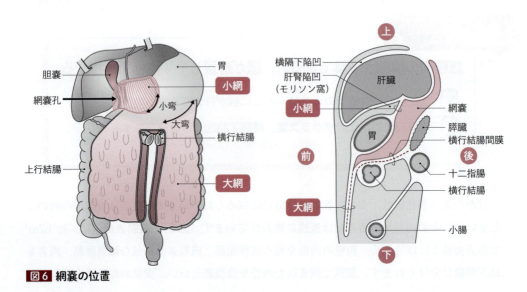

図6 網嚢の位置

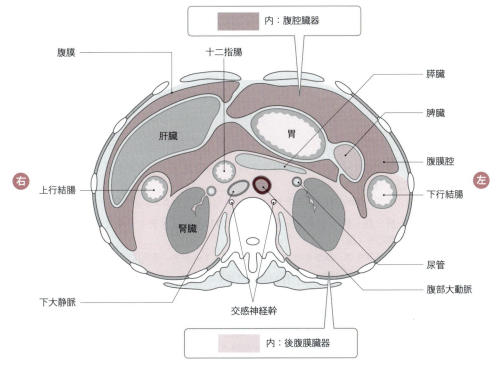

腹腔臓器	胃，腸間膜小腸（空腸，回腸），横行結腸，S状結腸，肝臓，胆嚢，脾臓
後腹膜臓器	十二指腸，膵臓，上行結腸，下行結腸，直腸，腎臓，副腎，尿管，腹部大動脈，下大静脈，交感神経幹

図7　腹腔臓器と後腹膜臓器

　腹膜陥凹という複雑な凹みが形成され，次の2つがあります。肝臓の横隔面（前〜上面）と横隔膜の間にある腹膜の間隙は横隔下陥凹といい，肝鎌状間膜で左右に分けられます。腹膜炎などで，膿がここに貯留したものを横隔膜下膿瘍といいます。肝右葉の下面と右腎臓の間にある間隙を肝腎陥凹（モリソン窩）といいます。背臥位では低い位置をとるため，腹膜炎によって生じる膿や網嚢からの浸出液が貯留しやすくなります。最後に，腹膜との関係から消化管の腹部臓器は腹腔臓器，後腹膜臓器に分類されます。直腸は，骨盤腔に存在します。この位置関係を理解することが重要です（図7）。

おわりに

　今回は，薬剤師も知っておくと得する項目に絞って取り上げました。解剖生理を理解すれば，医師達の会話が理解でき，それによって患者の状態もより把握できるようになり病棟活動の視野が広がります。腹痛はよくある訴えですが，重篤な疾患のサインの場合もあ

りますので痛み止めを安易に使用するだけでなく注意が必要です．今回，取り上げることができなかった他の項目や腹部の画像も勉強すると医師，看護師とのコミュニケーションに役立ちます．

BOOK TO THE FUTURE

(1) イメカラ 消化器：イメージするカラダのしくみ（メディックメディア）医療情報科学研究所（編）
　　胃，小腸，大腸の解剖生理，疾患をわかりやすく記載しています．導入にぴったりです．

(2) イメカラ 肝・胆・膵：イメージするカラダのしくみ（メディックメディア）医療情報科学研究所（編）
　　肝・胆・膵の解剖生理，疾患をわかりやすく記載しています．導入にぴったりです．

(3) イラスト解剖学（中外医学社）松村讓兒（著）
　　運動器，循環器，内臓，脳，神経の解剖をイラスト付きで説明していて，読みやすいです．イメカラより詳しく解剖を記載している本，でしょうか．

(4) 肝炎の診かた，考えかた（中外医学社）柴田 実（著）
　　肝臓，胆道系酵素の血液検査値の考え方が解説されています．肝炎についても詳しく解説されています．

(5) ブラッシュアップ急性腹症（中外医学社）窪田忠夫（著）
　　急性腹症の鑑別，各疾患の症状，検査所見，治療方針について解説されています．腹痛において，医師との共通言語を理解するための本でしょうか．腹腔内感染症の支援をする薬剤師にもおすすめです．

田中大二郎

3. 呼吸器科

呼吸器のしくみを理解する
── COPDを合併した肺炎の病態から

近隣の介護老人施設に入所中の77歳，男性。痰をともなう咳嗽，呼吸苦，SpO₂：88%（室内気），発熱（38.5℃）で救急搬送されてきた。
現病歴はCOPD，高血圧，胸水あり（少量）で，血液検査，胸部X線画像から肺炎と診断がつき，入院加療となった。薬剤師が病棟のスタッフステーションで担当医と研修医の会話に参加している。

病棟での会話

担当医「O₂は鼻カニューレで徐々に上げて3L/分までで，SpO₂は上限92%までにしといてね。この患者はCOPDを合併しているから吐けてないと思う。要するにⅡ型呼吸不全で，CO₂が溜まっていると思うので，早く血液ガス分析検査を出しておいてね」

薬剤師「…（SpO₂の上限92％ってどういうこと？ Ⅱ型呼吸不全てなんだ？）」

研修医「COPDの既往があるのでCO₂ナルコーシスに気を付けますね。それと，胸水は少量なので問題ないですか？」

「そうだね，胸水は少量だから呼吸に影響が出るほどではないので様子をみよう」

「…（CO₂ナルコーシスって聞いたことあるけどCOPDと関係あるの？ 胸に水が溜まっているのに大丈夫なの？ SpO₂が上がらない感じがするけど，それになぜSpO₂に上限を設けるのかな？）」

「そうそう，さっき病室を訪問したけどCOPDの方ってやっぱり痩せてますね。それに，胸鎖乳突筋も大きかったですよ。大学で習ったCOPDの典型的な所見ですね」

「どうしても横隔膜以外の呼吸筋に負担が掛かってしまうからね。そして，吐くのに苦労するから通常よりカロリー消費も増えるからね。COPDが進行していると，顕著に現れている患者もいるよね」

「…（COPDって痩せちゃうの？ カロリー消費が増える？ 胸鎖乳突筋って何だろう？ 大きさが問題なのか？ まったくわからんなぁ～）」

そもそも呼吸とは

　症例を理解する前に，まず呼吸を大まかに理解してヒトが「息苦しい」と感じるときに体の中で何か起きているのか？　を考えられる道筋をしっかり理解しておきましょう。ヒトの呼吸は①換気，②拡散，③運搬の３つの過程から成り立っています（**図1**）。私は，薬剤師が呼吸に関わる臨床力を身に付けるうえでこの部分の理解がとても大切だと感じています。ここではシンプルな説明にしているので必ず理解してください。

　①換気…気体が気道を介して外界と肺胞の間で移動すること
　②拡散…O_2，CO_2が肺胞と肺毛細血管の間で濃度（分圧）勾配によって移動すること
　③運搬…O_2，CO_2が血流によって肺と末梢組織の間で移動すること

　では，順番にみていきましょう。まず，①換気ですが，外気が気道を通って肺胞に到達し，その逆に血液中のCO_2は肺胞から気道を通って体外に出ていきます。これが，換気とよばれるものです。これは，理解しやすいと思います。続いて，②拡散ですが，薬剤師は知らない人が多いと思いますが，肺胞⇒血管のO_2移動は濃度（分圧）勾配を利用した拡散です。そして，血流によって③運搬され，各末梢細胞にO_2が届けられます。ちなみに血管⇒末梢細胞へのO_2移動も拡散を利用しています。ですから，O_2濃度は外界⇒肺胞⇒血管⇒末梢細胞の順に低くなります。呼吸はこの①換気，②拡散，③運搬がすべて連携

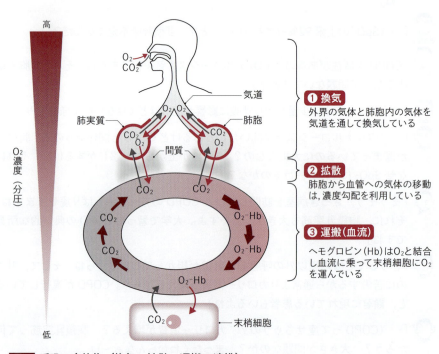

図1 呼吸の全体像（換気・拡散・運搬の連携）

していないと成立しません。すなわち，O_2 不足で呼吸が苦しいということは，この 3 つのうちのどこかが破たんしていると考えることができます。

　では，ここで問題です。次に呼吸不全を症状として引き起こす疾患をあげていますので，①換気，②拡散，③運搬のいずれに障害が発生しているかを，図 1 を参考に考えてみましょう。

問題 1

　　次の呼吸不全を引き起こす疾患の障害の発生個所は？

　　1）細菌性肺炎，　2）喘息発作（重症），　3）COPD，　4）貧血，　5）肺塞栓症，
　　6）うっ血性心不全，　7）間質性肺炎，　8）気道閉塞，　9）ショック，
　　10）一酸化炭素中毒

答え

　　さて，どうでしたか？　紙面の都合で細かい解説は他書に譲りますが，答えは以下のとおりです。

　細菌性肺炎　②拡散：肺実質の炎症が O_2 拡散を妨げている。

　喘息発作（重症）　①換気：気道炎症による閉塞が低換気を引き起こす。

　COPD　①換気：気道炎症による閉塞が低換気を引き起こす。

　貧血　③運搬：ヘモグロビンの低下が血液の O_2 運搬能を落としている。

　肺塞栓症　③運搬：肺動脈の閉塞が血流を障害して O_2 運搬を妨げている。

　うっ血性心不全　②拡散：肺うっ血により血管から肺胞へ水が浸出し O_2 拡散を妨げている。

　間質性肺炎　②拡散：間質（図 1）の炎症が O_2 拡散を妨げている。

　気道閉塞　①換気：異物や浮腫による閉塞が低換気を引き起こす。

　ショック　③運搬：血管拡張や大量出血による血流低下が O_2 運搬能を落としている。

　一酸化炭素中毒　③運搬：ヘモグロビンが CO と結合するので，O_2 運搬能を落としている。

　臨床現場で遭遇する疾患の多くは①換気，②拡散，③運搬で説明がつくので，まずはこの考え方を身に付けてください。

「息苦しい」の原因は CO_2 蓄積の有無から推論できる

　さて，話をもとに戻します。「息苦しい」という症状から，体のどこに問題があるのか？　少し，考える道しるべをイメージできたと思います。ここまで外界から取り入れる O_2 を中心に話を進めてきましたが，排出する CO_2 についても考えてみたいと思います。呼吸不全になると CO_2 もうまく排出できなくなり，体内に CO_2 が溜まってしまうときがあります。ここで大切なのは，CO_2 は O_2 と比べて約 20 倍拡散しやすいので（図2），②拡散障害と③運搬障害が生じないということです。よって，CO_2 が体内に溜まるのは，①換気障害だけなのです。

　この特性を利用して，呼吸不全は CO_2 が溜まってないⅠ型と溜まっているⅡ型に分けられています（図3）。CO_2 が溜まっているか？　は血液ガス分析が必要となります。例えば，初診の患者で息苦しいという症状があり，$PaCO_2$（動脈血二酸化炭素分圧）が基準値（40 ± 5 Torr）より高い値を示したら体内に CO_2 が溜まっているので，この時点で②拡散障害（肺炎，心不全など）や③運搬障害（肺塞栓など）は除外し，①換気障害として診療は進んでいくのです。

ガスの種類	拡散能力	特　徴
CO_2	高 ↑ ↓ 低	・拡散能力は O_2 の約 20 倍。
O_2, CO		・拡散能力は CO_2 より低い。 ・O_2 は CO の 1.23 倍でほぼ同等。
He, N_2		・拡散能力は CO_2 や O_2，CO と比べ，血液に溶けにくいため低い。

図2 気体の拡散のしやすさ

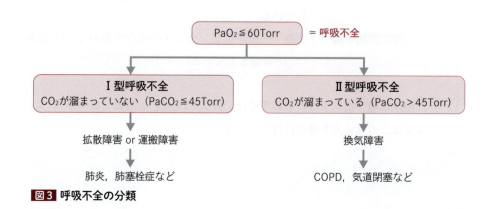

図3 呼吸不全の分類

症例を「理論的」に理解 ①

COPDはCO₂が蓄積しⅡ型呼吸不全に分類される

「この患者はCOPDを合併しているから吐けてないと思う。要するにⅡ型呼吸不全で，CO₂が溜まっていると思うので，早く血液ガス分析検査を出しておいてね」

　この部分の意味ですが，もうわかりますよね。COPDなので①換気障害です。よって，CO_2が体内に溜まっているので「(CO_2が) 吐けてない」という表現になり，血液ガス分析を行って，$PaCO_2 > 45Torr$の状態（どの程度CO_2が溜まっているか？）を確認するということです。そして，呼吸不全で$PaCO_2 > 45Torr$であるのでⅡ型呼吸不全となります。

症例を「理論的」に理解 ②

COPD患者でSpO₂を上げすぎると呼吸抑制につながる

「O₂は鼻カニューレで徐々に上げて3L/分（ Memo❶ ▶ ）までで，SpO₂は上限92％までにしといてね」

「COPDの既往があるのでCO₂ナルコーシスに気を付けますね」

　これは，この患者がCOPDであり慢性的にCO_2が体内に溜まっている状態だということが大きく関係しています。これを理論的に理解するには，まず呼吸運動は「随意運動（自分の意志で動く）」か「不随意運動」かについて理解する必要があります。考えてみると，呼吸ってちょっと面白いと思うのです。深呼吸とかできるし，水中で息を止めることもできるので，随意運動のような感じだけど，調剤しているときとか，もっと言うと寝ているときとか，特に意識していなくても呼吸しますよね。なんだか不随意運動みたい…，不思議な感じです。深呼吸や水泳時の随意的な呼吸は大脳皮質⇒呼吸中枢⇒呼吸筋という流れで調節されています。一方，睡眠時などの不随意的な呼吸は，CO_2を延髄の中枢化学受容器で，O_2を頸動脈小体や大動脈小体の末梢化学受容体で，それぞれその変動をモニターしているのです。そして，通常は延髄にある中枢化学受容器でCO_2モニターが優位に働いているので，われわれの寝ているときの呼吸は，「CO_2を延髄でモニターし軽度にCO_2が体内に溜まると⇒呼吸する」を繰り返しているのです（図4）。

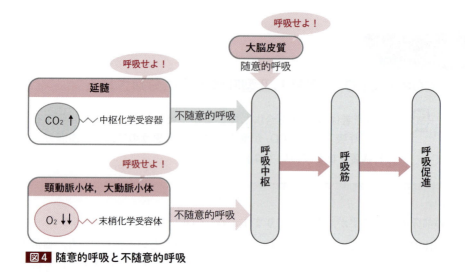

図4 随意的呼吸と不随意的呼吸

Memo① 吸入酸素濃度

O_2を鼻カニューレで1L/分から3L/分とした場合,「3倍量のO_2投与」という印象を受けますが,実は吸気中のO_2量が3倍になっているわけではありません。吸入酸素濃度(fraction of inspiratory oxygen;F_iO_2)という指標があり,室内気は0.20(大気中のO_2濃度20％),鼻カニューレでは,1L/分:0.24,3L/分:0.32です(患者の吸気の速さによって数値が変化することに注意は必要です)。よって,鼻カニューレで1L/分から3L/分とした場合,O_2投与量としては0.32÷0.24＝1.33倍ということになります。ただ,鼻カニューレでは1L/分ごとに0.04増加するので,室内気からの増加量は3倍になっています。マスクやリザーバー付マスクを用いたときも流量によってF_iO_2はそれぞれで異なる値を示します。専門書籍以外にもWeb上でも簡単に調べることができますのでご確認ください。

　しかしながらCOPDの患者には,換気障害でCO_2が吐けてない状況が長く続いている状態で生活している方もいます。そうすると,常にCO_2が高い分圧を示すので,呼吸中枢がCO_2を指標にして不随意呼吸を制御できなくなります。要するに,体が高いCO_2分圧になれてしまい刺激にならないのです。このような場合は,もう一つの指標である,O_2分圧をモニターして不随意呼吸を行うように体が変更しています。このような状況下で呼吸

不全となった場合は，O_2 投与を注意しなければなりません。慌てて O_2 投与して，SpO_2 を 94 〜 98% にすると，不随意呼吸をコントロールしていた O_2 モニターが O_2 は充足している（刺激がなくなり）という判断をして，機能しなくなり呼吸を抑制してしまうのです。こうなると，さらに CO_2 が体内に溜まってしまい，ついに CO_2 ナルコーシスという病態になります（ Memo❷ ）。CO_2 には麻酔作用があり，高濃度になると頭痛，意識障害を生じ，さらに呼吸回数も減っていき，最終的には死につながります。

Memo❷ 喘息発作と CO_2 ナルコーシス

COPD は慢性疾患なので日常的に CO_2 が溜まっている状態で，不随意運動が O_2 モニターに切り替わっています。しかし，重症喘息発作で来院した患者も換気障害で，CO_2 は溜まっています。よって，COPD と同様に，Ⅱ型呼吸不全となりますが普段は喘息のコントロールが良好の患者であり数時間の短い時間で CO_2 が蓄積されたのであれば，不随意運動は CO_2 モニターのままです。よって，O_2 投与時に COPD の患者と異なり CO_2 ナルコーシスに注意する必要はないのです。数時間高血糖が続いただけでは糖尿病には成り得ないのと似ていますね。

症例を「理論的」に理解❸ 胸腔と胸膜腔，胸水と肺水腫の混同に注意

「それと，胸水はこのぐらいだと問題ないですか？」

「そうだね，胸水は呼吸に影響が出るほどではないので様子をみよう」

薬剤師は胸水と肺水腫の違いを理解できていない方が多いと思います。まず，解剖について特に胸腔と胸膜腔の違いを理解しましょう。

肺は 図5 のように，二重の膜に包まれています。その膜を胸膜といい，この二重膜によって作られる閉鎖空間（肺胞などの肺実質とは別空間）を胸膜腔といいます。そして，通常この胸膜腔には少量の胸膜液（漿液）が存在しています。ちなみに，この胸膜腔は常に陰圧に保たれていますが,このことは後で詳しく解説します。その一方,胸腔とは肋骨によって囲まれている空間を指します。ですから，胸腔のなかには肺はもちろんですが心臓や大

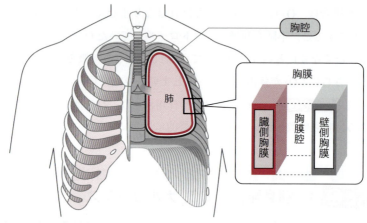

図5 胸腔と胸膜腔

動脈などがスッポリと収まっていることになります。ここで注意しないといけないのは，臨床現場では胸膜腔のことも「胸腔」と表現することが少なくないことです。胸腔ドレナージとか胸腔穿刺などがそうで，この場合，実は胸膜腔のことを指しています。よって，「胸腔」といっても前後の文脈からどちらの意味で使っているかを考える必要があります。日本人が橋と箸を使い分けているのと同じですね。

　ここで，本題の一つ胸水ですが，これは胸膜腔に通常の漿液の量を超えて水が溜まっている状態です。胸膜腔に水が溜まるのが胸水，量が多いとその影響で肺が押されてしぼんでしまいます。ただ，肺を包んでいる膜の中に水が溜まっているだけなので肺（ガス交換の場）の外の問題です。ですから，少量であれば当面の間は何もしなくても問題ないことがほとんどなのです（少量だと自覚症状もないのがほとんどです）。一方，肺水腫は肺胞の中に水が染み出てきて水が溜まる状態ですので，拡散障害となり呼吸不全の原因となります。先ほどの疾患別に考えるとうっ血性心不全などが当てはまります。この違いをよく混乱するひとがいるのでしっかり理解しましょう（図6）。

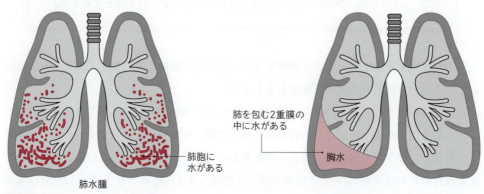

図6 肺水腫（左）と胸水（右）

症例を「理論的」に理解 ④

COPD患者の消費カロリー増と胸鎖乳突筋肥大

「そうそう，さっき病室を訪問したのですけど，COPDの方ってやっぱり痩せてますね．それに，胸鎖乳突筋も大きかったですよ．大学で習ったCOPDの典型的な所見ですね」

「どうしても横隔膜以外の呼吸筋に負担が掛かってしまうからね．そして，吐くのに苦労するから通常よりカロリー消費も増えるからね．COPDが進行していると，顕著に現れている患者もいるよね」

ここで特に理解してほしいのは，胸膜腔は常に陰圧に保たれているということです．そして，実は呼吸運動は肺自身が収縮・拡張する筋肉を有しているわけではなく，横隔膜などの呼吸筋が作り出す胸膜腔内の陰圧の変化を利用して，肺胞を膨らましているということです．小学生のときの理科の実験で習ったヘーリングの模型（図7）は，この呼吸の仕組みを説明したものだったのですね．

呼吸筋といえば横隔膜だけと思っている方もいるかもしれませんが，実は横隔膜だけではなく肋骨をつなぐ外肋間筋や首の周りにある胸鎖乳突筋・斜角筋（呼吸補助筋ともよばれます）などがあります．普段は主に横隔膜と外肋間筋の動きで呼吸をするのですが，深呼吸など大きく吸い込むときは，胸鎖乳突筋・斜角筋も使っています．こうすることで，胸郭（肋骨，胸椎，胸骨からなるカゴ状の骨格）がより広がり，胸膜腔の陰圧度合も増大するので，多くの肺胞が拡張でき深い呼吸を行うことができるのです（図8）．なお，強く吐く努力呼気では内肋間筋が収縮しています．

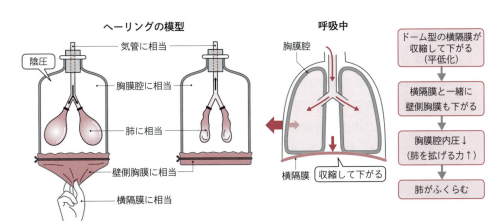

図7 ヘーリングの模型と呼吸のしくみ

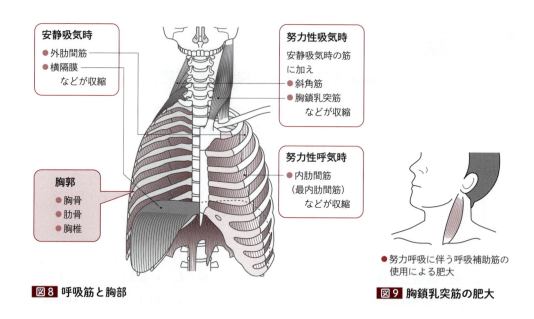

図8 呼吸筋と胸部

図9 胸鎖乳突筋の肥大

●努力呼吸に伴う呼吸補助筋の使用による肥大

　一方，COPD患者は上手く吐けなくて肺内の残気量が増え横隔膜と外肋間筋では十分に肺に空気を取り込むことができないため（ Memo❸ ▶ ），通常は深い呼吸のときにしか使用しない胸鎖乳突筋を使って，日常的に呼吸を行う患者もおり，外観でわかるほどに胸鎖乳突筋が発達している場合があります（図9）。

Memo❸　COPDは上手く吐けない

　COPDは，吸う（吸気）より吐く（呼気）のほうが難しくなります。呼気時に気管支が潰れてしまうのが原因です。吐けないわけですから，吸った外気が肺内に残ります。そうすると，胸郭は広がったままとなり横隔膜と外肋間筋は弛緩できませんので，次の十分な吸気を行うことができません（図7右の状態）。ただ，O_2は必要ですから吸気を行うために，この状態でさらに胸郭を広げる（胸膜腔を陰圧にする）必要があるので，深い呼吸のときにしか使わない胸鎖乳突筋を日常的に使用している方もいるのです。このような状態で日常を過ごしているのでCOPDの胸部X線像の所見が，肺過膨張，横隔膜平低化となるのもうなずけますよね。

ここで，もう一つ問題です。

問題2

次の疾患が引き起こす呼吸不全はⅠ型とⅡ型のどっち？

1) 重症筋無力症，　2) オピオイド鎮痛薬の副作用（呼吸抑制）

答え

　この二つは，①換気，②拡散，③運搬のどの部分が障害されて呼吸不全を引き起こしていると考えますか？　気道が閉塞しているわけではないので，①換気障害ではない感じですよね。②拡散障害とも異なる気がします。血流障害も生じていませんので③運搬障害も違う。ちょっとわかりにくいのですが，実はこの二つは気道に閉塞のない換気障害となります。重症筋無力症では，呼吸筋の収縮に障害が出ることがあります。その場合，胸膜腔の陰圧をうまく増大できないので肺胞が十分に膨らまず気道内の気体移動がスムーズに行えないことから低換気となります。一方，オピオイド鎮痛薬による呼吸抑制は呼吸筋に障害はありませんが，中枢からの指示が伝わりにくく十分な筋収縮が得られないので同様の機序で低換気となるのです。よって，二つの疾患が引き起こす呼吸不全は換気障害によって動脈血中の二酸化炭素が増大するⅡ型呼吸不全となります。

　最後に，なぜCOPD患者は痩せているか？　という疑問についてですが，呼吸運動は呼吸筋の収縮により行われているということを説明しました。ところで，吸う（吸気）と吐く（呼気）どちらが疲れるでしょうか？　すでに話したように吸気は呼吸筋の収縮ですが呼気はその逆で，呼吸筋の弛緩です。つまり，吸気時は筋肉の収縮なのでATPを消費しますが，呼気時は弛緩しているだけなのでエネルギー消費は極少量です。COPD患者は上手く吐けないので，呼気時にいつも以上にエネルギーを消費します。だから，通常よりエネルギー消費が高くなり，通常の1.2～1.5倍くらいのカロリーを消費するといわれています。他にも，COPDは肺が過膨張となり胃を圧迫することで食欲が低下する，食事時の呼吸の乱れや誤嚥などのために食欲が低下する，などの理由も痩せる原因となっています。

おわりに

　さて，これで解説は終わります。少しスッキリしましたか？　このような，基本的臨床医学的知識を理解してから病棟活動すると，薬学の知識をもっと患者治療に還元できると

思います。ここで紹介した内容は本当にごくごく一部ですが，病態生理を理論的に理解していると，単純な暗記を減らしながら臨床力を高めることができると思います。呼吸器では，血液ガス分析や人工呼吸器管理，胸部画像などもあります。良い書籍がたくさんありますのでこの先は自分で勉強してみてください。

BOOK TO THE FUTURE

(1) なっとく解剖生理学 3 ぐるぐる回る呼吸器（文光堂）五十嵐 雅（著）
  イラストを用いた講義形式で呼吸器の仕組みをわかりやすく解説していて読みやすい。

(2) 人工呼吸に活かす！ 呼吸生理がわかる，好きになる（羊土社）田中竜馬（著）
  呼吸生理のわかりやすい解説の流れを活かして，人工呼吸器の説明に繋げています。医師向けですので，初学者は所々で調べながら読み進めることになると思います。

(3) レジデントのためのやさしイイ呼吸器教室 第 2 版（日本医事新報社）長尾大志（著）
  解剖生理，画像，人工呼吸器，感染症，など，呼吸器を全体的に網羅し，表現もやさしいのですが，(2) と同様で所々で調べながら読み進めることになると思います。

(4) iMedicine 2 呼吸器（リブロ・サイエンス）東田俊彦（著）
  他書と比較して 1 ページ当たりの文字数は多いですが，呼吸生理のイメージをつかむうえでとても参考になります。

(5) 病気がみえる vol.4 呼吸器（メディックメディア）医療情報科学研究所（編）
  わからないときに調べる辞書的な存在として重宝します。

山田雅也

4. 内分泌内科

内分泌のしくみを理解する
── 甲状腺機能亢進症の病態から

独居の81歳，女性が突然の熱感，食欲不振，動悸の訴えにて救急搬送されてきた。バイタルは，体温：37.2℃，脈拍：130回/分，血圧：98/61mmHgであった。採血，画像所見などから感染症は示唆されなかった。他因子を検討中の担当医と研修医の会話に薬剤師も参加している。

病棟での会話

担当医「画像所見，採血結果，本人の主訴から感染症は示唆されないな。頻脈の因子として念のため測定した甲状腺機能の結果は？」

研修医「TSH-0.004，FT_3-3.3，FT_4-2.44と甲状腺機能が亢進しています」

薬剤師「…（TSHは何となく聞き覚えがあるけど，FT_3とFT_4って何？ 検査結果にHがついているので高いことはわかるけど何が違うんだろう）」

「やっぱり甲状腺機能の亢進があるか。取りあえず入院として，じっくり治療しよう。優先すべき薬物治療は…さてどうしようか」

「心拍数コントロールですね。私は高齢ですし，カルベジロール5mg/日程度から開始して様子をみようと思います」

「…（これはわかるぞ。やっぱり研修医だなあ。甲状腺機能亢進症には，チアマゾール，プロピルチオウラシルでしょう）」

「良い答えだね。カルベジロールは半減期も短いしね。他に必要な検査は何かわかるかい？」

「後は，TSH受容体抗体（TRAb），抗TPO抗体，抗Tg抗体，Tgですかね。突然の発症ですし，現在の甲状腺機能の亢進状態が濾胞破壊による可能性が高いとは思いますが各種抗体検査ははずせません。後は甲状腺エコーでしょうか」

「すばらしい解答だね。早速そのとおり検査を出してみよう」

「…（なんだ？ バセドウ病にはチアマゾール，プロピルチオウラシルじゃないの？ 呪文みたいな検査をざっと言ったぞ。そもそも濾胞って何？）」

後日の検査結果でTRAbは陰性，抗TPO抗体，抗Tg抗体は陽性，Tgは

110.2ng/mLと高値であった。甲状腺エコー結果は甲状腺の両葉の腫大が認められ，辺縁は不整だった。

「結果からは無痛性甲状腺炎が疑わしいな。恐らくベースには橋本病があるから今後甲状腺機能が低下していく恐れがある。注意深く観察していこう」

「わかりました」

「…（甲状腺機能が低下？　まったくわからない。いまの病態は亢進の話では？　検査といいまったくついていけない）」

そもそも甲状腺とは

　まずは甲状腺ホルモンと分泌調整機能を理解しましょう。甲状腺機能の各種検査を理解するための大前提として，甲状腺の生理学を知らなければなりません。甲状腺に限らず，内分泌系が難しく感じられた場合はその生理学を理解していないからです。紙面の都合上すべての内分泌系の解説はできませんが，本症例を通して甲状腺の生理学を学びその重要性をご理解いただけたらと思います。

　甲状腺ホルモンは名称のとおり，甲状腺から分泌されるホルモンです。その作用は，主に①エネルギー産生，②交感神経β受容体の感受性亢進，③タンパク質合成・成長，であり循環器系や代謝など全身に影響を及ぼします。その分泌調整機能を図1に示します。

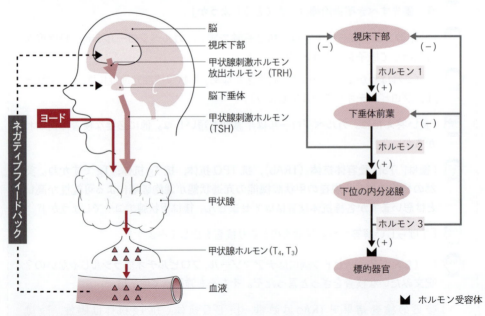

図1 分泌調整機能

視床下部→下垂体→標的器官の階層でコントロールされていますので，図1に示すような下位から上位へのフィードバックが主となります。内分泌系の分泌調整はこのように基本的にネガティブフィードバックにより調整されています。この概念の理解にあたっての注意点としては，ネガティブフィードバックという言葉どおりこの調整系をホルモン分泌抑制系として理解してしまわないことです。確かに下位分泌があれば上位に対し抑制系に働きますが，逆に分泌がなければ抑制系がない＝促進系として働く点に注意が必要です。

では甲状腺ホルモンの名称は？　といって何が思い浮かぶでしょうか。他のホルモン（例えば卵胞ホルモンはエストロゲン）と比べて思い浮かべにくいと思います。恐らくそれは，甲状腺ホルモンがT_4（サイロキシン），T_3（トリヨードサイロニン），rT_3（リバーストリヨードサイロニン）の3種類に分類されているためです。各々何が違うのでしょうか？　ホルモン作用の強さ，甲状腺からの分泌割合は表1のようになります。$T_4 \rightarrow T_3$ or rT_3という関係性で成り立っています。

甲状腺ホルモンは上記の分泌機能機構があるにもかかわらず，このようなややこしい代謝経路をもっています。これは他のホルモンではみられない特殊な調整機能です。それだけ甲状腺ホルモンは生体にとって重要な役割をしているといえます。

他に甲状腺ホルモンが他のホルモンと異なる最大の特徴は，その合成過程と分泌臓器である甲状腺の特殊な構造にあります。甲状腺は前頸部の甲状軟骨（男性でいう「のどぼとけ」）の少し下に位置します（図2）。甲状腺の組織を拡大すると，図3のように一つひとつ袋状の組織となっています。これは濾胞といい，中はサイログロブリン（Tg）とよばれる甲状腺ホルモンのもととなるタンパク質が満たされています。甲状腺ホルモン（T_3, T_4）はこのTgと，ヨウ素イオン（I^-）をもとに甲状腺ペルオキシダーゼ（TPO）という酵素の作用により産生されます（図4）。T_3とT_4の違いはヨード化されたサイログロブリンのチロシン残基の数です（T_3が3つ，T_4が4つ）。産生されたT_3, T_4は濾胞内にいったん貯蔵されてから分泌されます（　Memo❶ ▶ ）。

Memo❶ ▶　甲状腺ホルモンの貯蔵

甲状腺はなぜ濾胞というものまで形成してホルモンをプールしようとしたのでしょうか？　それは，甲状腺ホルモンの合成に必要なヨウ素は海産物や地下のメタンガス層などに含まれるため，内陸では欠乏しやすいからです。コロイド内には約2～3週間分の甲状腺ホルモンが貯蔵されています。

表1 甲状腺ホルモンの作用の強さと甲状腺からの分泌割合

	生理作用	分泌割合
T_3	強い生理作用をもつ	1.50%
rT_3	ほとんど生理作用をもたない	0.50%
T_4	T_3, rT_3 に代謝され作用をもつ	98%

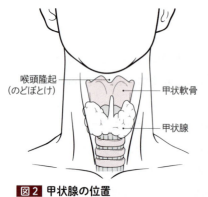

図2 甲状腺の位置

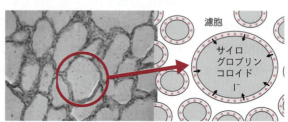

図3 濾胞

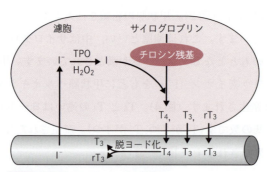

図4 甲状腺ホルモンの生成経路

　さて，ここまでの知識を踏まえて甲状腺疾患の病態の理解を深めていきましょう。甲状腺ホルモンが正常より高い状態を甲状腺中毒とよび，代表的な2つの病態があります。1つは「甲状腺機能亢進症」，もう1つは「破壊性甲状腺中毒症」です。甲状腺中毒という概念があること，甲状腺中毒＝甲状腺機能亢進症ではない点はしっかりと覚えましょう。この2つの病態は引き起こされる要因がまったく異なるので，当然薬物治療を含めた治療方針も異なります。まずは各々の病態を正確に把握することが大切です。では解説していきましょう。

❶ 甲状腺機能亢進症

(1) バセドウ病

　甲状腺刺激ホルモン（TSH）受容体に対する自己抗体である TSH 受容体抗体（TRAb）により引き起こされる自己免疫性疾患由来の甲状腺中毒です。TSH 受容体抗体というと，何となく TSH の効果を減弱させて，逆に甲状腺ホルモンの分泌を低下させてしまうような印象がありますが，違います。

　TSH 受容体抗体は TSH の代わりに受容体に結合して，持続的に甲状腺を刺激してしまいます。持続的な甲状腺刺激により T_4, T_3 は高値となりますので，ネガティブフィードバックにより TSH はもちろん低値となります。他に甲状腺に対する自己抗体として，抗 TPO 抗体，抗 Tg 抗体が産生されます。この抗体の解釈にも注意が必要です。

　抗 TPO，抗 Tg を文字どおり解釈すると，甲状腺ホルモンの合成に関与していた TPO, Tg に対する抗体ですので逆に甲状腺ホルモン分泌が低下するのでは，と混乱します。実はこの2つの抗体の作用はよくわかっていません。取りあえず確かなことは，甲状腺の自己免疫疾患では高い確率で陽性を示すということです。釈然としませんが，この解釈は非常に重要です。

　この3つの抗体，TRAb，抗 TPO 抗体，抗 Tg 抗体は甲状腺の自己免疫疾患スクリーニングにおいては3種の神器のような位置づけですのでぜひ覚えておきましょう。

(2) プランマー病

　良性の甲状腺腺腫（腫瘍）が自律的に甲状腺ホルモンを分泌し，甲状腺機能亢進症を来す疾患です（甲状腺内にできた腫瘍はすべて亢進症を来すイメージがありますがそうではありません。なので，このように特殊な病名がついています。解釈に注意が必要です）。

　甲状腺ホルモンは分泌され続けますのでもちろん T_3, T_4 は上昇し，TSH はネガティブフィードバックにより低下しています。バセドウ病と異なる点は，自己免疫疾患ではありませんので，各種抗体検査は陰性です。他の異なる点としては当たり前ですが，甲状腺内の結節（腫瘍）の存在です。これは主に画像所見（エコー）で確認できます。

❷ 破壊性甲状腺中毒症

亜急性甲状腺炎，無痛性甲状腺炎

　この2つの病態はある要因により甲状腺濾胞が破壊され，そこから漏れ出た甲状腺ホルモンにより一過性に引き起こされた甲状腺中毒です。一過性というところがポイントです。すでに説明したように，甲状腺ホルモンは濾胞を形成して甲状腺ホルモンを必要なときに即分泌できるようにプールしています。これが破壊されるわけですから，当然甲状腺ホルモンは大量に分泌されてしまいます。ですが，その後は一転して枯渇状態となり，正常な状態に戻るまでは逆に低下状態となる可能性もあります。

第1章　医師と話すための病態生理のキホン｜57

この2つの病態の違いですが，甲状腺濾胞破壊の要因によって病名が異なっています。亜急性甲状腺炎はウィルス感染（ウィルスは未同定），無痛性甲状腺炎は自己免疫疾患が要因とされています。自己免疫疾患といってピンときた方そのとおりです。甲状腺の自己免疫疾患の3種の神器のTRAb，抗TPO抗体，抗Tg抗体のうち，多くの場合，抗TPO抗体，抗Tg抗体が陽性となります。

　非常にややこしい話ですが，この2つの抗体が陽性となった場合にもう1つ重要な病態が隠されている可能性があります。それは，橋本病です。

　橋本病は，甲状腺機能「低下症」の原因として最も頻度の高い疾患です。自己免疫により，甲状腺細胞がアポトーシスすることで発症するとされます。

　混乱したかと思いますので整理しましょう。無痛性甲状腺炎は，自己免疫疾患である橋本病（主として甲状腺機能低下状態）の患者が免疫状態の増悪が要因で濾胞を破壊してしまうことにより，一時的に甲状腺機能亢進状態となる破壊性甲状腺中毒症です。亜急性甲状腺炎はウィルス感染が要因ですので，基礎疾患は関係なく誰にでも起きうる破壊性甲状腺中毒症です。

　さて，ここまで甲状腺機能亢進症と破壊性甲状腺中毒症の解説を行ってきましたが，それを踏まえて問題です。

問題1

各種病態の初期のTSHとT₄，T₃はどのようになっているでしょうか？
1) バセドウ病，2) プランマー病，3) 亜急性甲状腺炎，無痛性甲状腺炎

答え

　正解はどれも同じです。以降の各々分泌推移は前述のようにまったく異なるので注意が必要です。

症例を「理論的」に理解 ❶

TSH，FT₃，FT₄の関係性を理解する

「画像所見，採血結果，本人の主訴からは感染症は示唆されないな。頻脈の因子として念のため測定した甲状腺機能の結果は？」

「TSH-0.004，FT₃-3.3，FT₄-2.44 と甲状腺機能が亢進しています」

　この部分ですが，もうわかりますよね。甲状腺ホルモンであるT₃，T₄が高値，そのた

めに TSH にネガティブフィードバックがかかっている状態です。甲状腺中毒状態にあるといえます。T_3，T_4 の前の F ですが，これは Free（遊離型）の頭文字です。甲状腺ホルモンは血漿タンパク質と結合している結合型と遊離型が存在します。そのうちの遊離型のみが活性を示しますので一般的に甲状腺ホルモンの測定は，Free の T_3，T_4 つまり FT_3，FT_4 で行います。FT_3，FT_4 は多くの場合，同じように上下します。しかし，まれに低 T_3 症候群に代表されるように，片方が正常値でも一方が異常値となる場合がありその際の評価には注意が必要となります（Memo❷）。

Memo❷ 低 T_3 症候群（low T_3 syndrome）

重度の低栄養，腎不全，悪性腫瘍の末期などにおいて体力の消耗を小さくするために $T_4 → T_3$ への変換を抑制する生体の適応現象です。甲状腺ホルモン剤の投与はかえって症状を増悪させる可能性があり注意が必要です。

症例を「理論的」に理解❷ 拙速な抗甲状腺薬の投与は危険

「やっぱり甲状腺機能の亢進があるか。取りあえず入院として，じっくり治療しよう。まず優先すべき薬物治療は…さてどうしようか？」

「心拍数コントロールですね。私は高齢ですし，カルベジロール 5mg/日程度から開始して様子をみようかと思います」

採血結果からは甲状腺中毒が示唆されていますが，甲状腺機能亢進症か破壊性甲状腺中毒症かはまだ不明です。ここで，抗甲状腺薬（チアマゾール，プロピルチオウラシル），無機ヨード剤を投与したときに破壊性甲状腺中毒症であった際には図5に示すように甲状腺機能の異常な低下を引き起こす可能性があり非常に危険です（Memo❸）。

ここでは，まず現状のバイタルの安定化を優先し，心拍数コントロール目的での β 拮抗薬（カルベジロール）が開始となっています。薬剤師として医師とフォーカスを合わすのであれば，今後心拍数は病態によって高値のままか徐々に低下の可能性がありますので推移に注目すべきということがわかると思います。

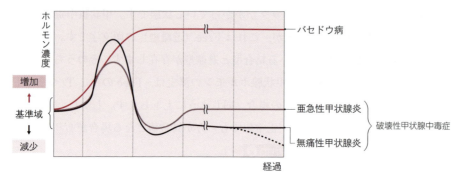

図5 甲状腺疾患におけるホルモンの分泌推移

Memo③ Wolff-Chaikoff効果

　本来は甲状腺ホルモンの合成に必要なヨウ素を急激に大量摂取すると，甲状腺ホルモン合成に必要な酵素のTPOの活性が低下してしまい，甲状腺ホルモンの合成が逆に抑制される反応を起こします。これをWolff-Chaikoff効果といいます。

　抗甲状腺ホルモン薬が何らかの理由で使用できない場合，急速に甲状腺ホルモンを下げなければいけない場合などにヨウ化カリウムなどの無機ヨード剤が使用されます。

症例を「理論的」に理解③

甲状腺機能亢進症か破壊性甲状腺中毒症か

「後は，TSH受容体抗体（TRAb），抗TPO抗体，抗Tg抗体，Tgですかね。突然の発症ですし，現在の甲状腺機能の亢進状態が濾胞破壊によるものの可能性が高いとは思いますが，各種抗体検査ははずせません。後は甲状腺エコーでしょうか」

　さていよいよ，甲状腺機能亢進症か破壊性甲状腺中毒症かの鑑別ですね。でました！　甲状腺の自己免疫疾患スクリーニングにおいての3種の神器，TRAb，抗TPO抗体，抗Tg抗体です。

　バセドウ病は自己免疫由来の疾患ですので，各種抗体検査（TRAb，抗TPO抗体，抗Tg抗体）

スクリーニング。破壊性甲状腺中毒症は濾胞破壊が主体ですので，濾胞内に多く貯蔵されているTgを測定すれば今回の甲状腺中毒がいずれの由来によるものかの判断材料となります。また，甲状腺エコーでの甲状腺の大きさ，血流量の測定も重要な判断材料となります（図6）。

症例を「理論的」に理解④ 無痛性甲状腺炎の基礎疾患として橋本病に注意

> 後日の検査結果でTRAbは陰性，抗TPO抗体，抗Tg抗体は陽性，Tgは110.2ng/mLと高値であった。甲状腺エコー結果は甲状腺の両葉の腫大が認められ，辺縁は不整だった。

「結果からは無痛性甲状腺炎が疑わしいな。恐らくベースには橋本病があるから今後甲状腺機能が低下していく恐れがある。注意深く観察していこう」

まずTRAbは陰性，甲状腺エコー結果から結節が認められないことから甲状腺中毒症のうち，甲状腺機能亢進症は否定的，Tgは高値のため，破壊性甲状腺中毒症と推測されます。破壊性甲状腺中毒症のうち，亜急性甲状腺炎もしくは無痛性甲状腺炎のいずれかということになりますがもうおわかりですね。甲状腺の自己免疫疾患スクリーニングにおいての3種の神器，TRAb，抗TPO抗体，抗Tg抗体のうち，抗TPO抗体，抗Tg抗体が

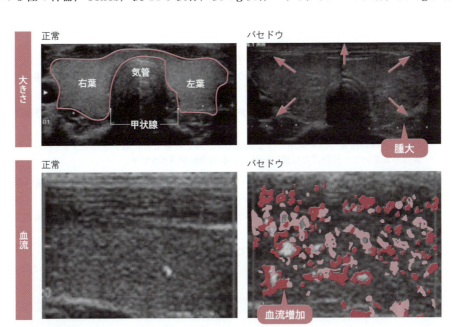

図6 甲状腺エコー

陽性を示していますので，無痛性甲状腺炎が最も疑わしいです。
　無痛性甲状腺炎は基礎疾患として甲状腺機能低下症である，橋本病を抱えている可能性がありますので，今後の甲状腺ホルモンの分泌能の変化およびそれによるバイタルの変動に注意していくことが重要となるわけです。

おわりに

　内分泌疾患はこのように分泌ホルモンの作用（主として生理反応），合成過程，調整機能を理解することにより，各種疾患がどの過程が障害されて引き起こされたものかわかるようになります。そうすると適切な薬物治療は何であり，その薬物を投与することにより，どのような生理反応が期待できるかわかりますので，バイタルなどに基づいた幅広い視野での薬物治療の評価が行えるようになるはずです。
　ここでは紙面の都合上，主として甲状機能中毒症しか解説できませんでしたが，ホルモンのなかでもその合成過程，分泌調整過程が複雑な甲状腺ホルモンを例に上げましたので他のホルモンを学習する際はもっと理解しやすくなると思います。

BOOK TO THE FUTURE

(1) 内分泌代謝疾患レジデントマニュアル 第3版（医学書院）吉岡成人，他（著）
内分泌に関する基礎知識から各疾患の診断過程まで専門的過ぎずにすべて網羅されていて幅広く活用できます。ポケットサイズなので臨床現場ですぐに調べたい場合，知識を再確認したい場合などでの使用に最適です。

(2) 実地医家のための甲状腺疾患診療の手引き（全日本病院出版会）伊藤公一（監）
プライマリケア医を対象としていますので，極端に専門過ぎず各疾患の診断から治療までの流れを学ぶことができます。

(3) レジデントのための糖尿病・代謝・内分泌内科ポケットブック（中山書店）野田光彦（監）
(1) と同様の位置づけで使用できる書籍です。同じ疾患でも記載アプローチが (1) とは異なりますので，分野ごとに使い分けるとより理解が深まります。

(4) 病気がみえる vol.3：糖尿病・代謝・内分泌（メディックメディア）医療情報科学研究所（編）
内分泌の機能・構造といった基礎知識の習得，内分泌疾患全体の流れをつかむのに最適です。辞書的な存在としても重宝します。

(5) iMedicine〈3〉内分泌・代謝（リブロ・サイエンス）東田俊彦（著）
(4) と同様の位置づけで重宝する書籍です。同じ項目でも解説のアプローチが異なるため，より理解が深まります。

梶原洋文

5. 膠原病科

膠原病を理解する
――不明熱の病態から

　肺炎治療の目的で4週間前に入院した72歳，女性。退院間近に数日の微熱が続いた後，38.5℃の発熱を生じた。尿，喀痰，血液培養，胸部X線画像，胸腹部CTも異常なく，結核PCRも陰性，肝機能・腎機能も正常で，発熱後1週間が経過したがまだ診断がつかなかった。悪性腫瘍は否定できており，薬剤熱についても病棟薬剤師がその可能性を否定していた。薬剤師が病棟のスタッフステーションで担当医と研修医の会話に参加している。

病棟での会話

担当医「感染症疑いで1週間診ているけど発熱の原因がわからない。いわゆる不明熱という状態だな。悪性腫瘍と薬剤熱は否定できているので，明日膠原病科に対診依頼するよ」

研修医「私も残る可能性は膠原病と考えていました。発熱は多くの膠原病の共通の所見ですし，原因不明の発熱から膠原病がみつかることも多いと習いました」

薬剤師「…（膠原病って不明熱ってことになるのかな？　イメージなかったな）」

「膠原病は全身性炎症性疾患で症状もいろいろでさまざまな部位に同時多発的に症状が生じるので診断が難しいという印象が強いです」

「…（全身性炎症性で同時多発的な症状が生じるとは？）」

「確かに膠原病は多彩な症状をもっているので，初発症状の治療が先行した後に膠原病と診断がつくこともあるよね。労作時呼吸困難を主訴として，原因不明の間質性肺炎で入院して来たのだけど，後から膠原病の診断がつく症例も珍しくないからね」

「…（間質性肺炎で入院してきて膠原病がみつかるってどういう診療の流れなのかな？）」

「膠原病科に対診依頼する前に，自己抗体検査のオーダーだけでも出しておきますか？」

「それもどうかな？ 以前，膠原病科の先生に症状を確認して検査しないと意味がないといわれたこともあるので止めておこう。すぐに，膠原病科に対診依頼の手続きに入るよ」

「…（自己抗体検査ってどういう意味かな？ わからないことだらけでこれまでの膠原病のイメージとまったく違うなぁ）」

膠原病の正しいイメージをつかもう

　薬剤師の膠原病に対する認識はかなり偏っていると思います。例えば，薬剤師が「一般人に対して膠原病を5分間で説明しなさい」といわれたとして，おそらく自己免疫疾患，関節リウマチ，全身性エリテマトーデス，メトトレキサート，インフリキシマブ，朝のこわばりなどの単語を用いた説明になると思いますし，関節リウマチの話題がほとんどということも少なくないと思います。一方，同じ質問を医師にすると，結合組織（ Memo❶ ），全身性疾患，皮膚症状，CRP，レイノー現象，自己抗体，リウマチ性疾患，発熱，間質性肺炎，指定難病などの単語を用いた説明になります。もちろん，他の疾患群でもある程度の差は両者に生じますが，膠原病ほど違いが際立つ領域は他にないのでは？と感じます。このことがまさに認識が「偏っている」と表現した理由です。これから膠原病における基本的臨床医学知識を学び，この偏りを修正していきましょう。

> **Memo❶　膠原病の名前の由来**
>
> 　膠原病という名前は，70年ほど前に米国の病理学者ポール・クレンペラーが結合組織中の膠原繊維にフィブリノイド変性という病変が生じていることを突き止めたことに由来しています。しかし，最近では結合組織の膠原繊維以外に病変が起こる疾患もあること，フィブリノイド変性は必ずしも膠原病だけのものではないということがわかってきました。そのため，欧米では結合組織（細胞と細胞を結び付ける組織）に病変が起こる疾患として「結合組織病」という名称が使われています。ただ，日本では現在も膠原病という名称が使用されています。

そもそも膠原病とは

　膠原病について薬剤師は大学でしっかり習わないので,知らないことも多いと思います。膠原病は以下の3つの条件にあてはまる疾患と位置づけられています(図1)。

①リウマチ性疾患(症状からみると)…関節痛,筋肉痛,こわばり,発熱,倦怠感などの症状がある。
②自己免疫疾患(病気の原因からみると)…免疫によって結合組織が障害を受ける。
③結合組織疾患(顕微鏡でみると)…全身の結合組織に炎症が起きている。

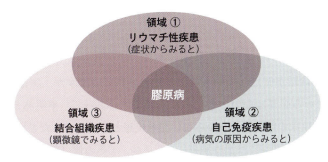

図1 膠原病の定義

さて,ここで問題です。

問題1

図1の領域①〜③に当てはまる膠原病以外の疾患は何？

答え

薬剤師はこのような切り口で病名を考えないので,少し難しいかもしれませんが答えは以下のとおりです。

領域①：変形性関節症,痛風,偽痛風
領域②：橋本病,バセドウ病,重症筋無力症,自己免疫性肝炎
領域③：神経線維腫症,結節性硬化症,マルファン症候群

領域①,②は思いついたかもしれませんが,③は難しいのでこの病名を知らなくても問題ありません。ここでは問題を考えながら膠原病のイメージをつかんでください。

症例を「理論的」に理解 ①

膠原病と不明熱

「感染症疑いで1週間診ているけど発熱の原因がわからない。いわゆる不明熱という状態だな。悪性腫瘍と薬剤熱は否定できているので，明日膠原病科に対診依頼するよ」

「私も残る可能性は膠原病と考えていました。発熱は多くの膠原病の共通の所見ですし，原因不明の発熱から膠原病がみつかることも多いと習いました」

不明熱は1961年に「①3週間以上発熱が続き，②何度か38.3℃以上となり，③1週間の入院精査でも診断が確定しないもの」と定義されていますが，実臨床では3週間や38.3℃などにこだわる必要はないと考えられています。よって，不明熱とは詳細な問診，身体診察，検査を行っても原因がわからない発熱疾患ととらえてください。また，不明熱の原因は，一般的に①感染症，②悪性腫瘍，③膠原病，④その他（薬剤熱，血腫・血栓など）とされており，そのなかでも膠原病は約20％を占めています。ですから，膠原病科以外の医師が膠原病を疑う症例としては，やはり不明熱が最も多いような印象があります。よって，発熱に対して診療している医師が自己抗体検査（後述）を実施した場合は「熱源を感染症だけでなく，膠原病まで広げて考えている」と理解できると医師との会話がスムーズに進みます。

症例を「理論的」に理解 ②

膠原病は全身性炎症性疾患で多彩な症状を同時に生じる

「膠原病は全身性炎症性疾患で症状もいろいろでさまざまな部位に同時多発的に症状が生じるので診断が難しいという印象が強いです」

まず最初に理解してほしいことは，膠原病は「全身にある結合組織に自己免疫異常が原因で慢性炎症が生じている疾患である」ということです。全身にある結合組織が病巣なのですから，体の至る部位に同時多発的に多彩な症状が発現するのも当たり前といえます（図2）。

このように全身性疾患であるために心臓病や腎臓病のように特定の臓器を連想させる疾患名をつけることも難しく，いくつもの疾患を含んだ総称として膠原病という表現を臨床では用いています。そして，膠原病は病態が解明されていない部分が多いため診断に有用

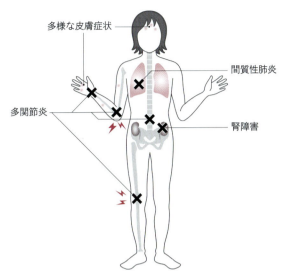

図2 多臓器障害（全身性慢性炎症疾患）

な検査方法の確立も十分ではありません。ですから，診断を進めていくうえで特徴的な症状と検査結果を用いて診断の「確からしさ」を確認していきます。このことは膠原病の概要を理解するうえでとても大切なので後ほど詳しく解説します。また，患者数の多い関節リウマチ以外の膠原病の多くは指定難病とされていることを知っておきましょう。

ここでもう一つ問題です。

問題2

図1において3つの円が重なる膠原病のエリアに当てはまる疾患は？

答え

ここも薬剤師には難しいところですよね。膠原病科に関わりをもたない薬剤師であれば，5つ答えられたら平均点以上でしょう。もし10以上答えられたらすごいと思います。なにか特別な研鑽を積んでいる薬剤師だと思われます。表1に代表的な膠原病名を示しましたが，正直なところ薬剤師にとっては馴染みのない病名が多くあります。この病名をすべて覚える必要はなく，見聞きしたときに「確か，膠原病だったよな」という程度で十分です。

症例を「理論的」に理解 ❸

各種膠原病の多彩な症状

「確かに膠原病は多彩な症状をもっているので，初発症状の治療が先行した後に膠原病と診断がつくこともあるよね。労作時呼吸困難を主訴として，原因不明の間質性肺炎で入院して来たのだけど，後から膠原病の診断がつく症例も珍しくないからね」

膠原病が多彩な症状を呈することは前述しましたが，**表2**にいくつかの膠原病のさまざまな臨床症状を示しています。この表からもわかるように，膠原病にはそれぞれの疾患に特徴的な症状があります。一方，発熱，皮膚症状，レイノー現象（ Memo❷ ），関節や筋肉の痛みとこわばり，乾燥症状，口内潰瘍，肺障害（肺線維症/間質性肺炎），腎障害など共通してみられる症状も多くあります。

間質性肺炎の項目をみてみましょう。頻度こそ異なりますがすべての疾患でその症状を確認できます。ですから，膠原病の患者が間質性肺炎を併発することは特別なことではないということです。例えば，関節リウマチ治療中の患者が呼吸苦を訴えた場合，薬剤師は

表1 膠原病に分類されている病名「 」内は別称

関節リウマチと類縁疾患	・関節リウマチ：RA（Rheumatoid Arthritis） ・悪性関節リウマチ：MRA（Malignant Rheumatoid Arthritis） ・成人 Still 病：ASD（Adult Still's Disease） ・リウマチ性多発筋痛症：PMR（Polymyalgia Rheumatica）
全身性自己免疫疾患	・全身性エリテマトーデス：SLE（Systemic Lupus Erythematosus） ・抗リン脂質抗体症候群：APS（Antiphospholipid Syndrome） ・シェーグレン症候群：SjS（Sjögren syndrome） ・強皮症：SSc（Systemic sclerosis） ・混合性結合組織病：MCTD（Mixed Connective Tissue Disease） ・多発性筋炎/皮膚筋炎：PM/DM（Polymyositis/Dermatomyositis）
血管炎症候群	・巨細胞性動脈炎：GCA（Giant Cell Arteritis）「側頭動脈炎：TA（temporal arteritis）」 ・結節性多発動脈炎：PN（Polyarteritis Nodosa） ・ANCA 関連血管炎（下記 3 疾患の総称） 　ウェゲナー肉芽腫症：WG（Wegener's Granulomatosis） 　顕微鏡的多発血管炎：MPA（Microscopic Polyangiitis） 　チャーグ・ストラウス症候群：CSS（Churg-Strauss Syndrome）「アレルギー性肉芽腫性血管炎：AGA（Allergic Granulomatous Angitis）」
脊椎関節炎	・強直性脊椎炎：AS（Ankylosing Spondylitis）

* ANCA：抗好中球細胞質抗体（anti-neutrophil cytoplasmic antibody）

表2 膠原病にみられる臨床症状

	関節リウマチ	全身性エリテマトーデス	強皮症	多発性筋炎・皮膚筋炎	シェーグレン症候群	混合性結合組織病	顕微鏡的多発血管炎
発熱	△	◎	△	○	○	○	◎
日光過敏症		◎		○		○	
蝶形紅斑		◎		○		◎	
ヘリオトロープ疹*				◎		○	
皮下結節	◎						

△：ときどきみられる

…みられる紫紅色の浮腫性紅斑

（橋本博史：綜合臨牀, 43：1068, 1994 より）

…下が引き起こした細菌性肺炎，あるいはメトトレキサートによ…します。しかし，医師は関節リウマチの症状としての間質性肺…います。医師にとっては膠原病患者に間質性肺炎が併発するこ…なのです。一方，そういう認識をもっている薬剤師は少ないと思…違い，会話にズレを生じさせチームメイトである医師に「この…ないな，良くわかっていないのかもな」のような印象を与えチー…少なくありません。共通言語である基本的臨床医学知識を習得…肺炎，薬剤性の間質性肺炎，関節リウマチ由来の間質性肺炎の可能性を共通の認識としたうえで薬剤師は自身の役割を果たすこともできますし，チーム医療に参加しながら症例からもチームメイトからもより多くの経験値や学びを得ることもできるのです。

Memo ❷　レイノー現象

　レイノー現象とは指が突然白色となりその後，紫色から赤色へと変色する現象です。寒さや冷たさ，時にはストレスに反応して発作的に起こるのが特徴です。指先や皮膚は寒くなれば血管は収縮し，暖かければ拡張するのが健康な状態です。また，指先や皮膚の血流は自律神経によっても調整されているので，交感神経が緊張すると血管は収縮し，副交感神経が緊張すると拡張します。膠原病患者にはこの反応が強く起こることがあります。レイノー現象が起こると，血管が強く収縮し血流が途絶えて皮膚が虚血となります（白色）。次いでチアノーゼ（紫色）となり，最後に収縮が解除され一気に血流が再開されると反応性の充血（赤色）が起こりやがてレイノー現象は消失します。

　もう少しだけ表2について触れておきます。症状が各種疾患においてどの程度の頻度で現れるか？　他のどのような疾患で同様の症状が観察できるか？　の2点が膠原病の診断を進めるうえで非常に重要になってきます。

　レイノー現象を例にあげて考えてみましょう。表2をみるとレイノー現象はすべての疾患に起こりえるようですね。最も確立が高いのは，◎（よくみられる）であるうえに診断基準にもレイノー症状が含まれている「混合性結合組織病」と考えられますが，その他の疾患の可能性も完全に否定はできません。つまり，混合性結合組織病にとってレイノー現象は感度は高いが特異度は低い症状ということになります。ただ，感度は高いのでレイノー現象がなければ混合性結合組織病は否定できるということになります。このように，さまざまな症状と次に解説する検査結果を組み合わせながら疑っている疾患の「確からしさ」の確率を上げながら病名を突き止めていきます。

症例を「理論的」に理解 ❹

診断に必要な自己抗体検査

「膠原病科に対診依頼する前に，自己抗体検査のオーダーだけでも出しておきますか？」

「それもどうかな？　以前，膠原病科の先生に症状を確認して検査しないと意味がないといわれたこともあるので止めておこう。すぐに，膠原病科に対診依頼の手続きに入るよ」

70

自己抗体

【細胞内成分に対する抗体】

●抗核抗体：ANA

検査名	関連疾患名
抗核抗体	抗核抗体が関連する膠原病すべて
抗2本鎖DNA抗体 抗Sm抗体	全身性エリテマトーデス
抗Scl-70抗体	強皮症（全身型）
抗セントロメア抗体	強皮症（限局型）
抗Jo-1抗体	多発性筋炎・皮膚筋炎
抗U1-RNP抗体	混合性結合組織病
抗SS-A抗体 抗SS-B抗体	シェーグレン症候群

●抗好中球細胞質抗体：ANCA

検査名	関連疾患名
PR3-ANCA（C-ANCA）	ウェゲナー肉芽腫症
MPO-ANCA（P-ANCA）	顕微鏡的多発血管炎 チャーグ・ストラウス症候群

【細胞外成分に対する抗体】

検査名	関連疾患名
抗CCP抗体	関節リウマチ
リウマトイド因子	

図3 自己抗体と関連疾患

ここからは，診断に必要な検査について考えてみましょう。なお，膠原病の検査は診断のためだけではなく，膠原病の活動性や治療経過，薬の副作用，異常のある臓器の存在とその度合い，さらに合併症の有無を調べるためにも重要ですが，今回は診断にフォーカスを当てて話を進めていきます。さて，ここまで解説したとおり膠原病は病態の解明が十分ではないのでそれだけで診断が確定できる決定的な検査はありません。そのため膠原病の診断は，症状と検査結果のなかから感度あるいは特異度が高い項目を組み合わせて作成されている診断基準に目の前の患者の病状を照らし合わせて行われます。

さて，膠原病においては各種自己抗体の有無とその量を測定する検査が病名を突き止めることに役立っています。自己免疫疾患では抗体が自身を非自己と判断し排除するように働きますがその抗体を自己抗体とよびます。また，自己抗体には多くの種類があり疾患に特異的な抗体もありますので診断に有用なのです。図3にその一部を示します。なかでも，細胞内成分である核に対する抗核抗体（anti-nuclear antibody；ANA）は，最もオーダ頻度の高い自己抗体検査です。そして，核の成分も複数ありますので抗核抗体は多くの種類が存在します。すなわち，抗核抗体は細胞の核と反応する自己抗体の総称なのです。診断の流れとしては，まず抗核抗体検査を実施して陽性であれば，他の検査結果や症状から総合的に疑わしい疾患を絞り込み，その疾患に関連したより詳しい抗核抗体の検査を行います。

また，核以外の細胞内成分として好中球の細胞質に対する抗好中球細胞質抗体（antineutrophil cytoplasmic antibody；ANCA）も血管炎の診断において重要な自己抗体です．ただ，抗核抗体と異なり，好中球細胞質抗体という検査項目は存在せず，次に示す2つの検査を行って血管炎の病名を突き止めて行きます．ウェゲナー肉芽腫症の診断には① PR3-ANCA（C-ANCA）が，顕微鏡的多発血管炎やチャーグ・ストラス症候群の診断には② MPO-ANCA（P-ANCA）がそれぞれ役立ちます．ちなみに，ANCA関連血管炎は薬剤（プロピルチオウラシル，チアマゾールなど）の副作用として誘発される場合もあります．その他，関節リウマチの診断に有効な抗CCP抗体やリウマトイド因子は細胞外成分に対する自己抗体に分類されます．

　一方，診断に有効な自己抗体がない膠原病もあります．しかし，それは有益な自己抗体を発見できていないととらえるのが自然です．関節リウマチの薬物療法がこの10年で大きく変化したように，膠原病の診断・治療の研究が今後も進むことを期待したいと思います．

おわりに

　さて，これで解説は終わります．「膠原病について5分間で説明しなさい」といわれたとして，いまどんなことが頭に浮かびますか？　読み始めたときと大きく変化しているのではないでしょうか？　さらに，詳しくなりたい方はBook to the Futureで紹介している書籍などを活用して自身で研鑽を積んでください．

BOOK TO THE FUTURE

（1）最新版 膠原病・リウマチがわかる本（法研）宮坂信之（著）
　　一般書ですが，専門書でイメージがつかめない部分はこの本を読んでから専門書を読み直しました．

（2）膠原病ハンドブック 第3版（全国膠原病友の会）（編）
　　患者向けの書籍ですが，膠原病全般の専門的な内容を比較的わかりやすくまとめています．

（3）初めの一歩は絵で学ぶ 免疫学（じほう）田中稔之（著）
　　免疫の基礎を学びなおすための良書だと思います．

（4）あなたも名医！外来で診るリウマチ・膠原病Q&A；日常診療をスキルアップ！（jmed44）（日本医事新報社）金城光代（編著）
　　非専門医向けにエキスパート医師が実践的なアドバイスをわかりやすく解説しているので，ある程度勉強してから読むと理解が深まると感じました．

（5）病気がみえる vol.6 免疫・膠原病・感染症（メディックメディア）医療情報科学研究所（編）
　　わからないときに調べる辞書的な存在として重宝します．

山田雅也

6. 腎・泌尿器科

腎臓のしくみを理解する
―― 結石による腎盂腎炎の病態から

特養入所中の80歳，女性。尿閉，39℃の発熱，食欲不振を主訴に外来を受診した。身体所見，血液検査・尿検査，胸部X線から尿路感染症が疑われた。同時に行った超音波検査で右腎盂の腫大を認めたため，急遽CT検査を行ったところ，右尿管に直径18mm大の結石および腎盂の拡大，また腎臓周囲に脂肪組織の炎症を認めた。すぐに泌尿器科に対診となり，DJカテーテルを挿入後，セフトリアキソン1回2g 1日2回で投与開始された。

病棟での会話

担当医:「昨日の夕方にDJカテーテルを留置した腎盂腎炎の患者さんの状態は落ち着きましたか？ カテーテル留置直後は一気に尿が出たけど，その後はちゃんと出ていますか？」

研修医:「ドレナージ後5時間で約400mLとまずまずだったのですが，その後4時間で約100mLと急激に尿量が減少し，Creaも1.55mg/dLから1.92mg/dLと上昇して血圧も収縮期血圧で90mmHg近くだったため循環器科に対診しました。心エコーをしてもらったら，LOS気味になっているとのことで，輸液を1時間で1,000mL負荷し，無事に尿が出るようになりました。その後は40mL/時で問題なく，今朝の血液検査ではCreaも1.9mg/dLから1.4mg/dL台に回復しています」

「さすが研修2年目だと，ちゃんと尿の出ない原因を考えて治療できているね。ところで熱のほうはどうだ？」

「熱は，まだ微熱が続いています。今朝は37℃台後半までは下がりました。患者さんは少しお腹がすいたとおっしゃっていますので，全身状態は改善傾向と考えます。起因菌ですが，グラム染色ではグラム陰性桿菌が多くなかにグラム陽性球菌も見受けられました。分腎尿で尿培を提出しています。状態は安定してきているので，このまま同じ抗菌薬と補液で押し切れそうです」

その後研修医の書いたカルテをチェックしてみると，以下のように記載されていた。

O) 意識：JCS Ⅱ-20，BP：95/63，HR：79，BT：38.8℃，SpO₂：97%，CVA tenderness 左（＋），CT：左U1に結石，φ18mm，左水腎（＋），

　　　　　　右 intact はやや小さい，S/O：腎盂腎炎
　　P）DJ カテーテル留置，セフトリアキソン 2g/ 日開始，尿量が少ないと看護師より連絡あり。約 20mL/ 時，血圧も収縮期血圧で 90 台と低く，感染性ショックか？　当直中の循環器科に対診，心エコーにて LOS（S/O）のため輸液負荷 1,000mL 開始

「…（DJ カテーテルって初めて聞いたなあ。循環器科にコンサルトしたら LOS 気味だったから輸液を負荷したとかなんとか言っていたなあ。尿量のことも言っていたけれど，そもそもいったいどのくらいが正常なのだろう）」

そもそも腎臓とは

　腎臓の主な働きは，①水・電解質のバランスの維持と調節，②酸・塩基平衡の調節，③タンパク質・核酸などの代謝産物の調節，④ホルモンの産生と分泌，の 4 つです。

　腎臓では，1 日あたり約 150L の血液を糸球体でろ過し（その 99％は再吸収される），不要なものを尿中に分泌します。尿生成のための最小機能単位はネフロンとよばれ，ヒトで左右腎臓にあわせて 200 万個存在しているといわれています。通常，尿は 1 日どの程度生成され排泄されるのでしょうか？　正常の尿量は，800 ～ 1,500mL/ 日ですが 1 日の尿量によって多尿・乏尿・無尿に分類されます。

　多尿：2,500mL/ 日以上，乏尿：400mL/ 日まで，無尿：100mL/ 日未満

　無尿といいますが，尿がまったく出ていないのではなくて 1 日 100mL 未満をいうのですね。尿量は，バイタルサインの一つに含まれるとおりとても大事な指標です。今回の症例の場合，左尿管 U1 部における結石（図 1）による尿路閉塞，ならびに LOS により尿量が減ったと主治医は判断しました。

たかが結石と侮るなかれ

　尿路結石（ Memo❶ ）による腎盂腎炎は緊急性の高い状態といえます。受診時にすでに敗血症（urosepsis）に陥っている場合も少なくありません。診断，治療が遅れるとショックや播種性血管内凝固症候群（disseminated intravascular coagulation；DIC）に陥る場合もあります[1]。なぜって，腎臓は血流の多い臓器だからです。心臓から拍出される血液の 25％は腎臓に血流しますので，腎臓から血液中に入った細菌は，全身に一気に播種されます。たかが結石といって侮らないようにしましょう。

　膀胱炎から腎盂腎炎に移行することもありますので，膀胱炎症状が認められれば飲水を促しできるだけ腎盂腎炎にならないよう指導することが大切です。

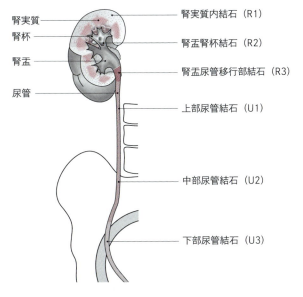

図1 腎臓の構造と腎尿管区分

> **Memo ① 結石の種類**
> 患者の生活背景をきちんと把握し，結石の種類，原因となる薬剤（**表1**）を確認しましょう。

表1 主な結石の成分と性質

主な結石の成分	シュウ酸カルシウム	リン酸マグネシウムアンモニウム	尿酸
頻度	約80％	約10％弱	約10％弱
原因となる尿の変化	酸性 高カルシウム尿 高シュウ酸尿	アルカリ性 —	酸性 高尿酸尿
原因となる薬剤	副腎皮質ステロイド 活性型ビタミンD_3製剤 カルシウム製剤	—	尿酸排泄促進薬 ループ利尿薬 サイアザイド系利尿薬
薬物による溶解療法	サイアザイド系利尿薬 クエン酸製剤 炭酸水素ナトリウム	結石除去が治療の基本	クエン酸製剤 炭酸水素ナトリウム 尿酸生成抑制薬

（医療情報科学研究所・編：病気が見える vol.8：腎・泌尿器，メディックメディア，2012より）

急性腎不全の概念を確認

1 急性腎不全

　急性腎不全とは，急激な腎機能の低下の結果，体液の恒常性を維持できなくなった状態をいいます。急性腎不全の分類には RIFLE 基準と AKIN 基準があり，2012 年には，Kidney Disease Improving Global Outcomes（KDIGO）がこれまでのエビデンスをまとめた急性腎障害（acute kidney injury；AKI）診療ガイドラインを発表し，さらに RIFLE 基準と AKIN 基準を統合した KDIGO 基準が提唱されました。

　急性腎障害（AKI）診療ガイドライン 2016 では，AKI の診断に際しては，KDIGO 基準（表 2）を用いて生命予後を予測することを提案しています。今回の症例では，この項目からも急性腎不全の状態であったことがわかります。

2 AKI は腎前性，腎性，腎後性に分けられる

　尿量が減少すると，急性腎不全を強く疑うわけですが，その原因は，①腎前性（腎血流量の低下），②腎性（腎実質の障害による），③腎後性（上部尿路の閉塞など），に分類されます。

　腎後性の場合，腎臓で尿がつくられてはいますがその先のどこかが閉塞することで尿量減少が起こります。よって，尿路が閉塞しているかどうか確認します。尿管が閉塞している場合は，腎盂の拡大が認められます。また膀胱内に尿がある場合は，尿道の閉塞（例えば前立腺肥大など）が原因で膀胱内に尿がみられます。場合によっては尿管から腎盂まで拡大している所見が見受けられます。

　腎前性の場合，血管内ボリュームがあるかないかを確認します。一番簡単な方法は，下大

表2 AKI 診断基準と重症度分類

定義	1. Δ Crea ≧ 0.3mg/dL（48 時間以内） 2. Crea の基礎値から 1.5 倍上昇（7 日以内） 3. 尿量 0.5mL/kg/ 時以下が 6 時間以上持続	
	Crea 基準	**尿量基準**
Stage1	Δ Crea > 0.3mg/dL or Crea　1.5 〜 1.9 倍上昇	0.5mL/kg/ 時未満 6 時間以上
Stage2	Crea　2.0 〜 2.9 倍上昇	0.5mL/kg/ 時未満 12 時間以上
Stage3	Crea　3.0 倍上昇 or Crea > 4.0mg/dL までの上昇 or 腎代替療法開始	0.3mL/kg/ 時未満 24 時間以上 or 12 時間以上の無尿

注）定義 1 〜 3 の一つを満たせば AKI と診断する。Crea と尿量による重症度分類では重症度の高いほうを採用する。

〔AKI（急性腎障害）診療ガイドライン作成委員会・編：急性腎障害（AKI）診療ガイドライン 2016 より〕

静脈径（inferior vena cava；IVC）が張っている（虚脱）か張っていないかをみます．もし，虚脱していれば腎前性の可能性が高くなります．

　腎性は，腎前性と腎後性が否定できた場合に考慮されます．正式には腎前性，腎性を鑑別するには，本来ナトリウム排泄分画（FENa）を計算します．しかし，実際FENaだけで区別がつかないことがあるので，臨床症状を加味しながら判断されます．

　一部を除き腎不全では，補液，尿路閉塞の解除や原疾患に対する治療などにより多くの場合，腎機能の早期の回復が期待できます．一方で，原因に対する治療を行わなければ自然回復は期待できず，慢性腎不全（chronic kidney disease；CKD）となります．すなわち，急性腎不全では原因の除去が治療目標の中心となるわけです．今回の症例では，腎後性の急性腎不全であり，原因となる尿路閉塞を解除するための処置（＝カテーテル留置）が行われたわけです．

　今回使用したDJカテーテルとは，ダブルジェイ（double-J）カテーテルのことです．泌尿器科で使用する留置カテーテルで，両端が丸く円を描くようになっています．一般的に尿管鏡を用いて，腎盂から尿管を通して膀胱まで一本留置することにより尿の通り路を確保します（図2）．

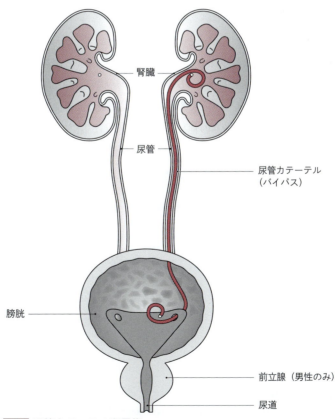

図2 尿管カテーテル留置術

腎盂腎炎

腎盂腎炎は，尿路の逆行性感染により惹起される有熱性尿路感染症です。集合管から腎実質に組織破壊が波及することにより腎杯の炎症，壊死，変性がみられ，血流感染を合併しやすい特徴をもちます。発熱，全身倦怠感などの全身症状と患側のCVA叩打痛といった局所症状が認められ，同時に悪心，嘔吐などの消化器症状を認めることも多くあります。尿検査で，膿尿や細菌尿が認められ血液検査ではWBC増多，核の左方偏移，CRPやプロカルシトニン上昇，血沈亢進などの炎症所見がみられます[2]。基礎疾患の有無により，急性単純性腎盂腎炎（基礎疾患無）と，複雑腎盂腎炎（基礎疾患有）に分類されます。治療法の大きな違いは，単純性では抗菌薬の投与，水分摂取による治療を行うのに対し，複雑性においては尿路の基礎疾患（尿路結石，腫瘍など）の除去が優先されます。

今回の症例では，尿路結石という基礎疾患が背景にあることから，複雑性腎盂腎炎であるといえます。症状として発熱，悪心，CVA叩打痛を認め，血液検査でWBC，CRPの上昇，尿検査で膿尿，細菌尿が認められることから疾患自体は容易に疑うことができます。また，高齢であることからも，初期段階にて尿路感染が強く疑われます。

CVA叩打痛

腎盂腎炎や水腎症などの患者の背中を叩くと，激痛を訴えることがあります。これをCVA（cost vertebral angle：肋骨脊柱角）叩打痛とよび，特徴的な症状の一つです。疼痛の部位を特定することで鑑別する疾患は限られています。尿管結石に腎盂腎炎などを併発した際の疼痛は，①尿管の結石が存在する場所で感じる痛みの他に，②尿管を結石が閉塞させることで腎盂内圧が上昇し，腎臓の被膜を伸展させたり尿が溢流することによる激しい痛みがあります。よって，下腹部の痛み（tenderness）と，背中（CVA）の痛みの2カ所の痛みを訴えることになります（図3）。

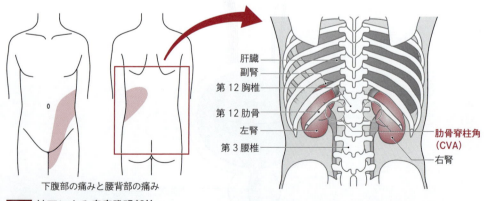

図3 結石による疼痛発現部位

〔荒川 孝：新しい診断と治療のABC，52（別冊）：175-181，2007/医療情報科学研究所・編：病気が見えるvol.8：腎・泌尿器，メディックメディア，2012より〕

分腎尿からどちらの腎臓に起因するかがわかる

　左右の尿管からの尿を直接採取することにより，より正確な情報が得られます。腎臓は2個あることから，採尿で得られた尿からはどちらの腎臓に起因するものなのか正確な判断が困難です。そこで，カテーテル先端を腎盂に留置することで腎盂から排出された尿を回収することができます。このように片方の腎臓からのみ採取した尿を分腎尿といいます。今回の症例でも，カテーテル留置の際にそのカテーテルから排出された尿，すなわち分腎尿を採取し培養に提出しました。

症例を「理論的」に理解 ❶ 結石による尿路閉塞から腎盂腎炎発症を疑い抗菌薬を投与

乏尿 20mL/時，CVA tenderness 左（+），CT：左 U1 に結石，φ 18mm，左水腎（+），右 intact はやや小さい，S/O 腎盂腎炎

　病棟では日頃から患者が乏尿の状態（20〜30mL/時を下回る）であれば医師に報告するよう看護師に指示が出されます。今回の症例では，入院後一時，尿量が4時間で100mLと非常に少量となっていますので乏尿の状態といえます。それに対して血行動態の安定と腎保護を目的とし輸液投与が行われました。心エコーを行い，慢性心不全の可能性が低いことを確認してから輸液が行われています。

　水腎症は，尿路狭窄などの尿路通過障害のため，尿流が妨げられ逆流した尿の圧力により腎盂・腎杯が尿で拡張している状態です。今回の症例でも，超音波検査，CT検査により水腎症が認められました（図4）。併せて尿路に結石も認められたことから，結石による尿路閉塞から腎盂腎炎が発症した可能性が疑われ抗菌薬の投与が開始されました。

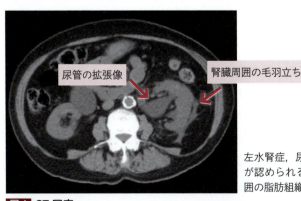

左水腎症，尿管の拡張，左腎周脂肪組織の毛羽立ちが認められる。白く毛羽立った像が見られ，腎臓周囲の脂肪組織に炎症が及んでいることが示唆される。

図4 CT写真

症例を「理論的」に理解 ❷

LOS で腎血流量が低下すると乏尿に

「心エコーをしてもらったら，LOS 気味になっているとのことで，輸液を 1 時間で 1,000mL 負荷し，無事に尿が出るようになりました」

血圧の低下に伴い，腎血流量が減少すると乏尿になります．人体は血流が維持されなくなったとき中心に血液を集めようとするため，抹消の循環は悪くなり腸や腎臓の血流が減ってしまい尿量が減少するのです．これは，何かの原因で心拍出量の低下が起こった場合にみられます．今回の症例では，心エコーで IVC が虚脱していたこと，また左室収縮能は正常であったため，低拍出症候群（low output syndrome；LOS）気味，つまり血管内ボリュームの低下による腎血流量の低下も考えられたため，輸液が行われその結果尿流出が改善したわけです．

LOS の基準として，①収縮期血圧 85mmHg 以下，②四肢の冷感，チアノーゼ，意識障害などの末梢循環不全，②心係数 2.2L/分/m^2 以下，④左室拡張終期圧の上昇などがあります．

問題です．

問題 1

今回の症例では入院時に Crea 1.92mg/dL と急激な上昇を認めました．今回はセフトリアキソンを使用していますが，セフォチアムなど腎排泄型の抗菌薬を使用していた際にはすぐに減量すべきでしょうか？

答え

まず，急激な Crea の上昇から急性腎不全の状態であることは容易に推察されます．また，結石に起因した腎後性の腎不全であることがわかりました．LOS であることに気付き，輸液負荷をして尿量が戻ったので問題がなかったわけですが，尿量が戻らなかった場合には腎後性腎不全だけではない可能性もあり，腎機能障害を考慮し腎排泄型の薬剤の場合は減量の必要もありました．

今回，抗菌薬の選択ではどうして腎排泄の寄与が低いセフトリアキソンが選択されたのかがわかりましたね．どちらに転んでもよいように主治医はセフトリアキソンを選択したのです．

実は今回の患者は DIC 診断基準を満たす状態で入院となりました．もしセ

フォチアムが投与されていた場合，腎機能を気にして薬剤師が抗菌薬の減量を提案しても，主治医は「抗菌薬は常用量でよい」と答えたでしょう。「カテーテル留置し，尿管の閉塞を解除した」ため，医師は尿の流出が再開され，排膿，ならびに尿毒も今後排泄されることが予想できるからです。

　薬剤師はとかく薬の減量に神経質になりがちで「Crea値の上昇＝急性腎不全⇒薬剤の減量」と方程式のようについつい思い浮かべてしまいがちです。もちろん薬剤師にとって，腎機能に合わせた投与量の調整は非常に大切なことです。本症例では閉塞解除後3日後にはCrea値は平常値に改善しました。原因がどこにあるのかを考え，今後の推移を予測することも重要でしょう。

おわりに

　薬剤師は，例えば今回のように結石であれば，治療薬や予防など薬理的な知識はもっていますが，臨床の場において実際にどのように患者を診察・観察しているのか，どのような会話がなされているのかわからないことが多いように感じます。薬剤以外に視線を向けて患者の状態をとらえることでより良い服薬指導となることを日々心がけていきたいものです。

BOOK TO THE FUTURE

（1）初学者から専門医までの腎臓学入門（東京医学社）日本腎臓学会編集委員会（編）
　泌尿器科，特に腎臓について勉強する教科書として最初に読んでください。

（2）病気が見える vol.8：腎・泌尿器（メディックメディア）医療情報科学研究所（編）
　図が豊富で，視覚的に理解できます。コメディカル向けの本書は非常にわかりやすく解説されており置いておきたい一冊です。

（3）腎臓病薬物療法専門・認定薬剤師テキスト（じほう）平田純生，他（監）
　薬剤師は，薬剤の使用方法を理解しておくことが大切です。病態・生理に関しては上記2冊で勉強し，加えて腎疾患を伴った薬物療法を理解していくためにお勧めの1冊です。

太田翔一

【引用文献】
1）宮澤克人，他：泌尿器ケア，20（12）：1268-1303, 2015
2）二木芳人，他・監：薬学生・薬剤師レジデントのための感染症学・抗菌薬治療テキスト．じほう，2015

【参考文献】
・日本腎臓学会編集委員会・編：初学者から専門医までの腎臓学入門．東京医学社，2005
・平田純生・監：腎臓病薬物療法 専門・認定薬剤師テキスト．じほう，2013
・太田　凡・編：整形外科・泌尿器科の専門科医に聞きたいこと；救急での判断と適切な対応．レジデントノート，11（9），2009
・吉田　修・監：日常診療のための泌尿器科診断学．インターメディカ，2002

7. 精神神経科

脳のしくみを理解する
―― 統合失調症の病態から

大学に通う21歳，男性。夜中に大声で「壁の中に誰かがいる」，「狙われている」と言って暴れだし，救急搬送されてきた。現病歴は特になし。入院が必要と認められ，医療保護入院となった。薬剤師がスタッフステーションで担当医と研修医の会話に参加している。

病棟での会話

担当医「以前にも，『誰かに見られている』と怯えることがあったらしい。支離滅裂な言葉を発しながら激しく興奮していて医療保護入院にせざるを得なかったよ」

薬剤師「…（支離滅裂な言葉？　医療保護入院って，いったいどういう入院なの？）」

研修医「幻覚や妄想にとらわれている統合失調症の急性期症状にみえますね」

「幻覚や興奮は統合失調症の症状だけど，病名はまだわからないよ。いまのところは急性精神病性障害としておこう」

「…（統合失調症の急性期症状？　病名がまだわからないってどういうこと？）」

「統合失調症は，通常思春期ないし青年期早期に発症しますね。幻覚・妄想といった陽性症状だけでなく，感情鈍麻や自閉傾向といった陰性症状もあったのでしょうか？」

「うん，ちょっと前までは引きこもりだったらしい。家族の話だと"言葉のサラダ"もだ。急性期には思考伝播や被害妄想，作為体験もよくみられるよ」

「う〜ん，まとまりのない発語も認めていたから統合失調症にみえるけど，診断は難しいということですね？」

「そうだよ，統合失調症の症状が認められても病期が短い時点では診断はつけられないからね」

「…（統合失調症の急性期？　陰性症状？　言葉のサラダ？　幻覚・妄想は何となくわかるけど，思考伝播？　作為体験？　まったくわからんなぁ〜）」

そもそも精神疾患とは

　症例を理解する前に，まず精神疾患にはどんなものがあるのか知っておきましょう。

　精神疾患は，WHOが定めた死因や疾患の分類である国際疾病分類第10版（ICD-10）の第5章「精神および行動の障害」において，11のカテゴリーに大別されそのなかでさらに多くの疾患タイプが細分化されています（表1）。

　統合失調症は精神科のなかでも患者数が多く100人に1人が発症する疾患で，社会に出ようとする若い年代での発症が多くみられます。その症状は大きく陽性症状，陰性症状，認知機能障害の3つに分けることができます（表2）。これらの症状の現れ方は人によってさまざまで，自分や他人を傷つけるなど，社会的機能が障害され，対人関係や仕事，学業など，社会的活動が順調にできなくなり社会的機能に大きな障害を与え，「生きづらさ」を感じるようになります。"言葉のサラダ"（ Memo❶ ▶ ）は，統合失調症に特徴的な症状です。現在，統合失調症は薬剤や精神科リハビリテーションなどの治療によって回復が期待できるようになっています。

　統合失調症はその原因や病気のしくみも単一のものではないと考えられていますが，それでも一般的な意味では「脳の病気」といえます。では，統合失調症をより理解するために脳科学の点からみてみましょう。

表1 ICD-10 大分類一覧における精神疾患の分類

分　類	例
症状性を含む器質性精神障害	アルツハイマー病の認知症，せん妄など
精神作用物質使用による精神および行動の障害	アルコール，薬物依存など
統合失調症，統合失調型障害および妄想性障害	統合失調症（急性一過性精神病性障害）など
気分（感情）障害	うつ病エピソード，双極性感情障害（躁うつ病）など
神経症性障害，ストレス関連障害および身体表現性障害	不安障害，強迫性障害など
生理的障害および身体的要因に関連した行動症候群	摂食障害，睡眠障害など
成人の人格および行動の障害	人格障害，性同一性障害など
知的障害（精神遅滞）	知的障害（精神遅滞）など
心理的発達の障害	発達障害など
小児＜児童＞期および青年期に通常発症する行動および情緒の障害	多動性障害，行為障害など
詳細不明の精神障害	―

第1章　医師と話すための病態生理のキホン | 83

表2 統合失調症の症状

陽性症状	**幻覚**…実際にはないものが，あるように感じる 　　幻聴（命令する声や悪口が聞こえる），幻視，幻味，幻触，幻臭，体感幻覚（体に 　　何か埋まっているように感じる） **妄想**…間違った考えが浮かび，それを変えることができない 　　被害妄想（他人が自分に嫌がらせをしている） 　　関係妄想（テレビの出演者が自分に命令してくる） 　　注察妄想（周囲から監視されている） 　　被毒妄想（毒を盛られている） 　　追跡妄想（警察が自分を尾行している） 　　誇大妄想（自分には世界を動かす力がある） **考想化声**…考えていることが声となって聞こえてくる **考想伝播**…自分の考えが世界中に知れわたっていると感じる **思考伝播（さとられ体験）**…自分の考えが人に伝わっているなどと感じる **作為体験（させられ体験）**…自分でやっているのに，誰かにやらされていると感じる **解体した会話・行動**
陰性症状	感情の平板化（感情鈍麻） 思考・会話の貧困 意欲の低下 自閉（社会的引きこもり） 抑うつ症状
認知機能障害	知能・記憶力の低下 注意・集中力の低下 判断力の低下

Memo❶　言葉のサラダ

　構成された言葉の間に関連がなく，無関係で断片的な単語の羅列に過ぎないような文章をしゃべったり，書いたりする現象。思考と言語の関連が失われた状態とも考えられます。統合失調症に特徴的といわれています。

脳科学の進歩で脳の働きがだんだんと理解されてきている

　ヒトの脳はおおきく，大脳・間脳・中脳・小脳・延髄に分けられます（**図1**）。延髄と橋は，脊髄からの知覚の情報と小脳や大脳からの運動の情報を中継しています。中脳は，視覚や聴覚の情報が脳に伝わっていくときの中継と調整の役を担っています。一方，小脳は運動機能の調整をしています。

　視床下部は自律神経系と脳内のホルモン系を支配しています。視床はからだの隅々から

大脳に至る知覚神経の中継点にあり，ある種の情報の調整が行われていると考えられています。

　大脳はさらに，大脳皮質とその下の大脳辺縁系に分かれています。大脳皮質は知覚・記憶・言語・判断・認知などの高度な精神活動を担当しています。大脳辺縁系は情動や本能などの働きに重要な部位です。大脳皮質はさらに前頭葉・頭頂葉・側頭葉・後頭葉に分類されます（図2）。

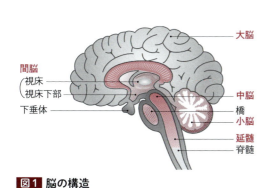

図1 脳の構造

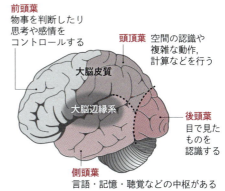

図2 大脳の構造

　統合失調症では大脳皮質や大脳辺縁系あるいは視床などの機能が，さまざまなかたちで障害されているのではないかと考えられています。

　脳の構造をさらに細かくみていきましょう。脳の基本単位であるニューロンとよばれる神経細胞は情報を伝達するために特殊化した細胞で，この神経細胞同士が複雑な連絡網をつくって神経回路網を形成します。この回路網のなかで情報の伝達や処理が行われ，最終的にはわれわれの思考や行動として表されると考えられます（図3）。

　神経細胞は樹状突起とよばれる神経情報の受け手にあたる部分と，細胞核を含む細胞体，および神経情報を伝える軸索とに分かれています。神経細胞の軸索は，狭い間隙を挟んで次の神経細胞との間にシナプスとよばれる構造を形成しています。このシナプスを介して

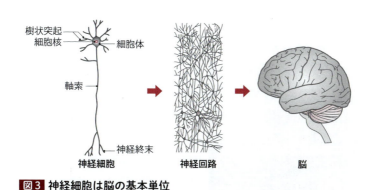

図3 神経細胞は脳の基本単位

次の神経細胞へ情報の伝達がなされています（図4）。

　神経細胞が電気的に活性化されると，パルス状の電気活動は軸索に沿って伝わっていきます。このパルスが神経の末端まで来ると，神経伝達物質とよばれる化学物質が放出され，次の神経細胞の樹状突起や細胞体上にある受容体に作用します。脳に働く多くの薬剤は，主にここの神経伝達物質による情報伝達の段階に働くことが知られています。

　神経伝達物質の種類は，少なく見積もっても数十種類存在すると推定され，統合失調症で注目されているのはこのうちのドーパミンとよばれる神経伝達物質です。

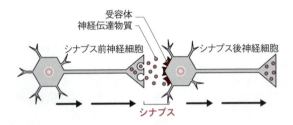

図4 シナプスにおける神経伝達

画像診断技術の進歩が脳疾患の診断にとても役立っている

　脳画像研究によって，統合失調症にみられるさまざまな変化も明らかになってきました。いままでのところ多くの研究者の間で一致している意見としては，対照群に比べ脳室（脳の中心にあって脳脊髄液という液体で満ちている空間）が拡大していること，前頭葉や側頭葉が小さいこと，大脳辺縁系の海馬や扁桃体とよばれる部分が特に左側で小さいことなどです（ただし，画像をみて診断ができるほど大きく違うということはありません）。

　またfMRIの画像から，幻聴を聴いているときの脳は聴覚野に血流が増えて活性化することが明らかになっています。脳の画像検査（表3）を行えば，統合失調症に特徴的な変化が現われているか確認でき，似た症状が現われる別の病気と区別することもできます。

表3 脳の画像検査の種類

脳の形態異常がわかる検査	CT（コンピュータ断層撮影）
	MRI（磁気共鳴画像）
脳の機能異常がわかる検査	SPECT（単一光子放射断層撮影）
	PET（陽電子放射断層撮影）
	fMRI（機能的磁気共鳴画像）
	NIRS（光ポトグラフィー検査）

統合失調症の原因解明は仮説段階

1 ドーパミン仮説

　抗精神病薬が開発され，これが神経伝達物質であるドーパミンの受容体を阻害することがわかりました（特にD2受容体）。このことから，逆に統合失調症ではドーパミンの機能が亢進していると推測されこれを統合失調症のドーパミン仮説といいます。

　ドーパミンには4つの経路があり（図5），統合失調症の病態に関連しているのは，中脳辺縁系あるいは中脳皮質系とよばれる経路です。中脳辺縁系は，幻覚や妄想に関連していると考えられています。

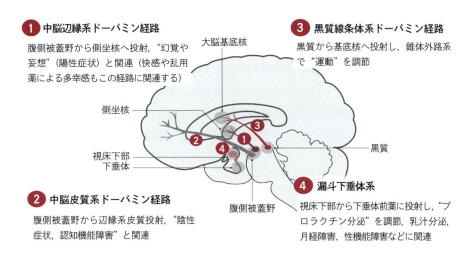

1 中脳辺縁系ドーパミン経路
腹側被蓋野から側坐核へ投射，"幻覚や妄想"（陽性症状）と関連（快感や乱用薬による多幸感もこの経路に関連する）

2 中脳皮質系ドーパミン経路
腹側被蓋野から辺縁系皮質投射，"陰性症状，認知機能障害"と関連

3 黒質線条体系ドーパミン経路
黒質から基底核へ投射し，錐体外路系で"運動"を調節

4 漏斗下垂体系
視床下部から下垂体前葉に投射し，"プロラクチン分泌"を調節，乳汁分泌，月経障害，性機能障害などに関連

図5 脳の4つのドーパミン経路

（丹羽真一・編：やさしい統合失調症の自己管理，医薬ジャーナル社，2013より）

　一方，中脳皮質系は，陰性症状（感情の平板化，会話の貧困，意欲の低下）などに関係しているといわれています。

　黒質線条体系は，パーキンソン病の病変部位です。従来からの抗精神病薬はドーパミン経路のすべてに働いてしまうため，黒質線条体の遮断によってパーキンソン病様の症状が副作用として現れやすかったのです。

2 グルタミン酸仮説

　脳内の神経伝達物質の機能障害という点では，NMDA受容体を介したグルタミン酸とよばれる神経伝達物質の機能低下が統合失調症の原因ではないかというのがグルタミン酸仮説です。ドーパミン仮説が主に統合失調症の陽性症状を説明するのに対し，このグルタミン酸仮説は統合失調症の陽性症状と陰性症状の両方を説明できるのが特徴です。

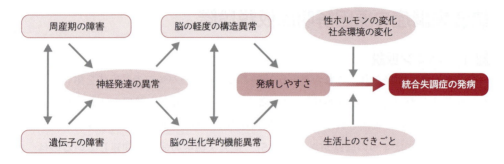

図6 統合失調症の病因仮説

3 神経発達障害仮説

では，統合失調症はどのような仕組みで発症するのでしょうか。統合失調症の発症過程を説明するものとして神経発達障害仮説があります。この仮説では，神経発達の障害により統合失調症のなりやすさ（発症脆弱性）が形成され，思春期以降さまざまな心理的社会的なストレスを受けると統合失調症が初めて発症すると考えます。つまり，統合失調症は一つの単純な要因により発症するものではなさそうです（図6）。

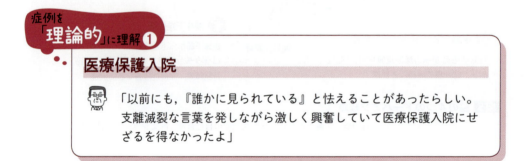

症例を「理論的」に理解❶

医療保護入院

「以前にも，『誰かに見られている』と怯えることがあったらしい。支離滅裂な言葉を発しながら激しく興奮していて医療保護入院にせざるを得なかったよ」

病状的な問題で患者本人に入院治療契約を交わすだけの理解力，同意能力がない場合に限って，家族などの保護者・扶養義務者の同意によって成立する入院を医療保護入院といいます。これは，場合によっては患者の自由意志に反して強制的に入院治療を受けさせることになるために，法律によって定められた精神保健指定医が診断しなくてはいけないことになっています。精神保健福祉法による入院形態には，その他に，任意入院，応急入院，措置入院があります。

症例を「理論的」に理解 ❷ 統合失調症に似た症状の身体疾患に注意

「幻覚や妄想にとらわれている統合失調症の急性期症状にみえますね」

「幻覚や興奮は統合失調症の症状だけど，病名はまだわからないよ。いまのところは急性精神病性障害としておこう」

　薬物の作用や脳の病気，外傷などで統合失調症に似た精神症状が現われることがありますが，これらの病気は明らかに治療方針が異なるので区別することが重要です（**表4**）。

　また，精神疾患でも統合失調症とうつ病や双極性障害などの気分障害は，症状や発生要因に共通する部分があり，医師によって異なった病名に診断される場合もあります。統合失調症と気分障害の関連性については，まだそれほどわかっていません。その他にも同じような症状がみられる精神疾患があります（**表5**）。「治療方針を決めるうえで診断名は重要なのでは？」と疑問に思う人もいるかもしれませんが，同じ治療薬が使われることもあります（**Memo ❷** ）。

表4 統合失調症と区別が必要な身体的疾患

病　名	症　状	診断方法
薬物の副作用・依存症	薬の作用によって，幻覚・妄想が起こる 薬への渇望，離脱症状などが起こる	本人や家族などからの薬物摂取歴の聞き取り
側頭葉てんかん	脳に異常な電気活動が発生して，意識障害，自動症（意識がないのに歩いたりしゃべったりする）が起きる。幻覚・妄想，うつ状態もよくみられる	病歴の聞き取りと脳波検査
ウイルス性脳炎	単純ヘルペスウイルスなど，何らかのウイルスによって脳に炎症が起き，意識障害，錯乱状態，けいれん，幻覚などが起きる	発熱の有無，神経学的徴候，脳波検査，脳脊髄液検査など
多発性硬化症	脳や脊髄などの神経細胞に病変が起こり，運動麻痺，視力障害，疲労など多彩な症状が現れる	脳画像検査（MRIなど），脳脊髄液検査
ハンチントン舞踏病	脳の線条体という部分の神経細胞が変性する遺伝病で，踊っているかのような不随意運動（自分の意識とは無関係に体が動く）や知能低下，うつ状態，幻覚・妄想などの精神症状が現れる	両親のどちらかが同じ病気 遺伝子診断で確定
脳腫瘍や脳血管障害	腫瘍や血流の障害によって脳の一部が機能しなくなり，知覚症状，運動症状，認知機能障害などが現れる	脳画像検査（CT，MRIなど），神経学的徴候

（功刀　浩：図解やさしくわかる統合失調症．ナツメ社，2012 より）

表5 統合失調症に似た症状の精神疾患

病　名	似ている点	違う点
双極性障害	興奮したり，攻撃的になったりする誇大妄想をもつことがある	病相（症状が現われる時期）が終わると，ほぼ正常な機能レベルに戻ることが多い
うつ病	抑うつ，活動性低下，不眠・過眠がみられる 妄想をもつことがある	解体した言動はみられない 幻聴や奇異な妄想は少ない
統合失調感情障害	抑うつ，幻覚・妄想，解体症状をあわせもつ	病相と寛解期が交代することがある 幻覚・妄想より気分障害が目立つ時期がある
短期精神病性障害	幻覚・妄想，解体症状などが現われる	急激に症状が始まり，短期間に消失する
知的障害	知的能力の障害（ただし，すべての統合失調症にみられるわけではない）	発症前から知的能力の障害があり，これまでに正常の知能にまで達したことがない

（功刀 浩：図解やさしくわかる統合失調症．ナツメ社，2012 より）

Memo❷ 抗精神病薬と併用する治療薬

抗精神病薬と併用する薬には，睡眠薬，抗不安薬，気分安定薬，抗うつ薬，抗パーキンソン薬があります（図7）。それぞれの薬の効果や副作用について知っておきましょう。

症例を「理論的」に理解❸

統合失調症の診断

「う〜ん，まとまりのない発語も認めていたから統合失調症にみえるけど，診断は難しいということですね？」

「そうだよ，統合失調症の症状が認められても病期が短い時点では診断はつけられないからね」

　日本の精神科診療の現場では，「ICD-10」と米国精神医学会が定める「DSM-5」（精神障害の診断と統計マニュアル）の診断基準（表6）をベースに診断が行われています。
　統合失調症の急性期の症状は心因反応によっても生じるため，症状が1カ月継続するこ

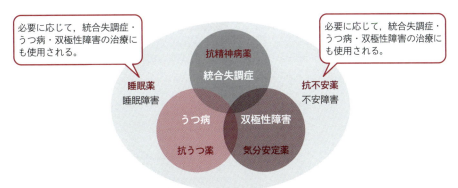

図7 精神疾患スペクトラム概念

表6 統合失調症の診断基準（DSM-5）

A	A. 以下のうち2つ以上，各々が1カ月間（または治療が成功した際はより短い期間）ほとんどいつも存在する。これらのうち少なくとも1つは（1）か（2）か（3）である。 （1）妄想 （2）幻覚 （3）解体した会話（例：頻繁な脱線または滅裂） （4）ひどくまとまりのない，または緊張病性の行動 （5）陰性症状（情動表出の減少，意欲欠如）
B	仕事，対人関係，自己管理などの面で1つ以上の機能のレベルが病前に獲得していた水準より著しく低下している。
C	障害の持続的な徴候が少なくとも6カ月間存在する。 Aを満たす各症状は1カ月以上
D	統合失調感情障害や気分障害ではない。
E	物質（例：乱用薬物，医薬品）または他の医学的疾患の生理学的作用によるものではない。
F	自閉スペクトラム症や小児期発症のコミュニケーション症の病歴があれば，統合失調症の追加診断は，顕著な幻覚や妄想が，その他の統合失調症の診断の必須症状に加え，少なくとも1カ月存在する場合にのみ与えられる。

A〜Fをすべて満たすとき

（日本精神神経学会・監：DSM-5 精神疾患の診断・統計マニュアル．医学書院．2014より）

とが確認できるまでは急性精神病性障害や統合失調症様障害とし，統合失調症の診断は保留にしておきます。

統合失調症では一定期間の進行期を過ぎると，症状，特に陽性症状は比較的安定してきます。良い状態で日常生活が送れるようになってくると，長期間薬を服用し続けることへの不安や，「飲まなくても大丈夫なのでは」という考えも生まれます。服薬を中断してもすぐに症状が現われることはあまりないですが，再発することが多く，また自殺や自殺企図にも注意が必要です。

しかし，発症から30年後の経過は10年後より良好であることもはっきりしており，統合失調症は年齢とともに回復する病気といえます（図8）。

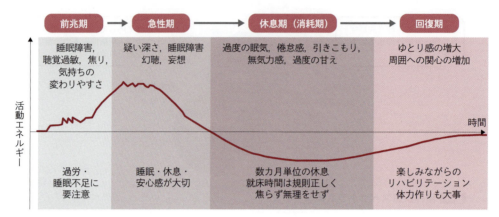

図8 統合失調症の経過と症状
（全国精神障害者家族会連合会：統合失調症を知る心理教育テキスト当事者版　あせらず・のんびり・ゆっくりと．2004 より）

おわりに

　これで解説は終わります。いかがでしたか？　統合失調症は，2002 年までは"精神分裂病"とよばれていました。統合失調症患者は，病気そのものの症状による苦しみの他に生活の障害・会話や行動の障害・感情の障害・意欲の障害などの障害を抱えています。患者自身が病気であるという認識ができない場合もあります。さらに，薬の副作用や世間の軋轢という苦しみを抱えていることもあります。これらの苦しみを理解して患者に接することがとても大事です。

　今回は統合失調症の症例を取り上げましたが，統合失調症以外の精神疾患についてもぜひ学んでみてください。

BOOK TO THE FUTURE

（1）図解やさしくわかる統合失調症（ナツメ社）功力　浩（著）
　　題名のとおりやさしく解説してあり，支援者・当事者にもわかりやすく書かれています。
（2）やさしい統合失調症の自己管理（医薬ジャーナル社）丹羽真一（編）
　　患者さんのために書かれたものですが，基本的なことがまとめられていて医療従事者が読んでもためになります。
（3）みんなの精神医学用語辞典（弘文堂）松下正明（著）
　　精神医学で用いられる言葉が誰でも理解できるようわかりやすく書かれています。
（4）精神科研修ハンドブック（海馬書房）長尾卓夫（監）
　　精神科で出会う疾患と治療（主に薬物療法）がコンパクトにまとめられています。

辻本千代美

8. 脳神経外科・内科

脳神経のしくみを理解する
―― 患者の自覚症状から

35歳，女性。2カ月前から眼の奥や額に重く鈍い痛みを感じるようになり，市販の痛み止めを使用するようになった。最近斜め前から来る人によくぶつかったり，赤信号で停止しているとクラクションを鳴らされ，見上げたら信号が青になっていたなどおかしなことが続くため，眼に異常があるのではないかと思い眼科を受診。医師は検査の結果，下垂体腫瘍を疑い，当院神経内科へ精査目的で紹介となった。病棟業務をしている薬剤師が，担当医と研修医の会話に参加している。

病棟での会話

担当医「この患者について追加の問診は何をする？」

研修医「眼科からの情報では，視野異常のパターンが両耳側半盲なので，下垂体の病変を一番に疑います」

薬剤師「…（両耳側半盲ってなんだろう？ 下垂体の病変とどう関係しているんだろう？）」

「ですので，生理が止まっていたかとか乳汁分泌がなかったかについて問診します。あと，念のため例えばドグマチールなどの薬を内服してなかったか質問します」

「それは，何を疑って？」

「下垂体におそらくできているであろう腺腫（腫瘍）がプロラクチノーマであることを疑ってです。そのため，プロラクチン産生を促す薬を飲んでいないかチェックは必要だと思います。なぜなら，もし薬剤性なら下垂体腺腫の原因は別のものの可能性が出てくるからです」

「なるほど。生理の有無でプロラクチノーマを疑うセンスはいいぞ。プロラクチンの値はいくらだった？ プロラクチン以外の検査は血液検査以外で何がある？」

「プロラクチンは175ng/mLでした。また，頭痛の原因の鑑別診断の意味も含め，下垂体の状態をみるために，頭部X線をとるか手っ取り早くCTやMRIのほうが情報も多くてよいかと思います」

「…（それで，さっきこの患者さんの持参薬で乳汁分泌の副作用の可能性がある薬はないかって問い合わせがあったのか）」

結果，まず入院当日にCTをとることとなった。画像を見ながら…

「このくらい腺腫が大きいと，周囲の組織を圧迫して神経の局所症状が出るんだけど，具体的にはどんな神経に影響が出るかわかるか？」

「視野欠損以外の症状ですよね。それなら，眼筋の動きが麻痺するので動眼神経や滑車神経，また外転神経がやられると思います」

「…（下垂体の付近に何の神経があるか知らないから，会話についていけない。一度脳神経の勉強をちゃんとしなきゃ）」

そもそも下垂体とは

　はじめに，この症例を理解するために今回のポイントである下垂体の位置をみてみましょう。下垂体は眉間の奥，頭蓋骨のほぼ中心にあり脳にぶら下がった臓器のように描かれています。しかし，実際は頭蓋骨の中心にある小さなくぼみであるトルコ鞍の中に収まっています（図1）。下垂体のすぐ上には，視神経の交叉部があり左右には海綿静脈洞，そのなかには内頸動脈や眼球を動かす神経などが走っています[1]。

　そのため，下垂体が腺腫（腫瘍）（図2）になると徐々にトルコ鞍の骨を圧排していって，下垂体周辺の神経を圧迫していきます（図3）。視神経の場合は，視交叉を下側から押される形になります。視神経は図4のように左右の神経が視交叉で一部交わっているため視神経の一部が圧迫されると両耳側半盲になります[2]。

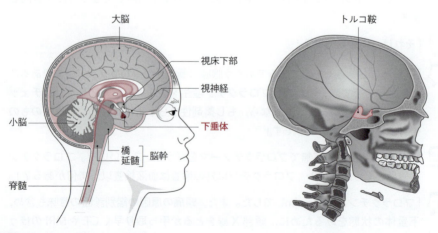

図1 下垂体の位置とトルコ鞍

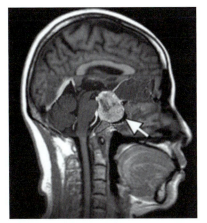

図2 下垂体腺腫（腫瘍）（当院提供）

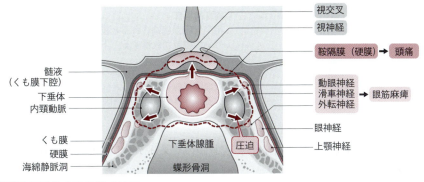

図3 下垂体を取り巻く神経

（医療情報科学研究所・編：病気がみえる vol.7 脳・神経. pp212-255, メディックメディア, 2011 より）

症例を「理論的」に理解 ①

プロラクチンは乳汁生産を促進

「ですので，生理が止まっていたかとか乳汁分泌がなかったかについて問診します。あと，念のため例えばドグマチールなどの薬を内服してなかったか質問します」

「それは，何を疑って？」

「下垂体におそらくできているであろう腺腫（腫瘍）がプロラクチノーマであることを疑ってです」

「なるほど。生理の有無でプロラクチノーマを疑うセンスはいいぞ。プロラクチンの値はいくらだった？　またプロラクチン以外の検査は？」

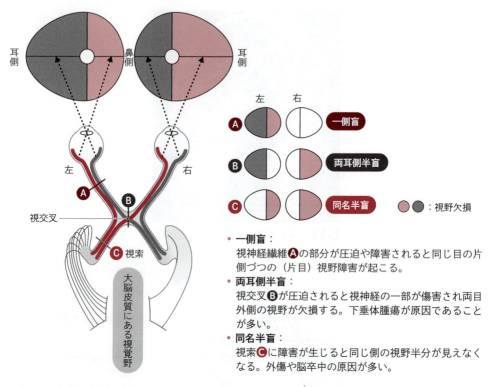

図4 視覚経路と視野欠損

- 一側盲：
視神経繊維Aの部分が圧迫や障害されると同じ目の片側づつの（片目）視野障害が起こる。
- 両耳側半盲：
視交叉Bが圧迫されると視神経の一部が傷害され両目外側の視野が欠損する。下垂体腫瘍が原因であることが多い。
- 同名半盲：
視索Cに障害が生じると同じ側の視野半分が見えなくなる。外傷や脳卒中の原因が多い。

（稲富昭太，他・編：眼科学．金芳堂，1991 より）

「プロラクチンは175ng/mLでした。また，頭痛の原因の鑑別診断の意味も含め，下垂体の状態をみるために，頭部X線をとるか，手っ取り早くCTやMRIのほうが情報も多くてよいかと思います」

　プロラクチンは乳汁生産を促進するホルモンです。一方で，卵巣での排卵を抑制する働きがあり，その結果生理が止まってしまう場合があります。プロラクチンの基準値は，妊娠していない女性で3〜30ng/mL，妊娠中で10〜209ng/mL，閉経後の女性では2〜20ng/mLとされています。今回の症例の場合，175ng/mLと高値だったため高プロラクチン血症とわかります。このような高プロラクチン血症を起こし，乳汁分泌になる原因は，今回の症例のようなプロラクチン産生下垂体腺腫（腫瘍）の他に，薬剤性，腎不全，橋本病などもありますので注意が必要です。
　ここで下垂体ホルモンの復習を簡単にしておきましょう。下垂体から分泌されるホルモンを図5に示します。下垂体は前葉と後葉とよばれる部分からホルモンを分泌し，分泌される場所によって前葉ホルモンと後葉ホルモンに分類されます。下垂体腺腫（腫瘍）は

一般的に前葉の細胞の一部が腫瘍化したものです。下垂体腺腫（腫瘍）は、ホルモンを分泌するホルモン産生腺腫（腫瘍）とホルモンを分泌しない非機能性腺腫（腫瘍）に大きく分けられます。ホルモン産生腺腫（腫瘍）は、成長ホルモン産生下垂体腺腫（腫瘍）（先端巨大症・巨人症）、プロラクチン産生下垂体腺腫（腫瘍）（プロラクチノーマ）、副腎皮質刺激ホルモン産生下垂体腺腫（腫瘍）（クッシング病）、甲状腺刺激ホルモン産生下垂体腺腫（腫瘍）、性腺刺激ホルモン産生下垂体腺腫（腫瘍）に分類されます。

今回は、プロラクチン産生下垂体腺腫（腫瘍）（プロラクチノーマ）を疑いました。これは組織学的には良性の腺腫（腫瘍）で、一般的には他の部位に転移したりすることはありません。しかし、非常に稀ですが（約0.1％）ほかの脳組織や臓器に転移するものも報告されており、これは下垂体がんとよばれています。プロラクチノーマを放置すると不妊症の原因や骨粗鬆症の原因となります。ほかのホルモン産生で起こる疾患に関しては紙面の都合上今回触れませんので教科書などでしっかり理解を深めてください。

プロラクチノーマの治療には手術療法と薬物治療があります。ただし、視力障害のある人（視野欠損）や薬物治療が無効な人には手術療法が第一選択です。薬物治療に関してはカベルゴリン（カバサール®）やテルグリド（テルロン®）が有用です。今回の症例では主治医の判断により薬物治療を開始後、視神経も圧迫されており視野欠損の恐れがあるため手術適応となりました。このときの手術名は、Hardy手術といいます。鼻から鼻腔の奥にある骨に小さな穴をあけその奥の脳を覆う硬膜を切開すると下垂体腺腫（腫瘍）が出てくるのでこれを切除する方法です（図6）。名前は覚えましょう。

薬物治療が効きやすい腺腫（腫瘍）の場合には4～5年きちんと内服治療すれば治癒率は高いですが、中途半端に内服しても治癒しません。これらの薬剤にはプロラクチン値を下げる作用だけでなく、プロラクチノーマを小さくする作用もあります。また、これらの

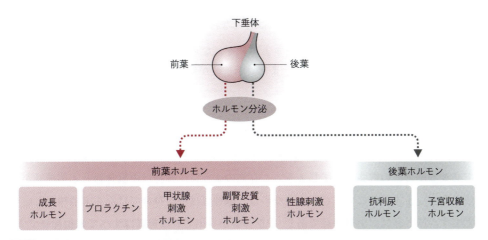

図5 下垂体から分泌されるホルモン

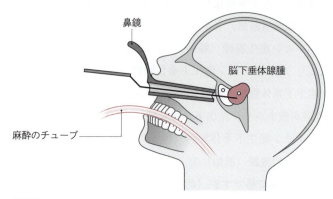

図6 Hardy 手術

　薬剤を長期間服用すると腺腫（腫瘍）は線維化といって硬く縮まります。このため，薬剤を長期間内服した後では腺腫（腫瘍）が硬くなり手術療法を行うことは難しくなります。
　プロラクチノーマが縮小するときに腺腫（腫瘍）内に出血を起こすことがあります。ひどい場合には出血によって腺腫（腫瘍）の大きさが一時的に急激に大きくなる「下垂体卒中」によって急激な視力障害や急激なホルモン分泌不全を起こすこともあり，最悪の場合失明することもあります。これらは腺腫（腫瘍）が比較的大きいときに起こりやすいことから，一度はCTやMRIによる下垂体の検査を行っておくのが無難です。

症例を「理論的」に理解② 脳神経の名称と役割を覚えよう

「このくらい腺腫が大きいと，周囲の組織を圧迫して神経の局所症状が出るんだけど，具体的にはどんな神経に影響が出るかわかるか？」

「視野欠損以外の症状ですよね。それなら，眼筋の動きが麻痺するので動眼神経や滑車神経，また外転神経がやられると思います」

　下垂体はトルコ鞍を介してその両側には動眼神経・滑車神経・外転神経などの脳神経が存在します（図3）。今回の症例で脳神経のことが出てきたので，基本的臨床医学知識として必要な脳神経の勉強をしましょう。ご存知のように，神経は中枢神経と末梢神経から構成されています。ここで注意が必要なのは，脳神経は中枢神経ではなく末梢神経ということです。脳と脊髄が中枢神経であり，中枢神経から出ている神経はすべて末梢神経です。脳という言葉にひかれて脳神経を中枢神経と勘違いしないでください。

脳に出入りする脳神経は左右12対あり，主に，頭部や顔面，頸部を支配しています。脳神経は頭側から順番に番号が付けられ，多くの場合その神経が支配する器官の名称でよばれます。その名称とどこから出ているか役割は必ず覚えましょう[3]（図7，表1）。

補足として，神経内科の病棟では次のような症例によく出会うことがありますので理解

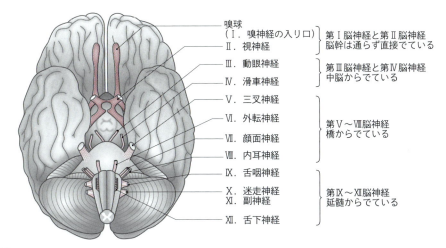

図7 脳神経場所と名称

表1 脳神経12対の覚え方

		嗅いで見て，動き滑らす叉の外，顔と耳に，舌を走らす服（副）の下
Ⅰ	嗅神経	嗅覚
Ⅱ	視神経	視覚動眼神経…眼球運動，縮瞳，まぶたを開く
Ⅲ	動眼神経	眼球運動と上眼瞼挙筋，副交感神経で対光反射や縮瞳などを担う
Ⅳ	滑車神経	上斜筋を支配（眼球運動）
Ⅴ	三叉神経	顔面の知覚，咀嚼
Ⅵ	外転神経	外直筋を支配（眼球運動）
Ⅶ	顔面神経	表情筋，舌の前2/3の味覚，涙腺・唾液腺，まぶたを閉じる
Ⅷ	内耳神経	聴覚，平衡感覚
Ⅸ	舌咽神経	舌の後1/3の味覚，咀嚼と嚥下
Ⅹ	迷走神経	咀嚼と嚥下，副交感神経支配
Ⅺ	副神経	僧帽筋・胸鎖乳突筋を支配
Ⅻ	舌下神経	舌の動き

しておきましょう。

症例を「理論的」に理解❸　脳神経と筋肉の動き

神経内科の回診時に，患者の下腿の筋肉の一部がピクピクと素早く変な動きをしているのをみて研修医が担当医に質問します。

「先生，このような変な筋肉の動きを見たことがないのですが，これって何ですか？」

「知らないのか？　本当に。じゃあ，線維束性収縮っていう言葉は知っているか？」

「はい，国家試験の勉強でときどき出てくるので」

「そのときちゃんと調べなかったのか？」

「はあ，文章を読んで理解しようと思ったのですが実際どんなものか見たことがなかったので理解できていませんでした」

「…（線維束性収縮っていう言葉ははじめて聞いたな）」

　線維束性収縮は，脳神経内科では当たり前のことですが外来診療などを一緒に行っていないと言葉は知っているけれども症状として知らないことがあります。

　「下腿の筋肉の一部がピクピクと素早く変な動きをしている症状」は，ここでは研修医も薬剤師もみたことがありませんでした。ただ，研修医は症状は知らなくとも「線維束性収縮」という言葉は知っていました。薬剤師はどうでしょうか？　知っている人もいると思いますが，習うことはなかったと思います。

　線維束性収縮はピクピクとひきつるような筋肉の収縮で，肉眼で観察されます[4]。筋肉が神経による支配をされなくなる，つまり下位運動ニューロンの障害で出現します。舌，顎，上腕，などにみられやすくハンマーで軽く叩打することにより誘発します。

　線維束性収縮を理解するうえで上位・下位運動ニューロンの障害の理解が必要です[5]。図8に示したように，運動指令を伝えるために大脳皮質から脊髄の前角細胞や脳幹の脳神経核まで軸索を伸ばし，シナプスを形成する中枢神経を上位運動ニューロンといいます。一方で，シナプスで上位運動ニューロンから運動の命令を受けてその信号を手や足などに伝える末梢神経を下位運動ニューロンとよびます。

　上位運動ニューロンの障害があると，錐体路徴候とよばれる症状，すなわち痙性，筋力低下，深部腱反射の亢進，バビンスキー反射（ Memo❶ ）が現れます。一方，下位運動ニューロンの障害があると，上位運動ニューロンからの興奮の司令を受けても筋肉が

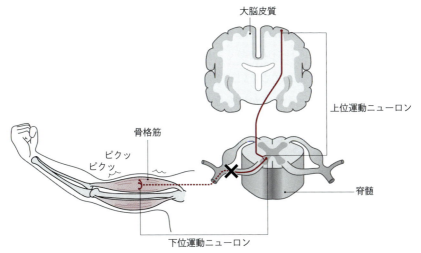

図8 線維束性収縮

動きません[6]。これを弛緩性麻痺といいます。同じように下位運動ニューロンは問題なくても，筋肉自体に異常がある場合も筋肉は動きません。つまり，筋肉が動かない場合に考えるのは下位運動ニューロンの異常か，筋肉自体の異常ということになります。ではこの2つはどのように鑑別すればよいのでしょう。そこで出てくるのが線維束性収縮です。これは，下位運動ニューロン自体に問題があり，筋肉は正常の場合に起こる現象です。病棟で患者をよく観察するようになると，例えば舌にこの線維束性収縮をみつけることもしばしば経験します[7]。

Memo❶ 深部腱反射とバビンスキー反射

深部腱反射

太い骨格節につながる腱を筋が弛緩した状態で軽く伸ばしてハンマーで叩くと，一瞬出遅れて不随意に収縮する反射。

バビンスキー反射

脊髄の神経経路の反射の一つで，病的反射の一つ。足の裏を軽くこする検査でわかる反射。

おわりに

　ここでは，脳神経内科領域でも薬剤師の疑問であろうという疾患を中心に取り上げました。ただしまだまだ脳神経内科領域は多くの疾患を勉強しなければなりません。

　代表的な疾患として①頭痛，②めまい，③脳卒中，④認知症，⑤てんかん，⑥パーキンソン病をあげてみましたが，そのほかにも難病を含めて何種類もあります。ほかの項でも紹介していますので確認してください。

　薬剤師に足りないものはたくさんありますが，いま一番必要なのは患者自身を観察する経験です。みなさんも本書を機会にして患者をしっかり観察する習慣をつけてください。

BOOK TO THE FUTURE

(1) メディカルスタッフのための神経内科学（医歯薬出版）河村　満（編）
　　少しレベルが高くなりますが知識を深めます。
(2) 研修医のための神経内科診療（新興医学出版社）阿部康二（編）
　　神経内科学に必要な前期研修医レベルの内容です。
(3) 病気がみえる vol.7 脳・神経（メディックメディア）医療情報科学研究所（編）
　　図解がわかりやすく病態が理解しやすいです。

杉田直哉

【引用文献】
1) 河村　満・著：メディカルスタッフのための神経内科学．pp2-20, 医歯薬出版，2012
2) 佐々木彰一：神経内科学ノート：国試から臨床まで．医学書院，2013
3) Keith L. Moore, et al : Clinically Oriented Anatomy 7th Edition. Wolters Kluwer Health, 2014
4) 小川節郎：神経障害性疼痛診療ガイドブック．南山堂，pp208-213，2010
5) 岡庭　豊，他・編：year note 内科・外科等編 INTERNAL MEDICINE & SURGERY 2007年版．MEDIC MEDIA, 2006
6) 阿部康二・編：研修医のための神経内科診療．新興医学出版社，pp208-213，2010
7) 増田敦子：身体のしくみとはたらき；楽しく学ぶ解剖生理．サイオ出版，2015

9. 血液内科

血液のしくみを理解する
── 播種性血管内凝固症候群の病態から

重症感染症にて近医クリニックより，転院入院となった高齢患者の治療方針を，病棟で担当医，研修医が検討中。今後の薬物治療方針のヒントになると思い，病棟担当薬剤師も参加している。

入院時のバイタルは，体温：38.2℃，脈拍：101/分，血圧：98/61mmHg で，採血結果はWBC：17,720/μL，Neut：91.2 %（stab：15.1%，seg：76.1%），Hb：6.8g/dL，MCV：79.4fL，Plt：15.4 × 10⁴/μL，Cr：2.47mg/dL，CRP：16.7mg/dL

病棟での会話

担当医「前医からの抗菌薬投与後1週間経過しているにもかかわらず，好中球が上昇し，核の左方移動もみられるから効果がない可能性があるな」

薬剤師「…（白血球が高いから何となく悪そうだというのはわかるけど，好中球の上昇と核の左方移動？ 核が移動？ 感染と何か関係あるのかな）」

研修医「再度培養を取り直して，とりあえず広域抗菌薬を検討しますか？」

「そうだな…。おやヘモグロビンもずいぶん低いな。MCV低値で小球性貧血が疑われるな。感染症による消耗の影響かな？ 血清鉄，TIBC，フェリチンを追加でみてみよう」

「ただそれにしては少し低すぎませんか？ 既往のCKDが気になります。腎性貧血も合併しているかもしれません」

「確かに腎性貧血の評価は必要となるかもしれないな。今後，小球性貧血が改善しても貧血が続くようなら，まずは網状赤血球数からみてみよう」

「わかりました」

「…（ヘモグロビンが低くて血清鉄が低下。鉄剤投与で決まりでは？ なぜ投与しないのだろう。TIBC，フェリチン，網状赤血球数？ 耳慣れない検査項目だな）」

> **3日後**
>
> 「なかなか状態が安定しませんね」
>
> 「今日の採血結果はもう出たかい？」
>
> 「いま出ました。WBC，Neut，あまり変化はありませんね…，あっ！　血小板が前回値の15万から4万に低下しています。播種性血管内凝固症候群（DIC）ですかね。凝固検査を追加しますか？」
>
> 「まあ慌てるな。まずは，EDTA依存性偽血小板減少症の可能性があるから再検からだ」
>
> **再検後**
>
> 「やはり，低下していますね」
>
> 「そうか。では，凝固検査を追加してみるか」
>
> 「フィブリノーゲン，D-ダイマー，FDP，PT，APTTですかね」
>
> 「よし，まずはそれでスクリーニングしてみよう」
>
> 「…（血小板低下か。よく，"さて困ったことになった"と医師たちがいっているのを聞くけど。EDTA依存性偽血小板減少症？　DICと何か関係あるのかな？　DICも病態が複雑そうでよくわからないし，やはりこの分野はよくわからないな）」

そもそも血液とは

　血液とは，心臓，血管系の内腔を循環する物質で，細胞である血球成分と細胞外液が基質である液体状の血漿成分からなっています（**図1**）。

　血球はご存知のとおり，赤血球，白血球，血小板からなっています。血漿は明確なイメージが湧きにくいかもしれませんが，電解質，水，ブドウ糖，アミノ酸，血漿蛋白成分（アルブミン，γ-グロブリン，凝固因子）などからなっています。細胞外液が基質である液体ということを基本として考えるとイメージが湧きやすいかもしれません。

　血液の主な役割は，酸素運搬，体内防御，緩衝の3つです。これらを環境に応じてその都度調整していかなければなりません。その調整機構はどのようになっているのでしょうか？　そのためには造血機構を学ぶ必要があります。

　血球成分の分化をすべて示すと**図2**のようになります。よく表記される図なのですが，正直見る気が起こらないと思います。全体をみると到底理解しにくい複雑なもののような気がしますが，ポイントを押さえてしまえば非常にシンプルな構造となっています。一つひとつ

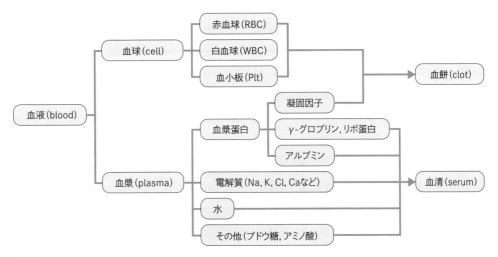

図1 血液の成分

確認していきましょう。

　造血を行ううえで最も重要な組織は骨髄です．骨髄にはすべての血球成分のもととなる，造血幹細胞が存在します．そこから，第一段階の分化があります．骨髄系とリンパ系です．

　ここに血球を理解するうえで混乱を招く大きな落とし穴があります．図2に示すように，赤血球，血小板はすべて骨髄系から分化されています．その他の骨髄系の顆粒球，単球マクロファージ系，好酸球系，好塩基球系，リンパ系のB細胞系，T・NK細胞系は耳慣れないかもしれませんが実はこれらはすべて白血球です．

　白血球は，このように多岐にわたる因子から成り立ち，骨髄系，リンパ系の両方から分化されています．ここを混同すると血液の全体像を捉えにくくなりますので，しっかりと押さえておきましょう．

　このように骨髄から分化されている各血球ですが，前述したとおり環境変化に伴って恒常性を維持しなければなりません．これをどのように調整しているのでしょうか？　ここで重要となる因子が，サイトカインである造血因子です．造血因子は各血球に特異的に対応するものが存在し，図3のようになります．ここで重要なのはこれらの因子による調整はすべて骨髄系の因子であるということです．リンパ系因子は，造血因子による調整機構ではなく免疫応答によって調整されています．T細胞に関しては，骨髄での分化だけでなく胸腺で成熟する点は知っておきましょう．

　その他臓器で血球の調整にかかせない臓器として脾臓があります．脾臓の主の役割は老化した赤血球，血小板を破壊し，除去することです．他に血小板の貯蔵庫としての働きもあります．通常，全血小板数の約3分の1を貯蔵しており，必要に応じてこれを放出します．また，脾臓は，最大のリンパ器官であり，リンパ系因子の調整因子として胸腺と並び非常に重要です．

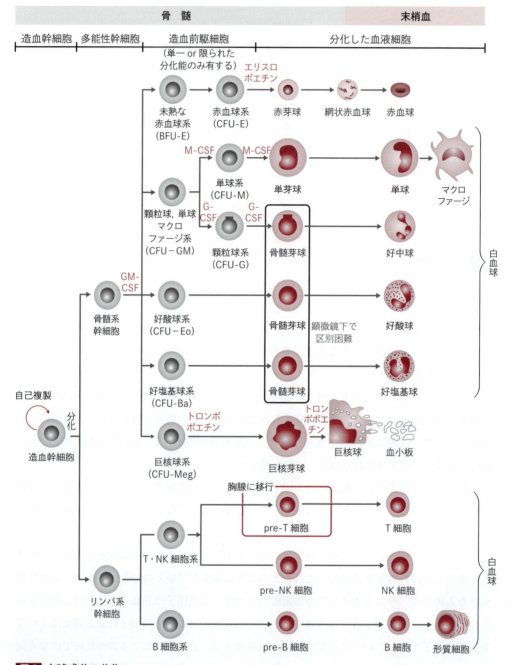

図2 血球成分の分化

　この役割の理解は脾腫（脾臓機能が亢進），脾臓摘出（脾臓機能が低下）の理解へつながります。ぜひ覚えておきましょう。

　ここまでは，造血とその調整機構，関連する臓器について解説してきました。ここからは，各血球の紹介をしていきます。

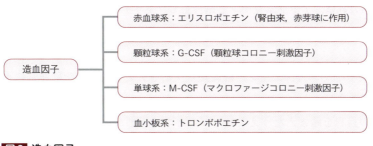

図3 造血因子

1 赤血球

　赤血球の増殖・成熟過程は 図4 のようになっています。このなかで特に重要なキーワードとしては，エリスロポエチンと網状赤血球です。赤血球の増殖・成熟過程のなかでエリスロポエチンの関与は網状赤血球の前段階にあるということは貧血の精査においては非常に重要な要素ですので，ぜひ覚えておきましょう。

　赤血球の主な役割はヘモグロビンの働きによる酸素の運搬です。そのヘモグロビンの合成に必要不可欠な成分が鉄です。この鉄ですが，生体にとって必要不可欠な酸素運搬の要だけあって，図5 のような無駄のないサイクルで利用されています。

　図だけではどこからみてよいかわからず，イメージがつきにくいかもしれません。大きな流れを解説します。

①まず，鉄は消化管（十二指腸〜空腸上部）から吸収されます。

②吸収された鉄は，遊離の状態では反応性に富み有害であるため，トランスフェリンというタンパク質と結合し，安定化（毒性↓）した状態で血中を運搬されます。このトランスフェリンと結合した鉄のことを血清鉄とよびます。血清鉄という語句から鉄単体の印象を受けますが違いますので，注意が必要です。

③血中を運搬された血清鉄は基本的には骨髄内で赤血球産生に不可欠なヘモグロビン合成に利用されます。

④老朽化した赤血球は脾臓で破壊されますが，鉄は再利用されていきます。

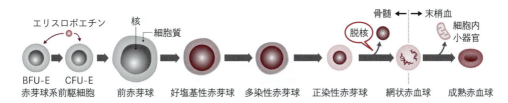

図4 赤血球の増殖・成熟過程

⑤余剰となった鉄は，アポフェリチンと結合してフェリチンとなり，肝臓で貯蔵され，必要に応じて出し入れ（トランスフェリンによって運搬）されます。

　血清鉄＝鉄＋トランスフェリン，貯蔵鉄＝フェリチンという概念は非常に重要ですので押さえておきましょう。
　さて，この過程を踏まえたうえで知っておきたい指標があります．それが，総鉄結合能（total iron blinding capacity；TIBC），不飽和鉄結合能（unsaturated iron binding capacity；UIBC）です．これらは，前述のトランスフェリンに関する指標です．トランスフェリンは血中では主に鉄と結合して血清鉄となっているのでしたね．ただし，すべてが鉄と結合できるわけではありません．余剰となっている，トランスフェリンが存在します．それを表しているのが UIBC です．そして，血清鉄と UIBC を合計し，トランスフェリン全体の鉄との結合能力を表しているのが TIBC です．この関係を図に示すと 図6 のようになります．この概念は特に貧血スクリーニングにおいて必須の知識です．また，この他に貧血スクリーニングにおいて重要な項目があります．それは，赤血球指数です．

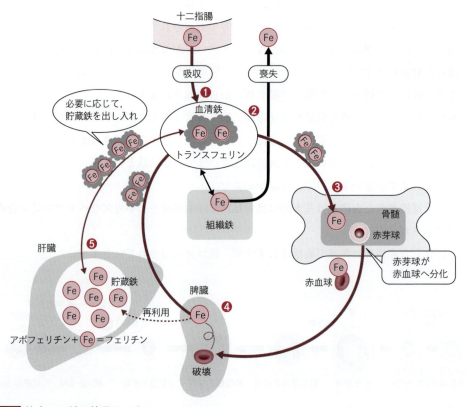

図5 体内での鉄の使用サイクル

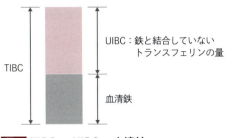

図6 TIBC = UIBC + 血清鉄

　赤血球指数は，一般にはMCV，MCHC，MCHの3つがあり，MCVは赤血球1個の大きさ，MCHは赤血球1個のヘモグロビン量，MCHCは赤血球内のヘモグロビン濃度の指標となります。貧血スクリーニングにおいてこのなかで特に重要なのはMCVです。MCVは下記の式で算出され，基準値は81～100fLです。

$$MCV = ヘマトクリット ÷ 赤血球数 × 10$$

　この正常範囲を正球性とよび，80以下を小球性，101以上を大球性とよびます。小球性となる要因の多くは，血清鉄の不足による赤血球1個あたりのヘモグロビン量の低下，大球性となる要因の多くは，ビタミンB_{12}，葉酸欠乏による巨赤芽球性貧血です。

2 白血球

　白血球の主な役割は，体内に侵入した病原体や異物から体を守ることです。前述のとおり多くの血球から構成され，各々その役割が異なります（**表1**）。白血球異常があった場合はその割合の変動をみることでどのような因子が生体に異常を引き起こしている可能性があるのかがわかります。

3 血小板

　血小板の主な役割は止血です。血小板による止血は一次止血とよばれ，血管に破綻

表1 白血球成分の役割と構成比率

分画				
	好中球（Neut）	桿状核球（stab）	0～10％	細菌などの異物を取り込んで消化・殺菌して身体を守る
		分葉核球（seg）	30～70％	
	好酸球（eosino）		0～5％	寄生虫に対する生体防御機能をもち，さまざまなアレルギー反応に関与
	好塩基球（baso）		0～2％	さまざまなアレルギー反応に関与
	単球（mono）		2～10％	好中球同様，異物から身体を守る
	リンパ球（lympho）		25～55％	免疫反応の中心的な役割を果たす

第1章　医師と話すための病態生理のキホン | 109

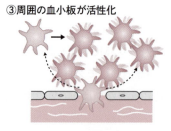
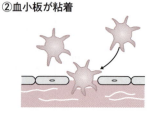

図7 一次止血のメカニズム

を来したときに，まず血管内皮下のコラーゲンに粘着，凝集してとりあえず止血されます（図7）。この後に凝固系機能により，二次止血が形成されます。

止血機構を理解すると血算の動きが理解できる

　ここまで各血球の解説をしてきました。その他，血液の役割において重要な概念として上げられるのが前述の血小板のところでも触れました止血機構です。止血機構は血栓形成作用，抗血栓形成作用と二つの相反する作用のバランス調整によって成り立っています。
　止血機構の流れは血管損傷→一次止血→二次止血→線溶系となっています（図8）。

1 二次止血

　一次止血については前述しましたので，ここでは主に二次止血，線溶系について解説していきます。
　まず，二次止血ですが，これは血小板による一次止血後，この周囲をフィブリンで覆いさらに止血を強固なものとする反応です。この反応で重要なのは，フィブリノーゲンからフィブリン形成を促進する凝固因子とその過程です（図9）（正直みる気がしないとは思いますが）。ここで重要なのは，この細かい反応をすべて暗記することではありません。全体の流れをつかむことです。まず，重要なのはこの凝固系反応は開始因子が2通りあり，それぞれが，内因系，外因系とよばれるということです。内因系は，血管内皮の障害で異物と接触することで活性化されます（血管内因子で活性）。外因系は，組織が壊れて組織

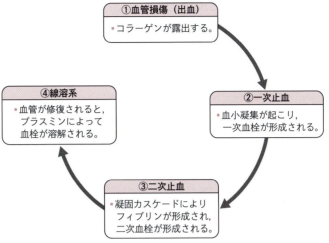

図8 止血機構全体の流れ

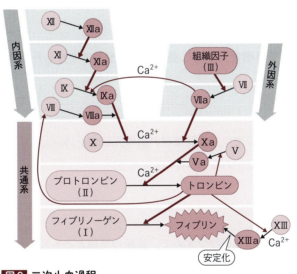

図9 二次止血過程

因子が血管内に流入することで活性化されます（血管外因子で活性）。その後，凝固系は同一過程＝共通系へ移行し，フィブリンが形成されます。開始因子が異なることから，内因系，外因系で血液が凝固するまでの時間が異なり，その指標は内因系が活性化部分トロンボプラスチン時間（APTT），外因系がプロトロンビン時間（PT）で反映されます。この2つの検査結果から**表2**のように欠乏因子が推定できます。

その他，凝固因子で重要な要素としては大部分の因子が肝臓で産生されるということ（第Ⅲ，Ⅳ，Ⅷ，ⅩⅢ以外）と，第Ⅱ，Ⅶ，Ⅸ，Ⅹ因子を産生する過程においてビタミンKが必要であるということです（Ⅱ，Ⅸ，Ⅶ，Ⅹ→肉，納豆と覚える）。この凝固カスケードは，

表2 検査結果から推定される欠乏因子

APTT	PT	欠乏が疑われる凝固因子
正常	延長	VII
延長	正常	VIII, IX, XI, XII
延長	延長	I, II, V, X
正常	正常	XIII

亢進しすぎると血管内に血栓を形成してしまうため，通常はアンチトロンビンIII，プロテインC・Sといった凝固阻害因子によって制御されています。

では，問題です。

問題1

肝硬変などで肝機能が正常に機能せず凝固異常を来した場合，PT，APTT はどう変動する？

答え

正解は両方延長ですね。肝機能の指標の Child-Pugh スコアの項目の一つには凝固時間の項目があるのはこのためです。

2 線溶系

凝固した血栓は生体にとって異物ですので，組織の修復とともに除去されていきます。この血栓を溶解するのが線溶系です。目的はフィブリノーゲン，フィブリンの分解で，その主役はプラスミンという蛋白分解酵素です。線溶系はフィブリノーゲンが分解される一次線溶と，フィブリンが分解される二次線溶に分けられます。この過程で重要なのは FDP と D-ダイマーとよばれる分解産物の解釈です。その過程は**図10**のようになります。簡単にいうとフィブリノーゲンが分解されると FDP が上昇し，フィブリンが分解されると FDP と D-ダイマーの両方が上昇します。また，この図で注意していただきたいのは，FDP という大枠の中に D-ダイマーが含まれるという点です。ですので，D-ダイマー単独の上昇はなく必ず FDP も上昇します。この点は誤解しやすいので注意が必要です。FDP と D-ダイマーは，DIC や血栓症の病態を把握するための重要な指標となりますので押さえておきましょう。

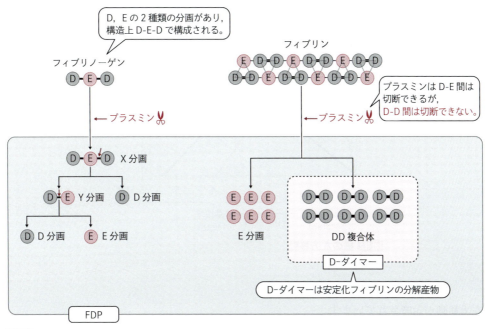

図10 線溶系

症例を「理論的」に理解 ①

感染症が持続することで核の左方移動が起こる

「前医からの抗菌薬投与後1週間が経過しているのにもかかわらず，好中球が上昇し，核の左方移動もみられるから効果がない可能性があるな」

　この部分の理解に必要なのは，白血球の各分画が何を指しているかです．今回上昇している好中球の役割は，細菌や異物を取りこんで，消化，殺菌することでしたね．これが優位に高い状態ですので，何らかの細菌感染が持続している可能性があることを示唆しているといえます．この好中球ですが，さらに分化・成熟状態を確認することで，現在の感染状態が進行しているものなのか判断することができます．

　好中球は，骨髄から末梢血に移動した後，時間の経過とともに，分化・成熟（核が分葉）し，桿状核球（stab）から分化核球（seg）となります．細菌感染などで好中球が多量に消費された場合には，骨髄から新たに好中球が動員されますので，分化・成熟（核の分葉）前の桿状核球（stab）の割合が多く（10％以上が高値の目安）なります．これを「核の左方移動」とよびます（**図11**）．本症例では，stab が 15.1％，seg が 76.1％ですので，核の

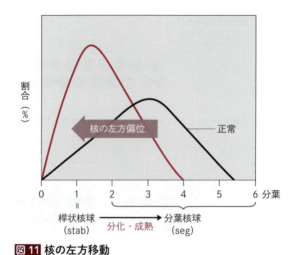

図11 核の左方移動

左方移動が示唆されています。

症例を「理論的」に理解 ❷

血清鉄の低下＝鉄欠乏性貧血ではない

「そうだな…。おやヘモグロビンもずいぶん低いな。MCV低値で小球性貧血が疑われるな。感染症による消耗の影響かな？ 血清鉄，TIBC，フェリチンを追加でみてみよう」

　この部分の理解には，鉄代謝も含めた，赤血球系全般の知識が必要です。少し解説が長くなりますが，順を追って解説していきましょう。

　まず，ヘモグロビンが低値なので貧血であるということがわかります。貧血スクリーニングにおいて重要なのは，MCVにて，小球性，正球性，大球性のいずれかを確認することでしたね。本症例では，MCVが79.4fLですので，小球性貧血の可能性が示唆されていることがわかります。この小球性貧血ですが，その要因としては前述のとおり血清鉄の低下によって引き起こされます。血清鉄の低下＝鉄欠乏性貧血と思いがちですが，ここに大きな落とし穴があります。

　おさらいですが，血清鉄は鉄＋トランスフェリンを現したものですね。ここからわかるように，血清鉄の低下因子は，鉄不足もしくはトランスフェリン不足の2通りの可能性があります。前者が鉄欠乏性貧血，後者の多くは二次性貧血（ Memo ❶ ▶ ）によって引き起こされます。

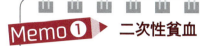

Memo ❶ 二次性貧血

二次性貧血とは悪性腫瘍, 感染症, 膠原病, 肝・腎疾患, 内分泌疾患, 低栄養, 妊娠などによって引き起こされる二次的な貧血のことです。

　この鑑別において重要な検査項目が前述のフェリチン, TIBC です。純粋な鉄欠乏性貧血の場合は, 体が鉄不足となりより多くの鉄を貯蔵鉄から運搬しようとします (トランスフェリン上昇による TIBC 上昇)。貯蔵鉄は有限ですのでやがて枯渇していきます (フェリチン低下)。二次性貧血の場合は, 貯蔵鉄が十分にあるのに (フェリチン正常〜高値), トランスフェリンが合成できないため, 運搬できずに血清鉄が低下してしまっています (トランスフェリン低下による血清鉄低下, TIBC 低下)。

　まとめると, **表3** のような関係になります。このスクリーニングは鉄剤を投与するか否かの判断に有用です。

表3 鉄欠乏症貧血と二次性貧血の鑑別

	鉄欠乏性貧血	二次性貧血
MCV	↓	↓〜正
血清鉄	↓	↓
TIBC	↑	↓
フェリチン	↓	正〜↑

症例を「理論的」に理解 ❸

網状赤血球の値から貧血の原因を鑑別できる

「ただそれにしては少し低すぎませんか？　既往の CKD が気になります。腎性貧血も合併しているかもしれません」

「確かに腎性貧血の評価は必要となるかもしれないな。今後, 小球性貧血が改善しても貧血が続くようなら, まずは網状赤血球数からみてみよう」

　腎性貧血のスクリーニングとして, まず思い浮かぶのがエリスロポエチンの測定ですが, 本症例のように貧血の要因が多岐にわたる可能性がある場合は, 網状赤血球の測定が有用

です。

　網状赤血球は前述の赤血球の分化過程からわかるように，成熟する前の幼弱な赤血球で，その数値の上下は骨髄が現在造血に傾いているか否かに直結しています．エリスロポエチンは赤血球の造血因子ですので，もし腎性貧血が疑われるのであれば網状赤血球は低下をしているはずです．逆に上昇しているのであれば，今後改善の見通しもしくは他因子による貧血の可能性を示唆しています（表4）．

　このように網状赤血球の測定は現段階での造血状況を把握するうえで重要な因子となります．

表4　網状赤血球による貧血の鑑別

増　加	減　少
急性出血，溶血貧血からの回復期	骨髄低形成（再生不良性貧血，赤芽球癆），造血器腫瘍，鉄・ビタミンB₁₂・葉酸の欠乏，腎不全，甲状腺機能低下症，慢性炎症性疾患

症例を「理論的」に理解 ④

FDP高値は線溶優位系，D-ダイマー高値は凝固優位系

「いま出ました…．WBC, Neut, あまり変化はありませんね…，あっ！血小板が前回値の15万から4万に低下しています．DICですかね．凝固検査を追加しますか？」

「まあ慌てるな．まずは，EDTA依存性偽血小板減少症の可能性があるから再検からだ」

再検後

「やはり，低下していますね」

「そうか…．では凝固検査を追加してみるか」

「フィブリノーゲン，D-ダイマー，FDP，PT，APTTですかね」

　EDTA依存性偽血小板減少症は，偽性血小板減少症とよばれます．血算の算定には抗凝固薬（EDTA）が用いられますが，まれにEDTAにより血小板表面の抗原が変化し，免疫グロブリンが反応して凝集を引き起こす場合があります．血小板が凝集してしまうと，血小板数が実際より少なく算定されてしまいます．生体内での血小板は正常ですので，この場合は治療の必要はありません．正確な算定のためには抗凝固薬を用いずに測定，クエン酸，ヘパリン添加血で測定するなどの方法があります．

表5 DICの診断基準

	厚生労働省	急性期（日本救急医学会）
基礎疾患 臨床症状	有　：1点 出血症状：1点 臓器症状：1点	必須項目，要除外診断 SIRS（3項目以上）：1点
血小板数 （×10⁴/μL）	8 <　 ≦12：1点 5 <　 ≦8：2点 ≦5：3点	8 <　≦12 or 30％以上減少/24h：1点 < 8 or 50％以上減少/24h：3点
FDP （μg/mL）	10 ≦　< 20：1点 20 ≦　< 40：2点 ≧40：3点	10 ≦　< 25：1点 ≧25：3点
フィブリノーゲン （mg/dL）	100 <　≦150：1点 ≦100：2点	―
PT	PT比 1.25 ≦　< 1.67：1点 ≧1.67：2点	PT比 ≧1.2：1点
DIC診断	7点以上	4点以上

$$\text{血小板数}（\times 10^4/\mu L）$$

　ここからが本題ですが，この部分の理解にはDICの病態理解が必要となります。DICとは，さまざまな基礎疾患に合併して凝固系が亢進して，全身の微小血管内に微小血栓が多発して臓器障害が起こる病態です。この血栓を除去するために，今度は線溶系も亢進しますが凝固系も亢進したままですので，再度血栓が形成，と凝固，線溶が繰り返されていきます。

　では，この病態にそって凝固，線溶各因子がどのように動いていくか考えていきましょう。まず，主たる因子は凝固系の亢進ですから，一次止血，二次止血ともに亢進しますので，血小板，フィブリノーゲンが消費されていきます。その後，線溶に傾きますので，フィブリンの分解産物のFDPとD-ダイマーが上昇していきます。しかし，すかさず凝固が行われていき，血小板，フィブリノーゲンがさらに消費されていきます。この繰り返しですので，血小板およびフィブリノーゲンは枯渇していきます。

　DICには，凝固優位系と線溶亢進系があります。この鑑別はフィブリノーゲン，フィブリンどちらの分解産物が多いかで判断できます。凝固優位系は凝固が優位ですので，二次止血がフィブリン形成まで至ります。

　それに対し線溶優位系は線溶が優位ですので，フィブリン形成前に分解されてしまいます。フィブリノーゲンの分解産物はFDP，フィブリンはFDP＋D-ダイマーですので，FDPが優位であれば，線溶優位系，D-ダイマーが優位であれば，凝固優位系と判断できます。その指標となるのがD-ダイマー/FDP比です。低値であれば線溶優位系，高値であれば凝固優位系となるわけです。このような病態背景をもとに，DICの診断基準をスコア化したものが**表5**です。

紙面の都合上細かい説明はしませんが，診断基準として最も頻用されているのは，厚生労働省DIC診断基準です．日本救急医学会の急性期DIC診断基準は，より早期診断が可能な診断基準として救急領域において期待されています．病態を理解してから，各項目をみてみるとどうでしょうか？　その意図がみえてくるのではないでしょうか？

おわりに

　さて，これで解説は終わります．血液疾患は，大きく分けるといままで紹介してきました血球，凝固系の異常に集約されます．一つひとつの概念を正しく解釈することが各病態理解に必須であり，ここを疎かにすると混乱を招いてしまいます．血球障害鑑別のフローチャートを活用しても良いのですが，なぜそのようなチャートとなっているかの理解が適切な薬物治療選択へつながるはずです．
　ここでは貧血が主体の解説となってしまいましたが，他の血球に対する病態理解のアプローチは同じですのでぜひ勉強してみてください．

BOOK TO THE FUTURE

(1) 誰も教えてくれなかった 血算の読み方・考え方（医学書院）岡田　定（著）
　　白血球，赤血球，血小板が各々増加・減少した際に，何が疑われるか辞書的に活用できます．とっつきやすい印象ですが，理解し活用する際にはそれなりの基礎知識が必要です．

(2) レジデントのための血液診療の鉄則（医学書院）岡田　定，他（著）
　　血液診療に特化しており前半の病棟編は一般的な病態ではなく難しいですが，後半の一般外来編は症例ベースでその思考プロセスや基礎事項がわかりやすく記載されています．

(3) 血液病レジデントマニュアル 第2版（医学書院）神田善伸（著）
　　血液に関する基礎知識から各疾患の診断過程まで専門的過ぎずにすべて網羅されていて幅広く活用できます．ポケットサイズなので臨床現場ですぐに調べたい場合，知識を再確認したい場合などでの使用に最適です．

(4) 病気がみえる vol.5：血液（メディックメディア）医療情報科学研究所（編）
　　血液の機能・構造といった基礎知識の習得，血液疾患全体の流れをつかむのに最適です．辞書的な存在としても重宝します．

(5) iMedicine 5 血液（リブロ・サイエンス）東田俊彦（著）
　　(4)と同様の位置づけで重宝します．同じ項目でもその解説のアプローチが異なるため，より理解が深まります．

梶原洋文

10. 産婦人科

妊娠のしくみを理解する
── 周産期の患者から

初めて産婦人科の病棟担当になった薬剤師。将来妊婦・授乳婦専門薬剤師を目指そうと、薬剤部長にお願いして産婦人科病棟で仕事をはじめて約3カ月が経とうとしていた。いまだに医師の書いたカルテの内容や助産師との会話でわからないことばかり。だから病棟での医師や看護師の話す内容が気になって仕方がない。今朝は、昨夜緊急帝王切開になった患者のことで話す担当医と研修医の会話を耳を澄ませて聴いている。

病棟での会話

研修医
「昨日は大変だったみたいですね。当直医の先生に聞きました。あの患者さん、昨夜緊急帝王切開になったそうですね」

担当医
「そうなのですよ。開業医の先生からご紹介いただいたときは、低置胎盤の状態で、当初子宮口から胎盤まで1cmだったのです。妊娠週数が増えるにつれて、子宮口からの距離が2.5cmぐらいまで離れたのと、本人の強い希望もあって今回経腟分娩をトライしたんです。はじめは順調にいっていたのですが、途中出血しはじめて緊急帝王切開になってしまいました」

薬剤師
「…（低置胎盤ってどんな状態なのだろう？ そういえば、以前別の患者さんはカルテに前置胎盤がどうのこうのって書いてあったけど、違いがわからないから一度調べてみないといけないなあ）」

「赤ちゃんは無事でしたか？」

「アプガーは8点・9点で元気にしていますよ」

「？？」

「そうですか。ところで少し話題は変わりますが、友達の奥さんが3人目を妊娠したそうです。前回2回とも帝王切開で一度も経腟分娩をしたことがないらしく、一度普通に生んでみたいといっていたんだけど大丈夫かって質問されました。個人的には2回も帝王切開だったら無理だと思うのですが」

「そうですね，先生の考えは正しいと思います。帝王切開既往妊婦さんが経腟分娩を希望された場合には，経腟分娩をトライアルするという選択肢もあるのですが，いくつかの要件を満たしている必要があります。そのなかに，既往帝王切開数は1回とされているのでその方は難しいと思いますよ」

「やっぱりそうですよね。ありがとうございます」

「…（どうして帝王切開経験者は経腟分娩をしたらいけないのだろう？）」

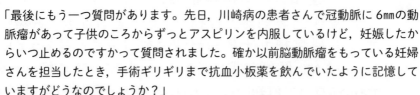「最後にもう一つ質問があります。先日，川崎病の患者さんで冠動脈に6mmの動脈瘤があって子供のころからずっとアスピリンを内服しているけど，妊娠したからいつ止めるのですかって質問されました。確か以前脳動脈瘤をもっている妊婦さんを担当したとき，手術ギリギリまで抗血小板薬を飲んでいたように記憶していますがどうなのでしょうか？」

「…（器官形成期だったら，胎児が奇形になる可能性があるし，かといって飲むのを止めると血栓ができるかもしれないし，こんなときどうすればいいんだろう。ワルファリンはヘパリンに変えるって確か国家試験の問題にはでていたような記憶があるけど）」

「先生，日本循環器学会のガイドラインに川崎病のガイドラインがあって，そこにちゃんと記載されていますよ」

「そうでしたか…（汗）」

妊娠とくすり

　妊娠や出産の際に胎児に悪影響を与えるかもしれないので妊婦は薬を飲んではいけないと思い込み，医療関係者に相談することなく出産を諦めてしまうケースが存在します。逆に，妊娠して勝手に慌てて内服を自己中断してしまうケースもあります。一方，妊娠していることを知らずに薬を飲み続けてしまい，胎児に影響して奇形になるかもしれないと中絶を考えている女性たちもいます。今回は間違った知識をもった多くの患者に正しい服薬指導ができるように，特にアスピリンとワルファリンに関して，また医師・助産師の会話についていけるように，いくつかの産婦人科特有の基本的臨床医学知識を勉強してみましょう。

症例を「理論的」に理解 ❶

帝王切開の適応と胎盤の位置関係

「そうなのですよ。開業医の先生からご紹介いただいたときは，低置胎盤の状態で，当初子宮口から胎盤まで1cmだったのです。妊娠週数が増えるにつれて，子宮口からの距離が2.5cmぐらいまで離れたのと，本人の強い希望もあって今回経腟分娩をトライしたんです。はじめは順調にいっていたのですが，途中出血しはじめて緊急帝王切開になってしまいました」

1 前置胎盤

　前置胎盤とは，胎盤が正常より低い位置に付着し内子宮口にかかっていたり覆っていたりする状態をいい全前置胎盤，部分前置胎盤，辺縁前置胎盤に分類されています（図1）。内子宮口が閉鎖した状況での経腟超音波検査により，内子宮口を覆う胎盤の辺縁から子宮口までの最短距離が2cm以上の状態を全前置胎盤，2cm未満の場合を部分前置胎盤，ほぼ0の状態を辺縁前置胎盤と暫定的に定義されています。しかし，分類にかかわらず多くは"前置胎盤"と一括して取り扱われます。前置胎盤の頻度は，全分娩の0.3～0.6％であり，さらにそのうち5～10％では胎盤と子宮が癒着している"前置癒着胎盤"になる可能性があります。

　前置胎盤では，胎盤で子宮の出口が覆われているため帝王切開での分娩になります。無症状のこともありますが，腹痛を伴わない性器出血（警告出血）を認め出血を繰り返すこともあります。出血がある場合には，入院管理が必要となります。また，大量出血時には緊急帝王切開となることもあります。

　帝王切開は，陣痛が発来する前，妊娠37週末までに予定することが推奨されています。

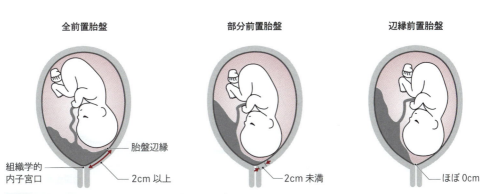

図1 前置胎盤

帝王切開予定前でも，出血が起こった場合や胎児心拍異常を認めた場合には，緊急帝王切開を行い早産となる可能性があります。そのため，麻酔科や NICU のある総合病院・大学病院での管理が望ましいとされています。また，前置胎盤の帝王切開では多量出血となることが多く，輸血の準備を整えておくことや子宮摘出の可能性が高い（前置胎盤の 3.5%）ことを十分に説明しておく必要があります。

ですので，妊娠中期の超音波検査で前置胎盤を疑った場合は，妊娠 24 週から遅くとも妊娠 31 週末までには経腟超音波を用いて診断を行い，自院での管理が困難な場合は 31 週末までに管理可能な施設に紹介完了することが推奨されています。

2 低置胎盤

低置胎盤は，胎盤が子宮下部に位置し胎盤下縁が内子宮口近くまで及んでいますが，内子宮口に達していません。つまり，前置胎盤のように胎盤は内子宮口を覆っていません（図2）。経腟超音波で診断する場合，子宮口とそれに最も近い胎盤辺縁との距離が 2cm 以内の状態を目安とします。経腟分娩が可能なこともあるので，前置胎盤との鑑別が必要です。胎盤辺縁が内子宮口から 2cm 以内の場合には分娩時大出血の危険が高く，妊娠 36〜37 週時に，胎盤辺縁が内子宮口から 2cm 以内の場合には，帝王切開も考慮されます。胎盤辺縁と内子宮口の距離が 2cm 以上でも，距離が短いほど出血量が多いとの報告もあり大量出血への注意は必要です。さらに，分娩後の出血量が多量となりやすく，経腟分娩後，帝王切開後いずれであっても出血量に注意が必要となります。

また，低置胎盤では前置血管（図3）の合併に注意が必要です。通常の臍帯では Wharton 膠質が中の血管を保護していますが，前置血管は Wharton 膠質が消失しており血管は保護されていない状態です。そのため，血管は断裂しやすく胎児死亡につながります。前置血管の頻度は 1,275〜5,000 分娩に 1 件と極めてまれとされていますが，その約 20〜80% は低置胎盤に合併するとされています。低置胎盤と診断した場合，経腟超音波検査にて前置血管の有無について検索しておく必要があります。前置血管の場合は，破水および陣痛発来前に予定帝王切開を行います。

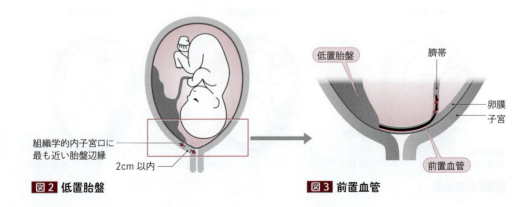

図2 低置胎盤　　　図3 前置血管

症例を「理論的」に理解 ❷

アプガー・スコア（Apgar score）

「アプガーは 8 点・9 点で元気にしていますよ」

　アプガー・スコア（Apgar score）とは，新生児の出生時の状態を評価する方法の一つです。出生直後の新生児の呼吸，循環，中枢神経系の状態を迅速に評価し，長期的神経学的予後を予測する目的で，観察項目に分けてスコアの合計点で診断を行います。観察項目は，皮膚色（Appearance），心拍数（Pulse），刺激に対する反射（Grimace），筋緊張（Activity），呼吸（Respirator）の 5 項目です（ Memo❶ ▶ ）。各項目を症状に応じて 0 〜 2 点でスコア化し，その合計点数で評価します。通常，生後 1 分と 5 分で判定を行います。7 点未満が，"新生児仮死"，4 〜 6 点を "第 1 度仮死"，0 〜 3 点を "第 2 度仮死" としています。5 分値は児の神経学的予後と相関があるとされており必ず評価します。また，5 分値が 7 点未満の場合には，5 分ごとに 20 分後まで記録することが望ましいとされています。

> **Memo❶ ▶ Apgar score の Apgar って人の名前？**
>
> 　Apgar は皮膚色（Appearance），心拍数（Pulse），刺激に対する反射（Grimace），筋緊張（Activity），呼吸（Respirator）の頭文字です。しかし，そもそも新生児の出生時の状態を評価する 1 つの方法として考案したのは，Virginia Apgar という麻酔科医です。

症例を「理論的」に理解 ❸

既往帝王切開後の経腟分娩試行

「そうですか。ところで少し話題は変わりますが，友達の奥さんが 3 人目を妊娠したそうです。前回 2 回とも帝王切開で一度も経腟分娩をしたことがないらしく，一度普通に生んでみたいといっていたんだけど大丈夫かって質問されました。個人的には 2 回も帝王切開だったら無理だと思うのですが」

「そうですね，先生の考えは正しいと思います。帝王切開既往妊婦さんが経腟分娩を希望された場合には，経腟分娩をトライアルするという選択肢もあるのですが，いくつかの要件を満たしている必要が

> あります。そのなかに，既往帝王切開数は1回とされているのでその方は難しいと思いますよ」

　帝王切開既往がある妊婦に対して経腟分娩を試行することを Trial of labor after cesarean delivery（TOLAC）といい，それが成功した結果を Vaginal birth after cesarean delivery（VBAC）といいます。では，どうして既往帝王切開の経腟分娩には要件があるのでしょうか？　それは TOLAC では予定帝王切開の約2倍の頻度で子宮破裂（ Memo❷ ▶ ）が起こるからです。そのため，①児頭骨盤不均衡がないと判断される，②緊急帝王切開および子宮破裂に対する緊急手術が可能である，③既往帝王切開数が1回である，④既往帝王切開術式が子宮下節横切開で術後経過が良好であった，⑤子宮体部筋層まで達する手術既往あるいは子宮破裂の既往がない，という5つの要件をすべて満たしている場合にのみ許容される方法とされています（ Memo❸ ▶ ）。TOLAC 実施にあたっては，リスク内容を記載した文書によるインフォームドコンセントを得ることも必要です。分娩誘発は，自然陣痛発来よりも子宮破裂のリスクが高く，特にプロスタグランジン製剤を使用した場合に高いことが報告されており，同製剤は使用しないことが推奨されています。子宮破裂の最初のサインが異常胎児心拍パターンとの報告があり，TOLAC 時には分娩監視装置による連続的胎児心拍モニタリングが必要です。

　"②緊急帝王切開および子宮破裂に対する緊急手術が可能である"という要件を満たすためにはマンパワーが必要になります。そのため TOLAC を行えるかどうかは施設により異なるので，施設に相談する必要があります。

Memo❷ ▶ 子宮破裂

　子宮破裂は，多くは分娩時に起こる子宮の裂傷です（図4）。頻度は 0.02 ～ 0.1％とまれですが，母体死亡率は 1 ～ 2％，胎児死亡率は 80％と極めて重篤な疾患です。TOLAC 時の破裂のような子宮瘢痕破裂と自然子宮破裂，外傷性子宮破裂に分類されています。子宮瘢痕破裂は帝王切開の既往以外にも，子宮筋腫核出術の既往，子宮奇形手術の既往，子宮内容除去術の既往や胎盤用手剥離の既往がある場合に起こる可能性があります。自然子宮破裂は，多産，巨大児や多胎妊娠による子宮壁の過伸展，過強陣痛が原因としてあげられます。外傷性子宮破裂は，交通事故などの外傷以外にも骨盤位牽出術，外回転術，鉗子分娩などが原因となります。

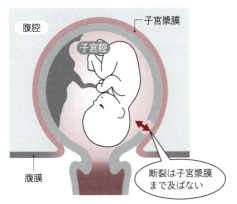
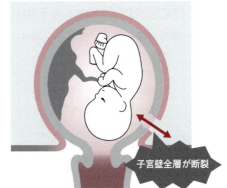

図4 子宮破裂

Memo❸ 児頭骨盤不均衡，子宮下節横切開，子宮体部筋層

児頭骨盤不均衡

単に骨盤の大小で分娩の予後を診断するより，児頭と骨盤の両者を比較して，児頭の骨盤通過可否を判定するほうが合理的であるということから，児頭骨盤不均衡という概念が生まれました．児頭骨盤不均衡は，児頭と骨盤の間に大きさの不均衡が存在するために分娩が停止するか，母児に障害を来すか，あるいは障害を来すことが予想される場合をいいます[1]．

子宮下節横切開

子宮下節は解剖学的内子宮口と組織学的内子宮口との間を指します．成熟時の帝王切開は一般的にこの部位に横切開を加えます．非妊時には約1cmですが，妊娠末期には約10cmにまで伸展します．この長さは妊娠週数や頸管の開大・展退の程度によって異なります．膀胱子宮窩腹膜翻転部が指標となります．陣痛発来前の満期の帝王切開の場合には，膀胱子宮窩腹膜翻転部の2〜3cm下の部分を目安にして切開を加えます（図5）[2]．

子宮体部筋層まで達する手術既往

子宮体部に対する手術既往で，筋層内子宮筋腫核出，間質部妊娠楔状切除など，子宮筋層に創が及ぶ手術既往の場合は，既往帝王切開創に加えて子宮創があるということとなり，経腟分娩を避けるべきと考えられ

ています。しかし，有茎性漿膜下筋腫の切除，有茎性粘膜下筋腫やポリープの子宮鏡下切除などの子宮筋層に及ばない手術の既往は，経腟分娩の禁忌とはされていません（図6）[3]。

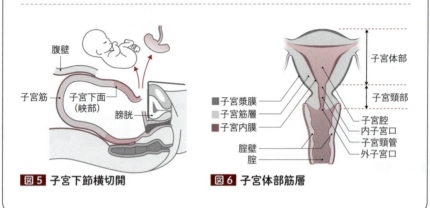

図5 子宮下節横切開　　　図6 子宮体部筋層

症例を「理論的」に理解 ④
川崎病心臓血管後遺症のある妊婦の管理

「最後にもう一つ質問があります。先日，川崎病の患者さんで冠動脈に6mmの動脈瘤があって子供のころからずっとアスピリンを内服しているけど，妊娠したからいつ止めるのですかって質問されました。確か以前脳動脈瘤をもっている妊婦さんを担当したとき，手術ギリギリまで抗血小板薬を飲んでいたように記憶していますがどうなのでしょうか？」

川崎病は，おもに乳幼児がかかる全身の血管炎症候群です。中型血管が全身性に炎症を起こすことで，発熱，発疹，冠動脈病変などさまざまな症状を起こします。

特に心臓に関しては，冠動脈の起始部近くと左冠動脈の左前下行枝と左回旋枝の分岐付近に血管炎から瘤ができやすいといわれています。瘤の半数は，発生後2年以内に退縮しますが，一部残存することがありこの瘤内の血液の流れが滞ると血栓化して突然死（心筋梗塞）するリスクが高くなります。そのため，川崎病既往者のなかには長い間アスピリンを服用しているひとがいます。

「川崎病心臓血管後遺症の診断と治療に関するガイドライン（2013年改訂版）」では，妊娠中，分娩前後の薬剤という項目のなかで抗凝固薬および抗血小板薬としてアスピリン

表1 妊娠中・分娩前後のアスピリンとワルファリンの使い方

アスピリン	冠動脈障害があり，抗血小板薬，抗凝固薬が必要な場合，妊娠中は少量のアスピリン（60〜81mg/日）で経過観察をする。妊娠34〜36週に中止し，ヘパリンの持続点滴に変更して，分娩4〜6時間前に中止する，または，入院のうえ，分娩前1週間休薬する。
ワルファリン	催奇形性は用量に依存し，中等量以上（5mg/日以上）の内服によると報告されている。胎児の臓器形成される妊娠初期の12週までと34〜36週以降は中止する。ワルファリンの中止により血栓形成を来す可能性が高い場合は，ヘパリンの皮下注を考慮する。

〔日本循環器学会，他：川崎病心臓血管後遺症の診断と治療に関するガイドライン（2013年改訂版）より〕

とワルファリンの記述があります（**表1**）[4]。

　アスピリンは添付文書上，出産予定日12週以内の妊婦（つまり妊娠予定日は妊娠40週0日なので妊娠28週以降）の使用は禁忌とされています。ですので，妊娠28週以降の投与の必要性について十分に説明する必要があります。

　またワルファリンに関しては，多くの医師・薬剤師が妊娠したらヘパリンに変えないといけないと単純に思っているひとが多いようですが，ガイドラインでは催奇形性は用量に依存するとしています。

おわりに

　産科の臨床は他の科とまったく異なり，取り組みにくい分野だと思います。まず用語が独特な感じがします。しかもあまり薬剤が前面に出てきません。逆に，最後の川崎病のあたりになるとだいぶ親近感をもって読んでいただけるのではないでしょうか？

　"妊娠中・授乳中"となると，日ごろは問題なく使用している薬剤であっても，患者も医師もとたんに戸惑うことが多くなります。妊婦のなかには合併症を抱えながら薬物治療を継続している方もいます。妊娠しても継続したほうがいい薬剤，妊娠前からの薬剤の調整や"妊娠中"・"分娩後"に調整が必要となる薬剤とその対応は原疾患・薬剤などにより異なりかつ多岐にわたります。実際に，妊娠しても継続が必要な薬剤であっても妊娠がわかった途端に主治医に確認することなく勝手に服薬を止めてしまう患者も多くいます。また，他院で処方された薬剤であっても薬を持ち帰って内服する前になって「妊娠中・授乳中に飲んでもいいか」を産婦人科に問い合わせてこられる患者もいます。薬剤師は薬を渡す時点での対応が必要です。

　"薬剤と妊娠"については患者からも医師からもニーズのある分野であり，薬剤師が介入する余地が大いにあります。ぜひ薬剤と妊娠に関する分野に積極的に取り組みましょう。

第1章　医師と話すための病態生理のキホン│127

BOOK TO THE FUTURE

Baby +，女と男のディクショナリー HUMAN +（http://www.jsog.or.jp/）日本産科婦人科学会
産科（・婦人科）をざっと俯瞰できる web サイトです。産婦人科を身近に感じることができると思います。

大八木知史

【引用文献】
1）日本産科婦人科学会・編：産科婦人科用語集・用語解説集 改定第 2 版．金原出版，2008
2）藤井信吾：臨床解剖学に基づいた産婦人科手術シリーズ 1．診断と治療社，2012
3）藤井知行：8）VBAC と骨盤位分娩取り扱いについて．日本産科婦人科学会雑誌，60：N-438-441，2008
4）日本循環器学会，他：川崎病心臓血管後遺症の診断と治療に関するガイドライン（2013 年改訂版）

【参考文献】
・日本産科婦人科学会，他：産婦人科診療ガイドライン産科編 2014．日本産科婦人科学会，2014

11. 小児科

小児の解剖生理を理解する
―― 心室中隔欠損の病態から

1歳6カ月の女児。1カ月検診で心雑音から心室中隔欠損がみつかった。出生時体重は3kg。その後体重の増加も順調であった。呼吸も楽そうでおっぱいもよく飲んでいたが、一時心不全症状がみられ、薬物療法として強心薬と利尿薬を用いて経過観察。12カ月検診でも心雑音は同様であったが、いろいろな真似事もできるようになっていた。ところが、検診を受けた頃から徐々に体重の増加が緩慢となり疲労感や息苦しさが増してきているようで、今回精査目的で入院となった。

病棟での会話

担当医「今回の心エコー検査では孔は変わっていないけど、疲労感や息苦しさは心室中隔欠損が原因のようだね」

研修医「乳児期はこのまま孔が閉鎖するのでは？　と思ったのですが…」

「そうだね。特にⅡ型だからね」

薬剤師「…（Ⅱ型ってなんだろう？　心室中隔欠損の孔は閉じやすいのかな？）」

担当看護師「先生、心室中隔欠損には大動脈弁閉鎖不全が合併することがあるって聞いたことがあるのですがどうですか？　動脈管開存や卵円孔開存はないですよね？」

「その他の心疾患はないよ。動脈管、卵円孔のほうも問題ないしね」

「…（心室中隔欠損には大動脈弁閉鎖不全を合併することが多いってことかな？　動脈管、卵円孔ってなんだろう？）」

「そういえば先生、先ほどアナムネをとっていたのですが、そのとき歩き方がたまたまかもしれませんが、high guard歩行だったんです。少し、話しかけてもみたのですがまったく反応がなくて…。先生、発達の面はどうですか？」

「そうだね。そこは心配している点なんだよ。」

「…（high guard歩行ってなんだろう？　発達って子供が大きくなることかな。うーん、わからないことばかりだな）」

出生前後に起こる呼吸や循環の変化とは

　最初に，胎児の呼吸器系の発達について説明します。肺は解剖学的には前腸から発生した後，胎芽期（妊娠3～7週間），偽腺状期（妊娠5～17週），管状期（妊娠16～26週），終末嚢期から肺胞期（妊娠24～38週）の順で発達を遂げます。肺胞は胎児36週までにはみられるようなりますが，肺胞の85～90％は生後6カ月までに形成されその後も肺胞数は増加します。一方，肺は広い表面積を有しており，出生後にガス交換が容易にできるためには，肺サーファクタント（ Memo❶ ▶ ）が十分になければなりません。

　出生時には，胎児の肺液の一部は産道通過時の胸郭圧迫で上気道から排泄されますが，多くは呼吸開始後に肺循環とリンパ管へ吸収されます。これより胸腔内は陰圧となり，産道から外に出ると胸腔内へ空気が侵入し第1吸気が起こります。それに続いて出生直後の第1呼気が起こります。これが赤ちゃんの第一声です。このとき胸腔内は陽圧に変化し，第2呼吸へ続き，呼吸が繰り返され肺呼吸が確立します。新生児の第1呼吸は，出生時の寒冷刺激や胎盤から離れることによるガス交換の低下によって児へ二酸化炭素が貯留すること，胎児呼吸様運動などが出生後の呼吸の確立に大きく影響していると考えられています。

Memo❶ ▶ 肺サーファクタント

　肺サーファクタントとは，肺胞の細胞で生成される肺表面活性物質のことで，肺胞内側の表面を覆いその表面張力を弱め，肺胞が拡張した状態を保てるようにする物質のことです。また，胎児の肺は肺上皮から分泌された液体で満たされており，その量は出生後の機能的残気量（安静呼吸で息をはいたときに肺内に残っている空気量）に相当します。この肺液は羊水中へ移行するため，羊水中の肺サーファクタントを測定することで胎児肺成熟度の判定が可能となります。肺サーファクタント量が十分に産生されており肺の機能が成熟している場合は，自力で呼吸ができ胎外生活に適応できますが，肺サーファクタントの産生量が少なく肺の機能が未熟な場合は，胎児は自力呼吸ができず胎外生活には適応できません。

　次に胎児循環について説明します。胎児循環では，胎盤から臍静脈が胎児の胎内に入り，静脈管から下大静脈を経由して心臓の右心房にながれ，上大静脈から入ってきた血液とはあまり混合せずに卵円孔から左心房，左心室そして大動脈へ駆出されます。一方，脳を通ってきた血液は上大静脈から右心房，右心室そして肺動脈へ流れ，その85～90％は動脈管を通っ

て下行大動脈へ駆出されます。その後，内腸骨動脈の分枝である左右の臍動脈から胎盤に帰ります（図1）。種々の先天性心疾患が胎児期に発症しないのは卵円孔と動脈管が開存しているからです（卵円孔と動脈管については後述します）。

　出生直後に臍帯血管の結紮が行われると臍動脈，臍静脈の血流が断たれ動脈管を通って下大動脈（肺動脈）へと流れていた血液は肺へ環流し肺血流量が増加します。増大した肺血流は心房の右心房圧を低下させ，左心房圧を上昇させるために弁状になっていた卵円孔は閉鎖します。また，動脈管，臍静脈の血流も停止し血管は閉鎖していきます。

　すなわち，出生と同時に循環器系には次のような大きな変化が起こります。①肺動脈が開き肺へ血液が増えます，②卵円孔が閉じます，③動脈管が閉じます，④静脈管が閉じます，⑤臍動脈，臍静脈が閉じ，胎盤循環がなくなります。

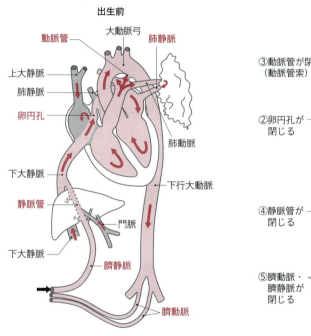
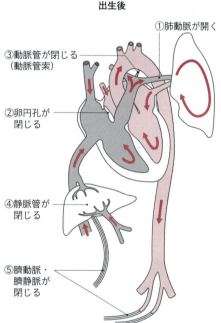

図1 出生前後の循環動態の変化

卵円孔と動脈管

　卵円孔は胎生後期に出現します。胎児が子宮の中で発達している間，小さな開口部が心房に存在しますがこれを卵円孔といいます。卵円孔の目的は，心臓に血液を循環させることです。卵円孔は，肺機能が存在しない場合により迅速に血液循環を行う働きをしています。

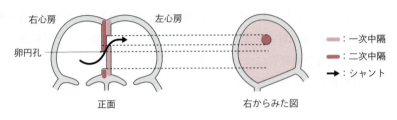

●卵円孔弁（一次中隔）の卵円孔への癒着が不完全な場合
図2 卵円孔開存

　解剖学的には，左右の心房を分ける心房中隔ははじめに一次中隔が形成されます。そして，次に一次中隔とは別に並行して二次中隔が形成されます。正常では出生後に一次中隔と二次中隔が癒着して心房中隔が完成し心房間のシャント（血液が本来通るべき血管とは別のルートを流れる状態）が消失します。

　卵円孔開存は，一次中隔と二次中隔の癒着が不完全な場合に起こります。出生後は通常，右房圧＜左房圧となっていますので中隔は常に閉鎖しシャントは生じません。また，卵円孔に対して一次中隔は弁の機能を果たすことが知られています（図2）。

　動脈管とは，胎児期において肺動脈と大動脈とを繋ぐ血管であり，胎児循環において重要な役割を果たします。胎児期の循環において，右心室から駆出された血液の大半は，肺動脈に入る手前の動脈管を介して大動脈弓から下行大動脈へと流入しています（右左シャント）。これは胎児の肺血管抵抗が高く，一方で体血管抵抗が低いことによります。出生直後，呼吸がはじまると肺胞が膨張することで肺血管抵抗は急激に低下し，一方で体血管抵抗は上昇します。このため出生直後の動脈管は，一時的に大動脈から肺動脈へと左右シャントになります。さらに動脈内酸素飽和度が上昇することで動脈管は約12時間で機能的に閉鎖するとされています。血管内皮の増殖による器質的な閉鎖は数日後に完了し，最終的には動脈管索という構造物のみ残されます。この動脈管が閉鎖せず残ったものを動脈管開存といいます。

先天性心疾患について理解しよう

　先天性心疾患は，心臓の発生過程での心血管系の構造異常が原因で出生後の循環が異常となる疾患群のことです。先天性心疾患の原因は大きく分けて①遺伝子病，染色体異常症などの遺伝要因によるもの，②風疹などの母体感染症，糖尿病などの母体疾患，ある種の薬剤や化学物質に暴露された場合などの環境要因によるもの，③多因子遺伝病によるものがありますが，実質的には③の多因子遺伝病によるものがほとんどとされています。

　また，先天性心疾患の発生頻度自体は全新生児のうちおおよそ1％前後といわれていま

すが，最多は心室中隔欠損といわれています。心室中隔欠損については症例をもとに解説していきます。

症例を「理論的」に理解 ❶

心室中隔欠損の病態と分類

「今回の心エコー検査では孔は変わっていないけど，疲労感や息苦しさは心室中隔欠損が原因のようだね」

「乳児期はこのまま孔が閉鎖するのでは？　と思ったのですが…」

「そうだね。特にⅡ型だからね」

　心室中隔欠損は，左右の心室を隔てる心室中隔に欠損孔のあるものをいいます。心室中隔に存在する欠損孔に，収縮期に左心室から右心室へ動脈血が流入し，肺血流量上昇，左心系容量負荷を呈する疾患です（図3）。

　症状は軽い場合から心不全を伴う重い場合まであり一様ではありませんが，一般的には呼吸が荒く回数が多い，ミルクや食事をとる量が減り体重が増えない，元気がない，汗をかきやすいなどの心不全に伴う症状が出現するといわれています。また，心室中隔欠損の20〜50％に自然閉鎖が生じるといわれています。

　心室中隔欠損の分類には，いろいろな分類がありますがkirklinの分類が有名で欠損部位により4つに分類されます（図4）。

　Ⅰ型は漏斗部型と分類され，わが国では比較的多く心室中隔欠損の約3割がこのタイプと報告されています。一般的に自然閉鎖はまれです。Ⅱ型は膜様部型と分類されわが国では約7割と報告されています。このタイプは自然閉鎖が多いことが知られています。Ⅲ型は流入部型と分類されわが国では1％程度と報告されDown症候群に多いことが知られています。Ⅳ型は筋性部型と分類され，わが国では少なく3％程度と報告されています。新生児期の小欠損は高率に自然閉鎖するとされています。また，複数の欠損孔を有していることがあります。

　ここまでの説明から，本症例の心室中隔欠損はⅡ型の膜様部型であり，わが国で最も多く，自然閉鎖が多いことがわかりますね。

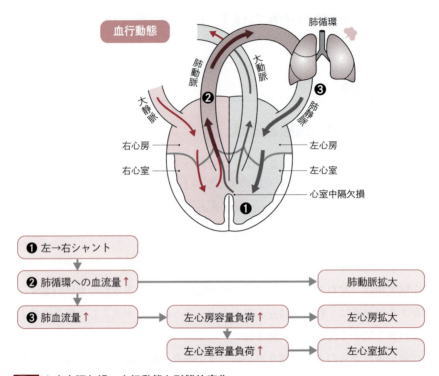

図3 心室中隔欠損の血行動態と形態的変化

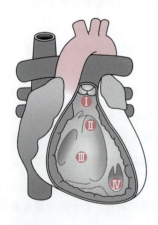

図4 kirklin の分類

分類	欠損部位	特徴（日本での報告）
Ⅰ型	漏斗部 （高位欠損）	・約3割 ・自然閉鎖がまれ。 ・大動脈弁閉鎖不全症の合併あり。
Ⅱ型	膜様部 （傍膜様部）	・約7割 ・自然閉鎖が多い。
Ⅲ型	流入部 （後方欠損）	・1％程度 ・心内膜床欠損型ともよばれる。 ・Down 症候群に多い。
Ⅳ型	筋性部 （低位欠損）	・3％程度 ・新生児期の小欠損は高率に自然閉鎖する。

症例を「理論的」に理解 ❷

心室中隔欠損の合併症

「先生，心室中隔欠損には大動脈弁閉鎖不全が合併することがあるって聞いたことがあるのですがどうですか？　動脈管開存や卵円孔開存はないですよね？」

「その他の心疾患はないよ．動脈管，卵円孔のほうも問題ないしね」

　心室中隔欠損には，動脈管開存症，大動脈弁閉鎖不全症，僧帽弁閉鎖不全症，大動脈狭窄症，心房中隔欠損症などの合併例が報告されています．

　特に，Ⅰ型の漏斗部型の場合には，大動脈弁閉鎖不全症を発症することが多いとされていますが，Ⅰ型以外のどのタイプの心室中隔欠損でも，上記の心疾患を合併する可能性があります．

　Ⅰ型の大動脈弁閉鎖不全症の発症機序は，欠損部位が高位であるため右冠尖が心室中隔の中に逸脱します．これに伴ってみかけの欠損孔は小さくなりますが，右冠尖逸脱により大動脈弁閉鎖不全症が発症するとされています（図5）．

　以上の説明から，看護師が聞いている大動脈弁閉鎖不全症の合併はⅠ型の心室中隔欠損で多いことや，幸いにも本症例ではその他の心疾患の合併はなかったことが理解できます．

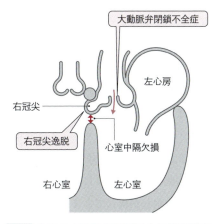

図5 Ⅰ型の大動脈弁閉鎖不全の発症機序

症例を「理論的」に理解 ③ 小児の発達

「そういえば先生，先ほどアナムネをとっていたのですが，そのとき歩き方がたまたまかもしれませんが，high guard 歩行だったんです。少し，話しかけてもみたのですがまったく反応がなくて…。先生，発達の面はどうですか？」

「そうだね。そこは心配している点なんだよ。」

　まず，小児の精神の発達について理解しましょう。精神とは，脳の複合的に結びついた活動を意味し，認知，言語，情緒，社会性などさまざまな能力から成り立っています。これらの活動は，運動機能や聴覚，視覚など感覚器の働きと密接につながっています。小児の精神発達とは，周囲の環境に適応しさまざまな課題に適切に対処できる能力を身に着けることを意味しています。ここでは言語の発達と社会性の発達について解説します。

　言語発達は，表出言語と言語理解に分類されます。意味のある単語は，生後1～1歳半の間にみられるようになります。その後，急速に語彙が増加し2歳前で2語文が可能となります。3歳前に自分の姓名，年齢がいえるようになります。またこの時期には，代名詞，接続詞，助詞が出てくるようになります。5歳で簡単な物語を自分の言葉で話せるようになり，普通の会話ができるようになります。

　乳児は1カ月半より見つめ，2カ月ごろより追視し，あやすと微笑するようになります。3カ月になると，あやすと声を立てて笑うようになります。5カ月で鏡に映った自分の顔に反応するようになり，6カ月でイナイイナイバーなどを喜ぶようになります。7～9カ月頃よりおもちゃを引っ張ると抵抗するようなしぐさをするようになり，9～10カ月でバイバイなどの物まね動作をし，11カ月で父母の後追いをするようになります。また，1歳では大人の動作の真似をするまで成長します。さらに，1歳半で絵本を見て知っているものを指さししたりして遊び，2歳で電話ごっこをし，3歳で年齢と姓名がいえるようになります。4歳でお使いができるようになり，5歳では自分で服を着ることができるようになります。学童期の児童は団体遊びを好むようになり，学童期後期ではグループのなかでの役割も分化し，仲間との協同の兆しが現れてきます。

　ところで本症例の患児は1歳6カ月ですから，通常は上手に歩けるようになっています。high guard 歩行とは，腕が高い位置で屈曲挙上している歩行のことで，転びやすく1歳1～2カ月程度の発達と考えられます。しかし，発達には個人差がありますので，経過観察が必要です。また，通常1歳6カ月の子供の場合は，手を使って遊ぶようになり鉛筆でな

ぐり書きをしたり，ボールを転がすことができます。意味のある言葉も通常3語以上口に
します。まったく反応がない場合，また意味のある単語を話さない場合には知的障害や聴
覚の異常，生育歴などについて注意を払う必要があります。

　したがって，担当看護師が心配している発達の面での質問は，運動発達や言語発達の問
題などについてということになります。なお，発達スクリーニングにはデンバー式発達ス
クリーニング検査が役立ちます。他書を参考にして理解を深めてください。

　では，ここで問題です。

問題 1

　　　　発達で標準的なのはどれでしょうか？
　　　1）6カ月児ではスプーンを使うことができる。
　　　2）2歳児では履物や衣服を脱ごうとする。
　　　3）2歳6カ月児では一人で歯磨きができる。
　　　4）3歳児では衣服をひととおり着ることができる。

答え

　1）6カ月児ではスプーンを使うことができる（×）
　　スプーンを使えるようになるのは1歳6カ月頃からです。通常，2歳ぐらい
までには使えるようになります。
　2）2歳児では履物や衣服を脱ごうとする（○）
　　2歳児では靴や衣服を脱ごうとします。
　3）2歳6カ月児では一人で歯磨きができる（×）
　　一人で歯磨きができるようになるのは3歳頃からで5歳にはほとんどの子
供ができるようになります。
　4）3歳児では衣服をひととおり着ることができる（×）
　　3歳半で，1人で衣服を着ようとし，ひととおり着ることができるようにな
るのは5歳ぐらいです。

おわりに

　さて，小児科領域の解説を終了します。先天性心疾患や，小児の出生前後の呼吸や循環
の変化，精神発達について理解が深まったでしょうか？　今回紹介した小児科の範囲はご
く一部ですので，さまざまな良書や症例を経験して小児に特徴的な病態生理を理解して病
棟業務に活かしてください。

BOOK TO THE FUTURE

(1) 標準小児科学（医学書院）内山　聖（著）
　　小児科学の定番テキストといえます。小児の生理学的特徴と小児疾患の特殊性を理解できるよう配慮されています。小児科分野でわからないときには，まず参考にすべき本です。

(2) 小児科レジデントマニュアル 第3版（医学書院）安次嶺　馨（編）
　　白衣のポケットに携帯し，毎日の臨床現場のサポートに最適です。簡潔に情報が知りたいときに便利です。

(3) 医師国家試験のためのレビューブック小児科（メディックメディア）国試対策問題編集委員会（編）
　　医師国家試験対策用の書籍ですが，小児科として必要な膨大な情報を，効率よく学習するために重要事項がまとめ上げられています。豊富なイラストや写真も要点の理解に役立ちます。

(4) 乳幼児健診マニュアル 第5版（医学書院）福岡地区小児科医会 乳幼児保健委員会（著）
　　乳幼児健診では「福岡式」として全国的な認知度も高い編集員が作成した書籍です。薬剤師は，乳幼児健診や小児の成長発達に関する知識が弱いですが，それらを理解するうえで参考になる書籍です。

和田　昭

12. 救急科

救急・集中治療を理解する
── 敗血症の病態から

　80歳代，男性。自宅で倒れ救急車で搬送されてきた。ショック状態。基礎疾患として糖尿病があり，1週間前から咳と微熱があり近医から処方された抗菌薬と去痰薬，そして解熱薬を内服していた。救急隊からの連絡では，当初意識はなく救急救命士による胸骨圧迫にて心拍再開となった。車中のバイタルサインは，血圧：72/42mmHg，脈拍：143/分，呼吸数：36/分，SpO₂：88%，体温：39.8℃であった。これからライン確保，輸液負荷，採血や血液培養などの検査を経てICUへ入室予定。

病棟での会話

「どのような鑑別があがりますか？」

「糖尿病の既往があり咳と微熱があったことから，肺炎などの感染症が疑われます。心肺停止後の蘇生に成功していますが現在もショックバイタルですので，重症の急性肺炎で肺炎球菌性肺炎が想定されます。他にもレジオネラのような異型肺炎も鑑別にあがると思います」

「肺炎以外には何が考えられますか？」

「…（咳と発熱なら気管支炎か肺炎じゃないのかな？　ショックってよく聞くけど厳密にはどういう状態？）」

「意識障害の鑑別には"AIUEO-TIPS"が考えられますが，現段階では咳と微熱では感度が高すぎて絞り込みが難しいと思います。糖尿病があるので免疫は低下していると考えられますので感染症が主体かと思います。拡張期血圧が低いのでMAPも低く，呼吸も速いことからqSOFAスコアは2点以上あり，現状では敗血症の病態が考えられます。酸素化と循環動態の安定化を第一に考えて，早期に適切な抗菌薬での治療を考えていきます」

「そうですね。挿管されているでしょうし，輸液量や尿量の確保，呼吸，循環の安定化を目指しましょう。高齢，糖尿病の既往歴から感染症は十分に考えられます。敗血症は新しい定義となりましたがわれわれがやることは変わりません。

呼吸数の確認ができているのは良かったですね。血液ガス分析で乳酸値などの確認も早期に必要ですね。感染症以外にも脳卒中や心筋梗塞，臓器出血や動脈瘤の破裂など緊急性の高い他の疾患にも対応できるよう整理していきましょう。糖尿病がありますので，AIUEO-TIPS における血糖関連のトラブルである低血糖あるいは高血糖，また DKA（diabetic ketoacidosis）などにも注意が必要です」

「…（呼吸数や拡張期血圧はあまり考えたことがなかった。MAP，qSOFA？あとで調べよう。呼吸数はカルテにあまり記載されていないのに必要なのかな？咳があったから肺炎だけでなく他の重症疾患に合併している場合もあるのか。みえていない部分を想定するのは大変だけど，必要な薬剤を想定していかないと支援どころか足手まといになってしまいかねない）」

そもそも敗血症とは

　病態を理解する前に，まず基本的な用語をまとめていきます。敗血症は古くは感染症に伴う重篤な状態や細菌が血液中に存在する菌血症と混在されていましたが，1992 年に全身性炎症反応症候群（aystemic inflammatory response syndrome；SIRS）（表1）の概念が発表され，SIRS に感染症が伴う病態として定義づけられました。

　SIRS は，感染症をはじめ外傷や手術，熱傷など全身の炎症反応（CRP 高値と同義ではない）が主たる要因ですが，感染症以外にも多くの病態が含まれ感度が高すぎて有用性に問題がありました。敗血症の病態はこの数年で臓器障害への概念が強くなり，感染症と全身性の徴候と定義づけられています。2016 年 2 月に SEPSIS-3 が発表され[1]，ICU 内における敗血症の診断は従来より臓器障害を示す SOFA（Sequential Organ Failure Assessment）スコア（表2）[2] で評価され，ベースラインから 2 点以上の増加があれば敗血症として診断されることになりました。

　このスコアを活用するために，まず PaO_2 が血液ガス分析における動脈血の酸素分圧であること，F_IO_2 が吸入している酸素濃度であることの理解が必要です。人工呼吸器の設定で，吸入酸素濃度が 80％に設定されている場合は $F_IO_2 = 0.8$ ということになりま

表1 SIRS スコア

2 点以上で SIRS
1. 体温：< 36℃ または，> 38℃
2. 脈拍数：90/ 分以上
3. 呼吸数：> 20/ 分，または $PaCO_2$ < 32torr によって示される過換気の存在
4. WBC：> 12,000/mm³ か < 4,000/mm³，または > 10％の幼若白血球（桿状核球）

（Crit Care Med, 20：864-874, 1992 より）

表2 SOFA スコア

	0	1	2	3	4
呼吸器 PaO_2/F_IO_2 (mmHg)	≧ 400	< 400	< 300	< 200 + 人工呼吸	< 100 + 人工呼吸
凝固能 血小板数（× $10^3/\mu L$）	≧ 150	< 150	< 100	< 50	< 20
肝臓 ビリルビン（mg/dL）	< 1.2	1.2 〜 1.9	2.0 〜 5.9	6.0 〜 11.9	> 12.0
循環器	MAP ≧ 70mmHg	MAP < 70mmHg	DOA < 5γ または DOB	DOA5.1 〜 15γ または Epi ≦ 0.1γ または NOA ≦ 0.1γ	DOA > 15γ または Epi > 0.1γ または NOA > 0.1γ
中枢神経 Glasgow Coma Scale （点）	15	13 〜 14	10 〜 12	6 〜 9	< 6
腎 クレアチニン（mg/dL）	< 1.2	1.2 〜 1.9	2.0 〜 3.4	3.5 〜 4.9	> 5.0
尿量（mL/ 日）				< 500	< 200

DOA：ドパミン　DOB：ドブタミン　Epi：エピネフリン　NOA：ノルアドレナリン

（Singer M, et al：JAMA, 315：801-810, 2016 より）

す。そのときの血液ガス分析における PaO_2 が 80mmHg であれば，酸素化の指標である PaO_2/F_IO_2（P/F ratio）＝ 80 ÷ 0.8 ＝ 100 ということになります。

　ICU で動脈ラインから測定される平均血圧（mean blood pressure；MBP）＝平均動脈圧（mean arterial pressure；MAP）は拡張期血圧（diastolic blood pressure；dBP）と収縮期血圧（systolic blood pressure；sBP）で表され，臓器灌流の指標として敗血症においては重要です。

$$MAP = dBP + （sBP － dBP）÷ 3 = 1/3sBP + 2/3dBP$$

　例えば，血圧が 86/57mmHg の患者 A と 91/38mmHg の患者 B では同じような印象（むしろ前者の患者のほうが重症の印象）を受けがちですが，MAP はそれぞれ 66.7，55.7mmHg となります。つまり，後者の患者のほうが MAP が低いことになります。また式から，MAP には拡張期血圧が収縮期血圧よりも 2 倍影響を与えることがわかります〔収縮期血圧は後負荷（ Memo❶ ▶ ），拡張期血圧は冠血流の指標〕。敗血症における MAP ＜ 60mmHg は死亡率と関連しているという報告[3] もありますし，SCCM ガイドライン 2012[4] においても MAP ＞ 65mmHg は敗血症治療において早期に到達すべき指標となっ

Memo❶ 循環管理における4つの心拍出量決定因子

　循環管理では4つの心拍出量決定因子として，前負荷，後負荷，心収縮性，心拍数があります。心臓にかかる負荷として，心臓が収縮する前にかかる負荷を前負荷とよびます。心臓に流入する血液が増えれば前負荷が増大します。一方，心臓が動脈圧に抵抗しながら全身へ血液を送り出すときに血管や心臓にかかる負荷を後負荷とよびます。敗血症では炎症性サイトカインによって血管が拡張し，血管抵抗が下がり後負荷が低下します。

　ちなみに，前負荷については輸液でボリューム負荷（細胞外液）することで心拍出量を増加させ，ノルアドレナリンのような血管収縮薬の投与で末梢血管を収縮させ，後負荷を増大させることが可能となります。また，動脈硬化のような血管に弾力性のない場合は，圧が高くなるので後負荷は大きくなります。

ています。つまり患者Aよりも患者Bのほうが予後不良が示唆されます。

　GCSは意識障害のスコアで，詳細は「序章 バイタルサイン」に書かれています。ちなみにSOFAスコアと死亡リスク[5]については，初期SOFAスコア9点で死亡率33%であり，11点以上では95%となります。また最大SOFAスコアが10点では死亡率40%，11点以上で80%になります。

　ICU内ではSOFAスコアを用いて敗血症を診断しますが，ICU以外ではquick SOFA（qSOFA）スコア（表3）を用いることが推奨されています[6]。動脈ラインの確保や動脈血のガス分析を行うことは容易ではないことと，敗血症を早期発見，診断そして迅速に治療へと移行させていく必要があるため簡易なスコアとなっています。qSOFAは2点以上で敗血症の診断となります。これらは循環，呼吸，意識の評価を行うことで，血液ガス分析などを行わずに素早くベッドサイドや現場で敗血症を疑い，臓器障害へのアプローチを

表3 qSOFA スコア

収縮期血圧 < 100mmHg
呼吸数 > 22/ 分
意識変容

1つ当てはまるごとに1点

開始することが期待されます。

さらに，敗血症性ショックについては，以前は「十分な輸液負荷においても改善しない低血圧」と定義づけられていましたが，臨床研究において「十分な輸液負荷にもかかわらず MAP＜65mmHg」，「乳酸値の上昇（＞2mmol/L）」，「血管作動薬の使用」の3項目を満たす群での死亡率が他の群よりも高い割合であったため[7]，これらの状況にある病態を敗血症性ショックと定義されました。

敗血症の原因とメカニズム

では，これらの呼吸，循環や代謝を障害する因子が一体何であるかその病態のメカニズムついて学習していきましょう。

敗血症はさまざまな種類の微生物によって引き起こされます。微生物のリポ多糖（LPS，エンドトキシン）などは種々のサイトカインの遊離を促し，Toll-like receptor（TLR）-4 などによる細胞内シグナルを活性化させます。これが炎症反応の初期反応となります。サイトカイン，炎症性メディエーターによる反応は，血管拡張や発熱を引き起こしたりしますので，臨床症状としては血圧が下がったり体温が上昇したりします。血管が拡張すると血管内容量がそのままなので，それを埋めようとするために血液を早く送り出して広さを埋めようとします。例えばこれは頻脈という症状になります（図1）。

血管が拡張しても，血液量（ボリューム）は変化していないので各臓器に勢いよく血液が流れ込まなくなります。そうすると，十分な血液（酸素）が臓器に供給されないので，各臓器レベルでは灌流障害が起こる，つまり虚血，低酸素状態になります。これが原因となって臓器機能が破綻し，本来個々の臓器が有している機能に障害を起こすことになります。複数の臓器で同時に進行していけば多臓器不全が起こることになります。臓器機能は突如として不全にはならなくとも障害され機能低下していく過程を経ますので，われわれはこれらを症状として認識しなければなりません。バイタルサインや臨床検査値などの正常値にだまされず，上昇や低下を予測し異常があっても異常値となるべき数値が正常値であればその原因やメカニズムを考えましょう。

実際に各臓器の基本的な機能と，機能不全が生じた場合の症状について簡単に説明します（図2）。脳血管・中枢でしたら，意識障害，肺なら頻呼吸だったり酸素分圧の低下や炭酸ガスの貯留，心臓であれば心拍数の増加や不整脈，腎臓なら尿量減少，皮膚であれば冷たさや暖かさ，網状の模様（網状皮斑，リベド），毛細血管再充満時間（capillary refilling time）の延長など，さまざまな臓器障害の症状が出現し始めますのでこれらの症状を見逃してはなりません。これらが並行で各臓器における病態が進行すると，多臓器不全という病態になります。

炎症反応を引き起こす内因性物質を alermins，外因性物質を PAMPs（pathogen-

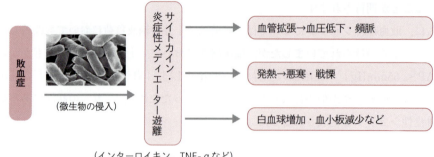

図1 敗血症のメカニズム

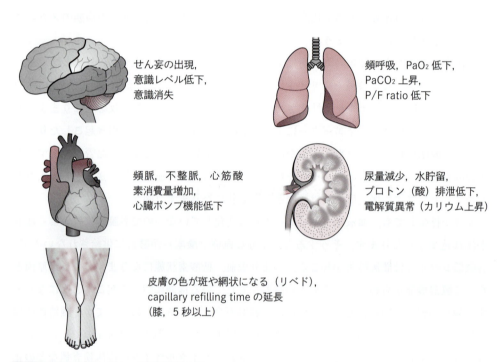

図2 見逃してはいけない臓器障害の例

associated molecular patterns）とよび，alermins と PAMPs の総称として DAMPs（damage-associated molecular patterns）と称されています。敗血症において血中濃度が急激に高まる HMGB1 は「死のメディエータ」ともよばれ，alermins のなかでも特に重要性の高いものとして研究されています。

また，LPS などにより活性化された血小板は，好中球と結合して NETs（neutrophil extracellular traps）を放出します。NETs は殺菌作用があるのですが，血液凝固反応を促進するため臓器障害を誘引し，動脈や静脈における血栓症，微小循環障害，肝障害を引

き起こすことが報告されています[8), 9)]。血管内の血栓形成は侵入微生物の伝播と炎症が他の組織へ拡散していくのを防ぐメカニズムとなっている可能性が考えられています。しかし，凝固の促進，抗凝固の抑制，そして線溶の抑制が複合的に生じ，臨床像として敗血症から播種性血管内凝固症候群（disseminated intravascular coagulation；DIC）を合併することに至ります。

ここまでは敗血症性ショックについて解説しました。ここで問題です。ほかの病態においてもよく耳にはする「ショック」ですが，

問題1

ショックとは厳密にはどのような病態？
　1）意識障害のある状態，　2）血圧が低下した状態，　3）意識障害と低血圧が併存する状態

答え

　いずれでもない。
　虚血による臓器障害であり，1）～3）の病態は含まれるが必ずしも異常低血圧がなくともショックの病態となり得ます。

ショックは組織灌流が十分でないことに起因する病態です。低灌流によって酸素とエネルギーの供給が低下し需要とのインバランスが生じ，その結果として各組織における細胞機能障害が引き起こされるため生体機能が障害を受けます。これらの細胞傷害はDAMPsや炎症性メディエーターの産生や遊離を促し，微小循環や各臓器における組織灌流をさらに傷害していきます。ショックが生じた際の炎症反応（**図3**）とショックが引き起こす悪循環（**図4**）を示します。

重篤かつ持続的な酸素供給不足は臓器の不可逆的な障害に進行します。臨床的には普段血圧が正常の人がMAP 60mmHg（sBP 90mmHgに相当）未満となっていることが多い状態になります。MAP＜60mmHgに低下すると一般的に脳血流や冠動脈血流は減少し，機能低下を引き起こすことが知られています。ただし，血圧の低下がみられなくとも，臓器機能の低下が出現している場合はショックとなりますので低血圧に固執しないことに注意が必要となります。

神経，心血管系，肺，腎などの臓器において機能低下や代謝障害が生じると，神経活動の異常，心拍出量の減少や心拍数の増加，肺血管抵抗の上昇，右心不全，頻呼吸，尿量減少，糖新生の亢進や乳酸の上昇を引き起こします。ショックは**表4**のように分類されますが，敗血症は循環血液量減少性ショックと心原性ショックの複合的な病態として存在すると考

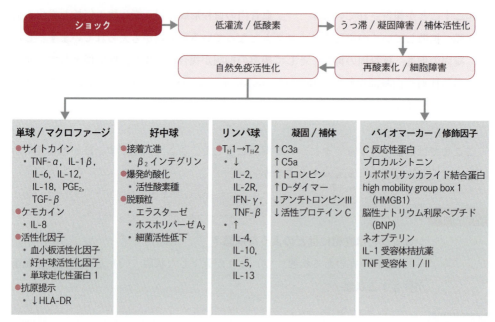

図3 ショックによる炎症反応

(福井次矢,他・監:ハリソン内科学 第4版.メディカルサイエンスインターナショナル,2013 より)

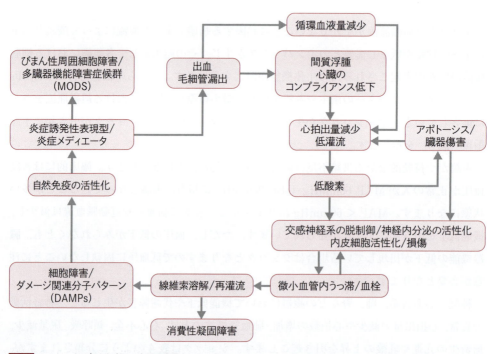

図4 ショックが引き起こす悪循環

(福井次矢,他・監:ハリソン内科学 第4版.メディカルサイエンスインターナショナル,2013 より)

表4 ショックの分類

循環血液量減少性ショック (hypovolemic shock)	出血，脱水，腹膜炎，熱傷など
血液分布異常性ショック (distributive shock)	アナフィラキシー，脊髄損傷，敗血症など
心原性ショック（cardiogenic shock）	心筋梗塞，弁膜症，重症不整脈，心筋症，心筋炎など
心外閉塞・拘束性ショック (obstructive shock)	肺塞栓，心タンポナーデ，緊張性気胸など

〔日本救急医学会ホームページ（http://www.jaam.jp/html/dictionary/dictionary/word/0823.htm）より〕

えられます。

　また，さまざまなショックの型と心血管系への生理的特徴について**表5**に示します。臓器血流は，通常皮膚や筋肉，消化管などの臓器・組織を犠牲にしてでも，心臓や脳の灌流を保とうと働きます。循環血液量減少性ショックの臨床徴候を**表6**に示します。軽度の循環血液量減少ではショックの徴候は乏しいと考えられますが，頻呼吸や頻拍，体位を変えた際の血圧低下がみられれば重篤化が想定されます。脳の灌流は重篤になるまで維持されていることから，興奮や錯乱状態となれば極めて重篤な循環血液量の減少が起こっていることが予測されます。

　ショックは潜行性であったり，急速に進行し高齢者や合併症のある患者では致死的となりうるため積極的な蘇生・治療が必要です。

症例を「理論的」に理解 ①

感染症がベースにあればバイタルサイン，意識から qSOFA スコアで評価

「…感染症が主体かと思います。拡張期血圧が低いので MAP も低く，呼吸も速いことから qSOFA スコアは 2 点以上あり，現状では敗血症の病態が考えられます」

　MAP への影響は拡張期血圧が大きく影響するため，拡張期血圧にも注目して MAP を計算し臓器灌流を想定しなければなりません。この症例では，sBP/dBP が 72/42mmHg ですので MAP ≒ 52 ＜ 65mmHg であることから，さまざまな臓器における血流が低下していることを想定しなくてはなりません（MAP ＜ 70mmHg であることからカラコラミンを投

表5 ショックと心血管系への影響

ショックの型	CVP と PCWP	心拍出量	体血管抵抗	静脈血酸素飽和度
循環血液量減少性	↓	↓	↑	↓
心原性	↑	↓	↑	↓
敗血症性				
高心拍出状態	↓↑	↑	↓	↑
低心拍出状態	↓↑	↓	↑	↑↓
外傷性	↓	↓↑	↓↑	↓
神経原性	↓	↓	↓	↓
副腎機能低下性	↓↑	↓	＝↓	↓

CVP：中心静脈圧，PCWP：肺毛細血管楔入圧

（福井次矢，他・監：ハリソン内科学 第4版. メディカルサイエンスインターナショナル，2013 より）

表6 循環血液量減少性ショックにおける臨床徴候

軽度 （血液量の＜20％）	中等度 （血液量の 20〜40％）	重症 （血液量の＞40％）
四肢冷感	軽度の臨床徴候に加えて	軽度の臨床徴候に加えて
毛細血管再充満時間の延長	頻拍	血行動態不安定
発汗	頻呼吸	著しい頻拍
静脈虚脱	乏尿	低血圧
不安	体位性血圧変化	精神症状昏迷（昏睡）

（福井次矢，他・監：ハリソン内科学 第4版. メディカルサイエンスインターナショナル，2013 より）

与していなければ SOFA スコアは 1 点）。また，ICU 以外での敗血症であることから，収縮期血圧，呼吸数，意識変容にて qSOFA スコアは少なくとも 2 点以上と考えられます。当症例では感染症がベースにあることが強く疑われるため，敗血症を疑い早期に救命を行わなければなりません。呼吸数は重要な測定項目ですので早急に測定・評価しましょう。

症例を「理論的」に理解 ❷ 呼吸，循環から各臓器へ酸素が運搬できているか評価

「酸素化と循環動態の安定化を第一に考えて，早期に適切な抗菌薬での治療を考えていきます」

　救命には，まず気道確保が重要であることはいうまでもありません。そして酸素を全身にいきわたらせるため胸骨圧迫や酸素を吸入させることがBLS（basic life support）となります。自発呼吸がなければ挿管し，ICUに入室すれば人工呼吸器によるサポートも行われます。

　ただし，敗血症では血管が拡張して相対的に血液量が少なくなり，酸素を運搬する能力が著しく低下しています。血管内ボリュームがスカスカの状態（hypovolemia）では太い血管から細い血管に十分な血液量が確保できず，各臓器への血液量が十分でなくなるためこれらを改善するために30mL/kgの初期蘇生輸液が開始となります。この際に使用される輸液として，5％ブドウ糖液，維持輸液（3号液）では細胞内へ移行していくため血管内にとどまらず，拡張した血管内を埋められないことから十分な血圧上昇・維持が期待できません。生理食塩液や130〜140mEq/L程度のNa$^+$濃度を有する細胞外液補充液が血管内に留まるため，これらを投与することで拡張した血管内ボリュームを埋めることで血圧上昇・維持が期待できます。

　この初期大量輸液をもってしても血圧が十分に保てず，組織灌流が乏しいことが予測される場合にはノルアドレナリンの適応が考慮されます。以前はドパミンが主に使用されていましたが，ドパミンは血管収縮に必要なα$_1$作用を得るには少量では期待できないこと，β$_1$作用による心臓への刺激から不整脈誘発のリスクもあり，ノルアドレナリンに比較してデメリットもあり，臓器灌流も不十分で予後も不良であることがメタ解析にて示されています[10]。日本版敗血症診療ガイドライン2016[11]では，不整脈がなければドパミンも考慮可能とされています。

　臓器灌流が乏しい状況は，各臓器へ血液量が維持されず低酸素血症が多臓器で起こりますが，例えば腎における虚血は急性腎不全のリスクとなります。また，腎への血流量が十分でなければ急性腎不全へ移行し乏尿となります。ICUでは急性腎不全の発症頻度が高く，また重症度が高ければICU滞在期間の延長や高い死亡率が報告されており[12]，急性腎不全への移行を回避し，腎血流量の維持，尿量確保（0.5mL/kg/時以上）が急務となります。これも十分な輸液負荷にて治療が可能となります。臓器灌流障害は，乳酸値（＞2mmol/L）では嫌気性代謝の亢進，意識変容では脳への灌流低下が評価されます。

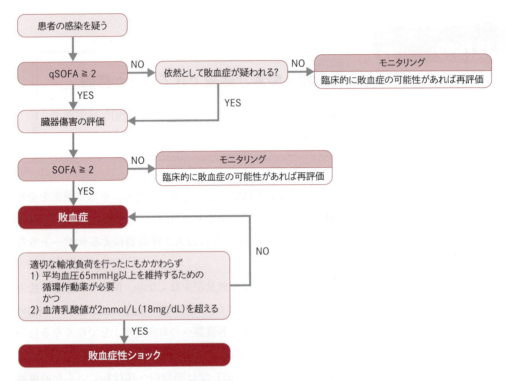

図5 敗血症と敗血症性ショックの判断手順

(Singer M, et al : JAMA, 315 : 801-810, 2016 より)

おわりに

　敗血症と敗血症性ショックの判断手順を図5に示します。しなしながら，数値に固執せずに常に病態の成因と変化の予測が重要です。

　敗血症あるいは敗血症性ショックを考慮した際には血液培養は45分以内に行い，抗菌薬は1時間以内に投与し，低血圧や乳酸値＞4mmol/Lの患者では6時間以内にMAP≧65mmHgや尿量≧0.5mL/kg/時などの到達目標のために適切な輸液負荷やノルアドレナリンなどのカテコラミンサポートを実施し，かつ乳酸値の正常化を行わなければなりません[13), 14)]。

　そのためにも，ICU外ではqSOFAスコアを，ICU内ではSOFAスコアを意識しつつ，患者のバイタルサインや臨床徴候，リスク因子を常に評価しながら経過観察と再評価をくり返すよう心がけましょう。

BOOK TO THE FUTURE

(1) **ハリソン内科学 第5版**（メディカルサイエンスインターナショナル）福井次矢, 他（監）
病態のメカニズムから症状，検査，治療に至るまで網羅的にカバーされていて一度は読んでおきたい名著です．

(2) **ICUブック 第4版**（メディカルサイエンスインターナショナル）稲田英一（訳）
ICUに関連するすべての内容が1冊にまとめられていて辞書的な使用に役立ちます．

(3) **Dr. 竜馬のやさしくわかる集中治療 循環・呼吸編**（羊土社）田中竜馬（著）
病態をおさえることで疾患の全貌が把握できるよう，コンパクトにまとめられ読みやすく書かれています．

(4) **ICU・救急ナース松田塾 呼吸と循環に強くなる！**（学研プラス）松田直之（著）
病態や検査，症状について科学的かつわかりやすく解説されており，読みやすく，ナース以外の職種も重宝する一冊です．

(5) **教えて！ICU 集中治療に強くなる**（羊土社）早川 桂, 他（著）
臨床の実際と根拠について短時間でさまざまな領域を学習することができます．

(6) **ICU/CCUの薬の考え方，使い方 ver.2**（中外医学社）大野博司（著）
薬剤のみならずICUで実施される医療や考え方について詳しく述べられており，ガイドラインと合わせて学習したい一冊です．

上田和正

【引用文献】

1) Singer M, et al：The Third International Consensus Definitions for Sepsis and Septic Shock（Sepsis-3）. JAMA, 315：801-810, 2016
2) Ferreira FL, et al：Serial evaluation of the SOFA score to predict outcome in critically ill patients. JAMA, 286：1754-1758, 2001
3) Dünser MW, et al：Arterial blood pressure during early sepsis and outcome. Intensive Care Med, 35：1225-1233, 2009
4) Kotloff RM, et al：Management of the Potential Organ Donor in the ICU: Society of Critical Care Medicine/American College of Chest Physicians/Association of Organ Procurement Organizations Consensus Statement. Crit Care Med, 43：1291-1325, 2015
5) Ferreira FL, et al：Serial evaluation of the SOFA score to predict outcome in critically ill patients. JAMA, 286：1754-1758, 2001
6) Seymour CW, et al：Assessment of Clinical Criteria for Sepsis: For the Third International Consensus Definitions for Sepsis and Septic Shock（Sepsis-3）. JAMA, 315：762-774, 2016
7) Shankar-Hari M, et al：Developing a New Definition and Assessing New Clinical Criteria for Septic Shock：For the Third International Consensus Definitions for Sepsis and Septic Shock（Sepsis-3）. JAMA, 315：775-787, 2016
8) Ma AC, et al：Platelets, neutrophils, and neutrophil extracellular traps（NETs）in sepsis. J Thromb Haemost, 6：415-420, 2008
9) Fuchs TA, et al：Extracellular DNA traps promote thrombosis. Proc Natl Acad Sci USA, 107：15880-15885, 2010
10) De Backer D, et al：Dopamine versus norepinephrine in the treatment of septic shock: a meta-analysis. Crit Care Med, 40：725-730, 2012
11) 日本版敗血症診療ガイドライン2016作成特別委員会：日本版敗血症診療ガイドライン2016（http://www.jaam.jp/html/info/2016/pdf/J-SSCG2016_ver2.pdf）
12) Thakar CV, et al：Incidence and outcomes of acute kidney injury in intensive care units: a Veterans Administration study. Crit Care Med, 37：2552-2558, 2009
13) Angus DC, et al：Severe sepsis and septic shock. N Engl J Med, 369：840-851, 2013
14) Rhodes A, et al：Surviving Sepsis Campaign：International Guidelines for Management of Sepsis and Septic Shock：2016. Crit Care Med, 45：486-552, 2017

13. 栄養科

栄養療法の流れを理解する
── 嚥下障害の病態から

74歳，男性。前医にてびまん性大細胞型B細胞リンパ腫（diffuse large B-cell lymphoma；DLBCL）と診断され化学療法を行った。脳幹への転移があり右迷走神経麻痺に伴う重度の嚥下障害を有し，当院にリハビリ目的にて転院となった。既往歴に心房細動があり，ワルファリンを服用中。前医ではTPNのみで栄養管理がなされていた。
入院時現症：身長162cm，体重50.5kg（通常時体重53.0kg），BMI 19.2kg/m²，TLC 947個/μL，Alb 2.7g/dL

病棟での会話

「この患者さん，通常時体重から2.5kgの体重低下があるね。化学療法の影響があるからTLCよりAlbで栄養評価をするとAlbが若干低くて中等度の栄養障害があるから栄養介入が必要になるね。まずは栄養計画を立てないとね」

「…（TLCって何だろう？ Albで栄養状態がわかるっていうことみたいだけど，それならTPのほうがいいのでは？）」

「この患者さんは重度の嚥下障害があるので，エネルギーの投与量を計算して輸液メニューを計画しますね」

「栄養計画ってどう立てるんだろう？ 成人男性は2,000kcalが目安って聞いたことがあるけど高齢者も2,000kcalでいいのかな？」

「輸液だけじゃなくて，今後の方針も考えないと。前医ではTPNのみで栄養管理されていたけど，消化管出血などはなく腸は使える状態だから経腸栄養に移行していきたいね。嚥下障害があるからはじめは経管投与だけど，できるだけ経口へ移行できるように嚥下リハをオーダーしないと」

「経管投与ということは，経鼻胃管でしょうかそれとも胃瘻からですか？」

「必要栄養量を経口摂取できるようになるまでは時間がかかりそうだから，胃瘻からの投与になるね。まずは胃瘻造設についてI.C.しないと」

「そうですね。では，栄養療法についてNSTにコンサルしますね」

腸が使えるなら，腸を使おう！

近年，栄養管理の重要性が注目されており栄養管理はすべての患者へ提供されるべき基本的な医療分野と位置付けられています．栄養サポートチーム（nutrition support team；NST）の普及に伴い薬剤師にも栄養に関する知識が必要となってきています．

ここでは栄養管理の一連の流れについて，栄養管理の基本的な「腸が使えるなら，腸を使おう！」という概念に基づき経腸栄養を中心に解説します．静脈栄養については最後のBook to the Future をご一読ください．

患者の状態は常に一定ではなく病態や身体計測値，各種検査値の変化，栄養摂取量の増減などさまざまな変化がありますので，状態に応じた栄養計画が必要となります（図1）．

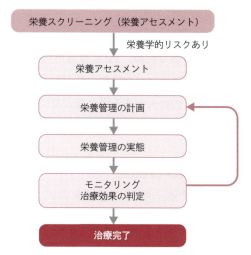

図1 栄養管理の流れ

栄養スクリーニング

栄養スクリーニングにはさまざまな手法がありますが，多くは主観的包括的アセスメント（subjective global assessment；SGA）が使用されます．SGA は体重変化や食欲・食形態の変化や ADL など，外来初診時や入院時のアナムネなどで入手可能な簡単な情報を利用し栄養障害の有無を予測します．①体重変化（1カ月で5％，3カ月で7.5％，6カ月で10％以上の体重減少），②食事形態と摂取量，③消化器症状，④ ADL などの機能性，⑤疾患と栄養必要量の関係，⑥身体状態，を評価し，栄養学的リスクのある患者を抽出し，さらに客観的栄養評価を行います．

栄養アセスメント

　臨床検査値や身体計測などの客観的なデータに基づいて行う評価を客観的栄養評価（objective data assessment；ODA）といい，SGA と併用することでより詳細な評価が可能です。また，ODA は栄養管理中のモニタリングにも有用です。ODA にはさまざまな評価項目がありますが，以下に一部を紹介します。

1 身体計測

　栄養評価において身長と体重は最も基本的かつ重要な項目です。入院時とともに，週一回程度の定期的な体重測定を行うことで継続した栄養評価を行います。

2 血清アルブミン（albumin；Alb）

　Alb は頻繁に評価される検査項目です。血清総タンパク（total protein；TP）はアルブミンとグロブリンを合わせた値であるため，TP より Alb のほうが主要な評価項目とされます。また，Alb は肝硬変などのタンパク合成能の低下や炎症反応の亢進による消耗，ネフローゼ症候群のような腎臓からの喪失がある場合などでは低値を示し，逆に脱水などでは濃縮されて見かけ上高値となるので，病態を考慮しつつ評価する必要があります。

3 急性相蛋白（rapid turnover protein；RTP）

　急性相蛋白にはトランスフェリン，トランスサイレチン（プレアルブミン），レチノール結合タンパクがあります。Alb の半減期は 21 日と比較的長く，中長期的な栄養評価に用いられるのに対してトランスフェリンの半減期は 7 日，トランスサイレチンは 2 日，レチノール結合タンパクは 0.5 日と短いため，短期的な栄養評価に用いられます。

4 総リンパ球数（total lymphocyte count；TLC）

　TLC ＝白血球数（WBC）×リンパ球数分画（％）で求められます。

　免疫能は栄養状態に大きく影響を受けます。TLC は WBC の影響を受けるため，G-CSF の使用や抗がん薬治療などの白血球数が変動する状態では病態を考慮し評価する必要があります（表1）。

表1 Alb と TLC の値による栄養評価の例

	基準値	中等度栄養不良	高度栄養不良
Alb	3.8 〜 5.3g/dL	< 3.0g/dL	< 2.1g/dL
TLC	1,500 〜 4,000 個/μL	< 1,200 個/μL	< 800 個/μL

症例を「理論的」に理解 ❶ 患者の状態から栄養アセスメントを行う

「この患者さん，通常時体重から 2.5kg の体重低下があるね。化学療法の影響があるから TLC より Alb で栄養評価をすると Alb が若干低くて中等度の栄養障害があるから栄養介入が必要になるね。まずは栄養計画を立てないとね」

本症例は通常時体重より 2.5kg（5％）の体重減少があります。また，造血器腫瘍の DLBCL の治療に際して骨髄抑制が強度な抗がん薬治療を行っていたため，ODA では白血球に由来する TLC よりも Alb による評価を行います。体重減少と Alb 低値により，中等度の栄養障害があると判断されます。

栄養療法の選択

栄養療法は「When the gut works, use it !」つまり，「腸が使えるなら，腸を使おう！」という概念に基づき，可能な限り生理的な投与ルートを選択することが最重要といえます。消化管が安全に使用できる症例においては経腸栄養を使用することを考え，可能な限り経口摂取を優先します。嚥下状態が悪いなど，経口で十分な栄養が摂取できなければ，胃瘻などの経管栄養を考慮します。

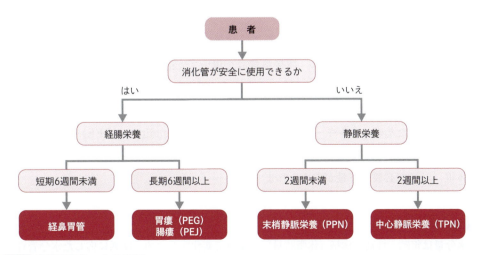

図2 栄養管理ルートの選択

〔二村昭彦，他：レジデントノート，10：1335-1342，2008 より〕

静脈栄養は消化管が安全に使用できない場合の重要な投与ルートであり，経腸栄養で必要エネルギーを充足しない場合にも併用されます。患者の状況や病態をよく見極めて，適切な投与ルートを選択・提案するように心がけることが必要です（図2）。

　また，高齢者の誤嚥性肺炎などで長期間の絶食が続くと嚥下機能そのものが衰え，さらなる嚥下機能低下を招くため絶食期間はできるだけ短くする必要があります。

症例を「理論的」に理解② 経腸栄養と静脈栄養の適応を理解する

「輸液だけじゃなくて，今後の方針も考えないと。前医ではTPNのみで栄養管理されていたけど，消化管出血などはなく腸は使える状態だから経腸栄養に移行していきたいね。嚥下障害があるからはじめは経管投与だけど，できるだけ経口へ移行できるように嚥下リハをオーダーしないと」

　栄養療法では経腸栄養を最優先で考え，状況に応じてさまざまな投与ルートを選択します。本症例では嚥下機能の低下があり，長期間の人工栄養の投与が予想されます。そのため，嚥下リハを行うとともに経腸栄養を使用します。経腸栄養も注入速度や注入量は徐々に増やしていく必要があります。特に絶食が続いた症例では消化管粘膜が脆弱になっており，下痢を起こしやすい状況にあるので，介入初期は静脈栄養を中心に徐々に経腸栄養の投与量を増やしていく必要があります。

栄養計画の立て方

1 必要エネルギー量

　必要エネルギー量の算出には，間接熱量計を用いて安静時消費エネルギー量（resting energy expenditure；REE）を実測し活動係数とストレス係数を乗じて求める方法が最も正確ですが，すべての施設で行える方法ではありません。一般にはHarris-Benedictの式によって求めた基礎エネルギー消費量（basal energy expenditure；BEE）の推定値に活動係数とストレス係数を乗じて算出する方法が最も有名です（表2）。また，25～30kcal×体重（kg）で必要栄養量が求められます。

2 必要水分量

　水分量は年齢，性別，体格（体脂肪量）によって変化するため，状態に応じた水分管理が必要となります。特に高齢者では加齢により身体に占める水分の割合が低下しているため，

表2 Harris-Benedict の式と活動係数・ストレス係数

基礎エネルギー量（BEE）	1) Harris-Benedict の式（HBE）（体重＝kg, 身長＝cm） 　男　66.47 + 13.75 × 体重 + 5.0 ×身長 − 6.75 × 年齢 　女　655.1 + 9.56 × 体重 + 1.85 ×身長 − 4.68 × 年齢 2) 日本人用の簡易式 　男　BEE ＝ 14.1 × 体重 + 620 　女　BEE ＝ 10.8 × 体重 + 620 3) BEE の平均値：約 25kcal/kg 体重／日
活動係数	ベッド上安静 1.2，ベッド外活動 1.3
障害因子（ストレス因子）	術後（合併症なし）1.0 長管骨骨折　1.15 〜 1.3 がん，腹膜炎，敗血症　1.1 〜 1.3 多発外傷・多臓器不全　1.2 〜 1.4 熱傷　1.20 〜 2.00

補正エネルギー必要量 ＝ BEE × 活動係数 × ストレス因子

（磯崎泰介，他：レジデントノート，10：1308-1313，2008 より）

脱水が起こりやすい状態です。

　水分の出納は「摂取水分（食物＋飲料水）＋代謝水＝排泄量（尿＋便＋不感蒸泄）」で考えられ，以下の式のいずれかで必要水分量を推定します。

　① 30 〜 40mL ×体重（kg）

　② 1mL ×摂取エネルギー量（kcal）

　③ 1,500mL ×体表面積（m²）

3 必要電解質量

　生体は水分とともに電解質も喪失していますので，電解質の補給も必要となり以下の量を目安に算出します。

　Na ＝ 1 〜 2mEq/kg

　K ＝ 0.5 〜 1.0mEq/kg

　Ca ＝ 10 〜 15mEq

　Mg ＝ 8 〜 20mEq

　P ＝ 10mmol

　特に，Na は食事で摂取される食塩と輸液から補給される Na を合わせて考える必要があり，「食塩 1g ＝ Na17mEq」で換算します。

4 必要たんぱく質量

　必要たんぱく質量は，一般的な成人では体重 1kg あたり 0.8 〜 1.0g／日を基準としますが，年齢や病態，ストレスなど個々の症例ごとに調節する必要があります。

　外傷，熱傷，重症感染症，多臓器不全などの高度侵襲状態においては，たんぱく必要量

第 1 章　医師と話すための病態生理のキホン | 157

が増加しているため，1.2 〜 2.0g/kg/ 日を基準とします。

　肝不全（肝硬変）患者では，肝臓の解毒能が低下しアンモニアを骨格筋で代謝するため，分岐鎖アミノ酸（branched chain amino acid；BCAA）が利用され，BCAA の低下と相対的な芳香族アミノ酸（aromatic amino acid；AAA）の増加を認めるため，BCAA が豊富な良質のたんぱく質を 1.2g/kg/ 日を目安に投与することが必要となります。

　慢性腎臓病（chronic kidney disease；CKD）は病期によっても違いはあり，保存期ではたんぱく質は 0.6 〜 0.8g/kg/ 日，維持透析期では透析でたんぱく質を喪失するため 1.0 〜 1.2g/kg/ 日程度が目安とされています。

　高齢者では身体活動量の低下や食事摂取量の減少に伴い，筋肉量や筋力の減少を呈するサルコペニアに陥りやすい状態にあるため，高齢者のたんぱく質量の必要量は 1.0 〜 1.2g/kg/ 日といわれています。

5 必要脂質量

　脂質の 1 日の必要投与量は一般的には必要エネルギーの 20 〜 40％を基準とし，個々の病態を考慮して調整します。静脈栄養では 0.1g/kg/ 時以下の投与速度とし，1 日 1.0g/kg を超える投与は避けるようにします。COPD のように換気障害を伴う呼吸器疾患の場合，呼吸商（ Memo❶ ▶ ）を低くする目的で脂質の割合を増やす場合もあります。

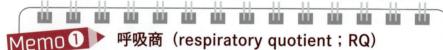

Memo❶ ▶ 呼吸商（respiratory quotient；RQ）

呼吸商とは，生体内で栄養素が分解されてエネルギーになる過程において必要な酸素消費量に対する二酸化炭素の排泄量の体積比です。

RQ は糖質では 1 となり，脂質は 0.7，タンパク質は 0.85 となります。

6 必要糖質量

　糖質の 1 日投与量は，「（総投与エネルギー kcal）−（アミノ酸投与量 kcal）−（脂質投与量 kcal）」で求められます。

　静脈栄養の場合，グルコースは 5mg/kg/ 分を超えない投与速度で，侵襲時や耐糖能異常がある症例では 4mg/kg/ 分を超えない投与速度に設定する必要があります。

7 NPC/N 比の確認

　算出された各栄養素の割合を NPC/N 比（ Memo❷ ▶ ）で確認します。NPC/N 比が

想定した値から大きくずれた場合は，各栄養素の割合を見直す必要があります。

Memo❷ ▶ NPC/N 比 (non protein calorie / N ratio)

アミノ酸は十分な量の糖質や脂質などのエネルギー源と組み合わせて投与しなければアミノ酸そのものがエネルギーとして消費され，体蛋白の合成に利用されません。NPC/N 比とは非たんぱく熱量（NPC）とアミノ酸に含まれる窒素量（N）の比率であり，通常は 150〜200，侵襲が大きくなるにつれてたんぱく質の必要量が増加するため NPC/N 比は低下（100〜150）し，逆に腎不全時には窒素の排泄能が低下するため 300〜500 程度に設定します。

$$NPC/N = \frac{糖質＋脂質（kcal）}{窒素量（g）} = \frac{糖質＋脂質（kcal）}{アミノ酸量（g）/6.25}$$

8 refeeding syndrome

慢性の栄養不良患者にグルコースを多量に含む栄養を投与すると，グルコースの細胞内への移行に伴いリン，マグネシウム，カリウムも細胞内に移行し，低 P 血症，低 Mg 血症，低 K 血症を原因とした乳酸アシドーシス，意識障害，不整脈，心不全，筋力低下などを引き起こし，時に致死的な経過をたどることがあります。これらを refeeding syndrome といいます。また，糖質代謝に利用されるビタミン B_1 欠乏症に伴う乳酸アシドーシスや Wernicke 脳症などにも注意が必要です（**表3**）。

それでは栄養計画の立て方について一通り説明したので，ここで問題！

表3 refeeding syndrome の高リスク患者の判断基準

右の 1 項目以上を有する	・BMI < 16 ・過去 3〜6 カ月間で意図しない 15％以上の体重減少 ・10 日以上の経口摂取量減少あるいは絶食 ・栄養療法開始前の血清 K，P，Mg 低値
右の 2 項目以上を有する	・BMI < 18.5 ・過去 3〜6 カ月間で意図しない 10％以上の体重減少 ・5 日以上の経口摂取量減少あるいは絶食 ・アルコールの濫用あるいはインスリン，化学療法，制酸薬，利尿薬を含む薬剤の使用歴

〔National Institute for Health and Care Excellence（NICE）ガイドラインより〕

13 栄養科

栄養療法の流れを理解する──嚥下障害の病態から

> **問題1**
>
> 年齢74歳，身長162cm，体重50.5kg，男性の目標栄養量を立てよう！

> **答え**
>
> エネルギー量　25～30kcal/kg × 50.5kg = 1,262.5～1,515kcal
> 必要水分量　　30～40mL/kg × 50.5kg = 1,515～2,020mL
> たんぱく質量　0.8～1.0g/kg × 50.5kg = 40.4～50.5g（161.6～202kcal）
> 脂質量　　　　1,262.5～1,515kcal × 30% = 378.8～454.5kcal（42.0～50.5g）
> 糖質量　　　　1,262.5～1,515kcal － 161.8～202.0kcal － 378.8～454.5kcal
> 　　　　　　　= 721.9～858.5kcal（180.5～214.6g）

と，目標栄養量を立案することができます。もちろんHarris-Benedictの式を使っても結構です。目標栄養量が立てられれば，投与エネルギー量の比較ができ常に臨床の現場で栄養評価を行うことができます。

症例を「理論的」に理解 ❸　経腸栄養の投与ルートを理解する

「必要栄養量を経口摂取できるようになるまでは長期間かかりそうだから，胃瘻からの投与になるね。まずは胃瘻造設についてI.C.しないと」

経腸栄養

❶ 経腸栄養の特徴

経腸栄養は静脈栄養に比べて生理的であるため，①腸管粘膜の萎縮の予防や消化管の生理機能の維持，②免疫能の維持〔バクテリアルトランスロケーション（ Memo❸ ▶ ）の回避〕，③侵襲からの早期回復，④胆汁うっ滞の回避，⑤カテーテル敗血症，気胸などのTPN時の合併症がなく長期の管理が容易，⑥廉価である，などが利点としてあげられます。

経腸栄養の禁忌は，腹膜炎，腸閉塞，難治性下痢・嘔吐，麻痺性イレウス，活動性消化管出血などの腸が安全に使用できない場合であり，腸が機能している場合はすべて適応となります。

> **Memo ❸** バクテリアルトランスロケーション
>
> 消化管は人体のなかで最も重要な免疫器官であり，腸管内の細菌が体内に侵入するのを防ぐバリアー能を担っています．長期絶食患者においては腸管粘膜の萎縮に伴う腸管粘膜の防御力の低下，その結果腸内細菌やエンドトキシンが腸管粘膜上皮のバリアーを超えて血流やリンパの流れを介して体内に移行し，重篤な感染を引き起こすことがあります．この病態をバクテリアルトランスロケーションといいます．

2 経管栄養の種類

経管栄養法には投与部位，カテーテルの留置位置により，さまざまな種類があります（図3）．

① 経鼻チューブ

経腸栄養に依存する期間が4〜6週間未満の短期間に使用される投与部位です．経鼻チューブは低侵襲でアクセスが容易であること，胃は食物の貯蔵機能を有するため間歇投与が可能であること，汚染物質が胃酸で殺菌される点が大きな長所です．一方で短所として逆流による誤嚥の発生リスクが高い，使用できるチューブの内径が小さい（ **Memo ❹** ），事故（自己）抜去の可能性，鼻部皮膚の壊死・潰瘍形成などの合併症が起こる可能性があげられます．

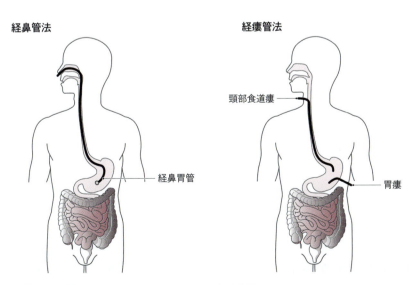

図3 経管栄養の注入部位とカテーテルの先端位置

> **Memo ❹** ▶ **チューブ径について**
>
> チューブの内径は太いほど閉塞しにくく医療者側にとっては使いやすいのですが，挿入される患者側からすると太いほど不快感があります。また喉頭蓋を圧迫し嚥下を妨げることがあるため，経鼻チューブでは外径は 8Fr 程度となります。Fr（フレンチ）は径の太さの単位で，3Fr = 1mm，1Fr = 0.33mm。

② 胃　瘻

胃瘻は腹壁を介して胃にチューブを挿入する方法です。経皮内視鏡的胃瘻造設術（percutaneous endoscopic gastrostomy；PEG）は内視鏡を使い簡便に胃瘻を造設できる方法として普及しています。また頸部食道からチューブを挿入する経皮経食道胃管挿入術（percutaneous trans-esophageal gastro-tubing；PTEG）は，胃全摘術のような胃切後の症例や腹水貯留症例のような胃瘻造設が困難な症例，食道裂孔ヘルニアのような胃が挙上している症例などが適応となります。

③ 腸　瘻

腸瘻は空腸にチューブ先端を留置する方法です。胃がんなどの手術時に外科的に空腸内に造設する方法と，経皮内視鏡的空腸瘻造設術（percutaneous endoscopic jejunostomy；PEJ）があります。また，ボタン型胃瘻を通して空腸までチューブを挿入する PEG-J（PEG with jejunal entension）があります。空腸投与の長所としては，栄養剤の逆流がないために誤嚥の危険性が少ないという点が，短所としては胃酸を通過しないため殺菌効果がない点やチューブの径が小さいため詰まりやすいという点があげられます。また，空腸は胃と異なり貯留能が小さいため，ポンプを使用した持続投与が必要とされます。

❸ 胃瘻の種類

胃瘻は胃内の形状からバルーン型とバンパー型の二種類が，外部の形状からボタン型とチューブ型の二種類があり，それぞれの組み合わせで四種類に分類されます（**図4**，**表4 ～ 表5**）。

経腸栄養剤

経腸栄養剤は含まれる窒素源の形態から成分栄養剤（アミノ酸）と消化態栄養剤（アミノ酸，ジペプチド，トリペプチド），半消化態栄養剤（タンパク質）に分けられます。

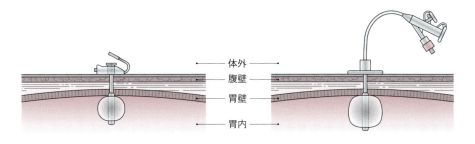

ボタン・バルーン型　　　　　　　　　　チューブ・バルーン型

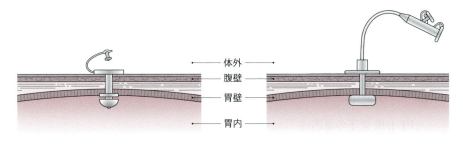

ボタン・バンパー型　　　　　　　　　　チューブ・バンパー型

図4 胃瘻の種類

表4 バルーン型とバンパー型（胃内の形状）の比較

	バルーン型	バンパー型
抜去リスク	高	低
交換時期	1〜2カ月	4〜6カ月
交換手技	易	難
交換時の苦痛	ほぼなし	強い

表5 ボタン型とチューブ型（胃内の形状）の比較

	ボタン型	チューブ型
ADL	高	低
外観	良	不良
事故（自己）抜去	少ない	多い
シャフト長	固定	変更可能
接続チューブ	必要	不要

第1章　医師と話すための病態生理のキホン｜163

形態としては液体，半固形の製剤や，注入時は液体で注入後は胃酸と反応し半固形状になる製剤も近年発売されました。また，病態別経腸栄養剤もさまざまな種類が発売されているので，医薬品だけではなく食品扱いの製品も含めて採用品目を把握することで，個々の患者に適する処方提案ができます。

静脈栄養（PPN，TPN）の処方設計に関しては他書を読んでいただくこととして，栄養療法におけるリスクマネジメントについて症例を基に説明します。

栄養管理として入院当初は TPN よりエルネオパ®2号1500mL ＋ 20％イントラリポス® 100mL（1,430kcal，糖質262.5g，アミノ酸45g，脂質20g），経腸から1.5kcal/1mLの消化態栄養剤100mLで栄養管理を開始し，徐々に経腸からの投与の増量とそれに伴う静脈栄養の減量を行っていくこととし，並行して嚥下リハを行い経口への移行を目標としました。

問題2

PT-INR 低下の原因は？

当該患者は心房細動が既往歴にあり，転院前はワルファリン1mgの服用で，PT-INR ＝ 1.46でコントロールされていましたが，転院後著明な低下（1.04）を認めました（この時点で内服薬の変更などはありませんでした）。

答え

紹介状を詳細に検討したところ，前医ではピーエヌツイン®3号にビタメジン®を併用したTPN管理がなされていました。

ビタメジン®はビタミンB群製剤でありビタミンKを含有しませんが，エルネオパ®はクワッドバッグ製剤であり，総合ビタミン剤が配合されています。1,500mL製剤には総合ビタミン剤が1日量の3/4量含まれており，ビタミンK（フィトナジオン）が1.5mg含まれています。このビタミンKがワルファリンの作用を減弱した可能性が考えられました。そこで，静脈栄養のメニューの再検討を行い，総合ビタミン剤を使用せずビタメジン®注を使用する処方へ変更したところ，PT-INRの改善がみられ（1.82），以後徐々に経腸栄養の割合を増やすことができました。

このように，ワルファリン服用中の患者に総合ビタミン剤を投与する場合には，含有されるビタミンKの影響でワルファリンの効果が減弱することがあり注意が必要です。このようなワルファリンとの相互作用に配慮し，ビタミンKを減量したエルネオパ®NFがあります。逆にビタミンKが含有されていない製剤を長期に使用し続けるとビタミンK欠乏症に伴う出血傾向が生じることがあるのでこちらにも注意が必要です。

おわりに

　栄養療法（NST 活動）を行う際には多職種連携が不可欠です．普段コミュニケーションのある医師や看護師だけではなく，栄養計画や食事内容，摂取量・摂取内容などに関しては管理栄養士と，リハビリの強度や活動量などは理学療法士や作業療法士と，嚥下機能に関しては摂食嚥下認定看護師や言語聴覚士など，さまざまな職種とのコミュニケーションが必要となってきます．各疾患の病態や栄養療法の知識を習得し，医師との mutual respect を得ることはもちろんのことですが，多職種との mutual respect を得てより良い栄養療法を提供することが大切となります．

BOOK TO THE FUTURE

（1）**日本静脈経腸栄養学会 静脈経腸栄養ハンドブック（南江堂）日本静脈経腸栄養学会（編）**
　NST 専門療法士取得に必須のハンドブック．静脈経腸栄養に関する解剖学から栄養評価，処方設計，各疾患における病態や栄養計画など幅広い知識が網羅されています．

（2）**静脈経腸栄養ガイドライン第 3 版；静脈・経腸栄養を適正に実施するためのガイドライン（照林社）日本静脈経腸栄養学会（編）**
　一読して一通りの知識をつけておくと，医師との discussion において根拠をもって提案できます．

（3）**レジデントノート増刊 Vol. 17 No. 17 栄養療法がわかる！できる！（羊土社）泉野浩生（編）**
　栄養に関する基本的知識とともに，病態ごとの栄養療法について詳しく記載されています．

（4）**レジデントノート増刊 Vol. 11 Suppl. 輸液療法パーフェクト（羊土社）飯野靖彦（編）**
　静脈栄養だけではなく輸液療法に必須の電解質補正などについても記載されています．

（5）**リハビリテーション栄養 Q&A（中外医学社）若林秀隆（著）**
　近年注目されているリハビリテーション栄養の入門書です．

樋口眞宏

第2章

専門医が教える知っておきたい疾患と治療のキホン

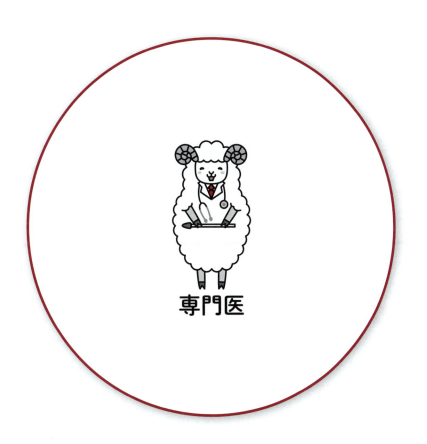

専門医

1. 心房細動

心房細動
──心電図の見かたとくすりの使い方

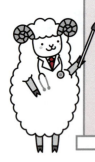

> **目標**
>
> 動悸を訴えて来院される患者って意外に多いのですが，直接診察しない薬剤師にとってはあまりピンとこないかもしれませんね。次に提示された症例で，この患者にはいったい何が起こっているのか，医師はこの後どんな検査を考えどんな薬を処方するのかを，おおよそ理解しましょう。

CASE STUDY

高血圧症以外は検診で何も指摘されたことのない58歳，男性。1ヵ月くらい前からときどき突然の動悸を感じるようになっていたが，気づくと治っているのでそのまま放置していた。本日午後仕事中に動悸を自覚，そのうち元に戻るだろうと思っていたら，一向に改善せず3時間経過。胸の違和感も治まらないので早めに帰宅し当院外来受診。聴診ではリズムは不整かつ，頻脈傾向であった。

ポイント▶ 動悸の種類

動悸を訴える患者の多くは胸の何ともいえない違和感とかドキドキ感とかと症状を表現しますが，臨床では大きく2つ，脈が"速く"て感じる動悸と，"遅く"て感じる動悸を区別すると治療方針が立てやすくなります（**Memo❶▶**）。今回は速い場合を取り上げます。

ポイント▶ 日常の脈との違い

慢性的に不整脈が続いている人は，発症当初は動悸に感じても，何日も経つと身体が慣れてしまい動悸を感じなくなります。つまり動悸を"感じる"ということは，"最近起こっ

た可能性が高い"ということです。

ポイント▶ 頻脈とは？ 徐脈とは？

あなたはちゃんと説明できますか。ひとの"安静時"の心拍数は通常50〜100拍/分程度です。これを下回っている場合を徐脈，上回っている場合を頻脈とよびます。一般に不整脈は心拍数から，頻脈性不整脈，徐脈性不整脈の2つに分けられますが，動悸という症状にポイントを移せば3つ，つまり頻脈性不整脈，徐脈性不整脈，その他に分けることができます。この最後が特に重要で，もともと心拍数が50台の人が90台になっても動悸として感じるのですが，50も90も正常範囲内ですよね。つまり"正常範囲内でも症状があれば異常"なんですね。

Memo ❶ ペースメーカー
遅い動悸のときに活躍するのがペースメーカーです。

心房細動

そのなかで，今回は頻脈性上室性不整脈の"代表"である心房細動を取り上げます。ここで上室性という言葉自体がわからない人もいるかもしれませんね。簡単に言うと，心臓は心房と心室からできていますが，心房側に異常があって起こった不整脈と思ってください。この頻脈性上室性の分類に入る不整脈は他にもいくつかありますが，ここでは割愛します。

この患者の場合，図1のような心電図波形（ Memo ❷ ▶）でした。

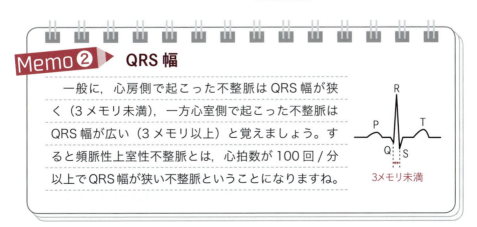

Memo ❷ QRS幅
一般に，心房側で起こった不整脈はQRS幅が狭く（3メモリ未満），一方心室側で起こった不整脈はQRS幅が広い（3メモリ以上）と覚えましょう。すると頻脈性上室性不整脈とは，心拍数が100回/分以上でQRS幅が狭い不整脈ということになりますね。

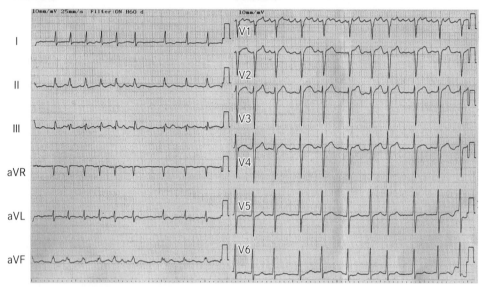

図1 症例の心電図所見（心房細動）

不整脈の診断で必要なのは
Ⅱ誘導かV1誘導

　12誘導心電図の見方がわからないという薬剤師はかなり多いと思いますが，不整脈の診断をする場合，12誘導のすべてをみる必要はなく，"四肢誘導のⅡ誘導か胸部誘導のV1誘導をみればよい"と覚えておきましょう。Ⅱ誘導とV1誘導は，解剖学的位置関係からもP波，QRS波の関係が他の誘導よりはっきりわかるからです。

　心房細動の心電図の特徴は，"R-R間隔がばらばら"であること，また"基線がゆれている"（ことが多い）こと，QRS波の前にP波がないことです。

　図2の心電図1と心電図2は心房細動です。なぜならR-Rの間隔がばらばら，基線がゆれている，QRS波の前にP波がないからです。心電図1はV1誘導で基線のゆれが著明ですが，心電図2はあまり基線がゆれていませんね。ちなみに心電図3は正常心電図（実はR-R間隔が一定でQRS波の前にP波がある）ですが，基線を見るとギザギザしていますね。これは基線のゆれではなく筋肉の影響（寒さで震えるなど）が入っているのです。基線に筋肉からの電気信号が入り込み（アーチファクト）P波がわかりにくいですね。心房細動の基線のゆれとの違いがわかりますか。

　以上の知識から，今回の心電図（図1）は頻脈性の心房細動とわかりますが，実際臨床では，医師は問診と診察段階で発作性心房細動と推測でき，確認のために心電図をとるというのが流れです。

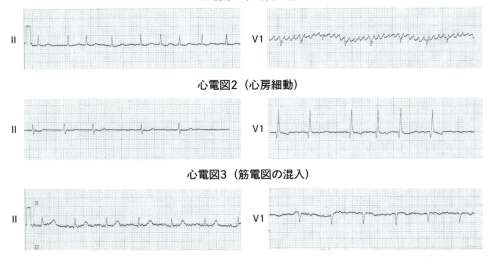

図2 心房細動の心電図

頻脈を治療する理由

　でも，なぜこの頻脈を治療する必要があるのでしょうか，ここで考えてみましょう．問診からは，症状がありそれを何とかしてあげる必要があるから治療が必要なのですが，もっと病態生理学的に考えると，次の理由があげられます．

1 心房細動になると，左心房の補助ポンプとしての機能が失われる

　左心房は左心室が収縮する前，つまり左心室に血液を溜め込む際（拡張期）に，まず左心室が拡張することで左心房から血液が流入し，その後左心房が収縮してさらに左心室に血液を押し込むことで左心室に血液を溜め込みます．この左心房が収縮して血液を押し込む効果をブースター効果とよびます（図3）．その後，僧帽弁が閉じて左心室が収縮し始め大動脈から血液が送り出されるのですが，左心房の収縮がないと約20％ほど心拍出量が減ります．心拍出量が減ると末梢の臓器に十分な酸素や栄養が行き届かなくなるため心不全の原因となります．

2 頻脈になると，冠動脈に流れる血液量が減る

　実は心臓自体に酸素や栄養を供給する血管である冠動脈には，主に収縮期ではなく"拡張期"に血流が流れます．心臓は面白いことに，脈が速くても遅くても収縮にかける時間はほぼ同じで，脈が速くなると拡張時間が相対的に減ります．すると，拡張期に血液が流れる冠動脈は頻脈になればなるほど冠血流量が減り，心臓に栄養と酸素が行き届きにくく

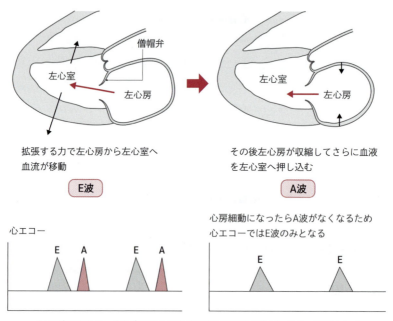

図3 ブースター効果

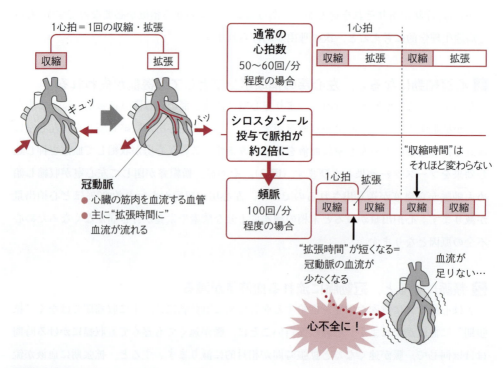

図4 心拍数の増加→心不全のメカニズム

なり，だんだん心筋が弱り，結果左心室の収縮力が減って（EF低下）心拍出量が減り，心不全となります（図4）。ここでEF（ejection fraction）という言葉が出てきましたが，これは左心室駆縮率のことです。正常ではEFが50％以上はほしいところですが，心不全になるとEFが低下してきて30％とか20％とか低値をとるようになります。

3 心房細動になると心臓の中（特に左心房内，左心耳）で血液の流れによどみができ，血栓ができやすくなる

洞調律（心臓が正常なリズムをとっている状態）では普通血栓はできません。よって血栓が発生しないように，できれば洞調律に戻しておきたいと考えます。

上の3点を何とかするために心房細動の頻脈の治療を行うのです。薬で正常の心電図波形，つまりP-QRSのパターンに戻す〔リズム・コントロール（洞調律化）する〕ことができれば理想的なのですが，心臓の左心房径（left atrial dimension；LAD）が拡大して45mm以上になると，もう正常リズムに戻らないためレート・コントロール（心房細動はそのままで心拍数のみを正常範囲内にコントロールすること）が中心になります。また，発症早期に電気的除細動にて洞調律に戻す方法もありますが，この場合心房内に血栓があるとそれが飛んでしまう可能性もあり（脈が正常に戻ったときに急に血栓が飛んでいく），脳梗塞のリスクとなります。よって心エコーをすることで，心臓内（特に左心房内）に血栓があるかないか，左心房径は拡大しているかいないかを確認します（図5）。

臨床的には発作性（発作が7日未満で自然停止），持続性（発作が7日以上続き抗不整脈薬により停止が可能），永続性（洞調律化が不可能）に分けられますので覚えておきましょう。

今回の症例では，心房細動でそれも突然起こっているので発作性という名前を加えて，診断は発作性心房細動（paroxysmal atrial fibrillation；PAF）ということになります。ちなみに他に発作性と冠する不整脈で知っておくべきものは，心房細動（atrial fibrillation；

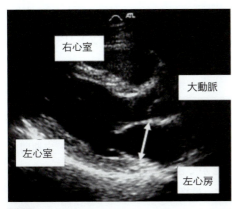
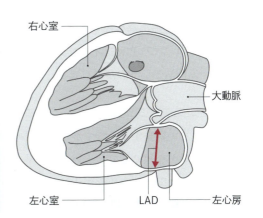

図5 心エコー

AF）以外に発作性上室頻拍（paroxysmal supraventricular tachycardia；PSVT）などがあります。別途成書で確認してください。

治療方針

　AF の場合，レート・コントロール（心拍数コントロール）かリズム・コントロール（洞調律化），それに加え血栓症予防を行います。また，薬物療法以外では，電気的除細動やアブレーションがあります。

　まず，先ほどの症例では，心エコーの結果 LAD が 39mm であったため，可能ならばリズム・コントロールを行いたい。実臨床でも多くの医師がレート・コントロールよりもリズム・コントロールを目指していると思います。しかし，抗不整脈薬の長期使用により催不整脈作用が発現することがわかったため，またレート・コントロールはリズム・コントロールに比べて心血管イベントの発生率に差がないとわかってからは，それほどこの 2 つの差にこだわる必要もないのかもしれません。しかし私個人は，問題なければまずリズム・コントロールを優先する方針で治療にあたっています。特に，自覚症状の強い場合や，発症後間もない例でポンプ機能の改善を期待できる場合は，積極的にリズム・コントロールを目指します。この場合，Ⅰa 群のシベンゾリン，ジソピラミドやⅠc 群のピルジカイニド，プロパフェン，フレカイニドを使用します。各薬剤の細かい特徴は成書にゆずりますが，特に男性の場合，前立腺の関係で抗コリン作用の有無が使い分けるポイントになること，また AF 発作時に頓服として使用できる意味でピルジカイニドを使用する（100mg とか 150mg を 1 回頓服とする方法）ことは覚えておいてほしいと思います。あと，アップストリーム療法（ Memo❸ ▶ ）をねらって RAS 阻害薬をちょっと入れたり。

Memo❸ ▶ アップストリーム療法

　不整脈の発生をもたらす病態そのものの進行を抑える治療戦略として，レニン・アンジオテンシン系（RAS）阻害薬を用いたアップストリーム療法というのがあります。

　薬をいつまで継続するかですが，不整脈の状態が長く続くと心筋の構造変化，つまり心筋リモデリングを起こしてしまいます。早くリズム・コントロールして，ある一定期間内服を続けることで，このリモデリングを避けることができます。私の場合は半年くらい続けてその後 1 錠ずつ薬を切っていくことが多いです。最終的に薬をすべて OFF にしても不整脈を再発しない症例もあれば，OFF にした途端再発して薬を元の量に戻す症例もありま

す。でも薬を元に戻しても洞調律には戻らないこともあり，その際は個人的には例えばピルジカイニド⇒フレカイニドに変更したりします。これでもダメなときはベプリジル，ソタロール，アミオダロンなどのⅢ群を使用することもあります。これでリズム・コントロールできればよいのですが，これでもダメなら永続性になったと判断して患者に説明してレート・コントロールに方針を切り替えたり，薬ではなくアブレーション（ Memo❹ ▶ ）を考えます。

　レート・コントロールに絞った場合は，使う薬は3つ。ジギタリス，β遮断薬，カルシウム拮抗薬です。心機能低下例では第一選択薬としてジギタリスを使用しますが，これは安静時の頻拍には有効ですが労作時には心拍数上昇を十分に抑えないため，ここに少量のβ遮断薬を併用したりします。もちろん心機能が良い例にはβ遮断薬やカルシウム拮抗薬（ベラパミル）を使用します。ベラパミルは3錠分3でも効かず，6錠入れないと効かない患者もいます。ときにもっと投与する医師もいますので，念のため覚えておいてください。

　前述したように，AFになると左心房内に血栓ができやすく，そのため脳梗塞予防にワルファリンを使用します（PT-INRを2〜3に維持）。最近はワルファリンの代わりにダビガトランなどNOACを使うことが多いです。NOACの最大の利点はワルファリンのように頻回に採血チェックが必要ないことです。納豆が食べられるのも患者にとっては大きな利点です。

Memo❹ ▶ アブレーション（カテーテルアブレーション）

カテーテルを用いて不整脈の原因となっている異常な電気興奮の発生箇所を焼き切る治療法。

最後の砦，電気的除細動（cardioversion）

　医師は薬を処方しますが，どうしても薬が効かない場合も出てきます。その場合，いったいどうするのでしょうか。アブレーション治療もその次の一手ですが，緊急の場合はどうしますか？　答えは電気的除細動を行うことです。発症後48時間以内なら心エコーで血栓がないか念のため確認して，抗凝固薬なしで除細動を行います。48時間以上経っている場合は，経食道心エコーで左心房内血栓のないことを確認するか，3週間ワーファリゼーションを行ったうえで除細動を行います。

　今回の症例の場合，心エコーでLADが39mmで慢性化傾向に移行しつつあると思われ

たのですが，まだリズム・コントロールは可能と判断し，ピルジカイニドの投与を行いました。

結果PAFから洞調律に戻り，その後は内服でピルジカイニド3錠分3および万一PAFになったときのことを考え，血栓予防にワルファリンを処方しました（現在ではNOACが汎用される傾向にあります）。

ワルファリンを適正濃度にするためには個人差があるため，内服して2週間後に来院してもらうことにしました。また，血圧の治療を行っていなかったのでテルミサルタン40mgを1錠処方しました（科学的とは言えませんが，血圧が高くなると心臓にも圧負荷がかかり，特に心房は圧負荷により徐々に風せんのように大きく拡大していく＝LAD拡大⇒AFになるというイメージをもっておくと，AFにならないよう血圧をRAS阻害薬でコントロールするというイメージで覚えやすいです）。

まとめ

● 上室性の不整脈はQRS幅が3メモリ未満，心室性は3メモリ以上。
● LADが拡大するとAFが起こりやすくなり，慢性化しやすい。
● 動悸は2種類ある（頻脈性と徐脈性）が，正常範囲の脈でも動悸はする！
● 左心室への血液流入は正常では2回に分けて入る（E波とA波）。
● AFでは常に血栓の有無・予防を考える。
● 冠血流は主に拡張時に流れる。

大八木秀和

2. 動脈管開存症

動脈管開存症
── NSAIDs投与で知っておくべき解剖生理

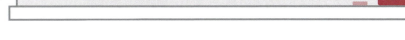

目標

まず先にCASE STUDY ①とCASE STUDY ②を読んでください。どうですか？ 今回の2つの症例，実はある解剖学的な特徴でつながっているのですが，それが何かひらめきましたか？ ヒントですが，CASE STUDY ①は子供のころからずっと循環器医にフォローされている。CASE STUDY ②は妊婦。またどちらの症例も発熱があり，解熱薬が絡んでいるというところでしょうか。動脈管とそれに関わる疾患，NSAIDs投与での注意点について理解しましょう。

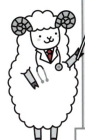

① 25歳，男性。1歳児検診で心雑音を指摘され，その後半年に1回循環器外来で経過フォローされていた。約1年前に転勤。その後仕事に追われ，ほぼ1年間病院でのフォローを受けていない。2週間前頃から38℃近くの発熱が生じるようになったため，近所の薬局で解熱薬を購入。内服で熱は一時的に下がるも発熱を繰り返すため心配となり，当院外来受診。

② 24歳，妊婦，現在妊娠週数は28週2日。3日前から喉の痛み，咳が出現。今日になり38.6℃と発熱。かかりつけの産婦人科は土曜日曜休みであり，以前主治医から熱さまし使用に関して注意を受けている。週明けまで待つのは不安であったため，夜間休日診療所受診。

第2章 専門医が教える知っておきたい疾患と治療のキホン | 177

ポイント…▶ 動脈管

動脈管（またはボタロー管）とは，胎児期に肺動脈と大動脈をつなぐ血管であり，胎児循環に必須のバイパス血管。生後この動脈管は閉塞する必要があります（閉塞が必要な理由や胎児血液循環と成人の血液循環の違いは，「第1章 小児科」を参照）。現在考えられている動脈管が閉塞する機序は大きく分けて2つです。1つは血中酸素分圧の増加に伴う酸素刺激による血管の収縮，もう1つはプロスタグランジン（prostaglandin；PG）E_2 の低下と動脈管での PGE_2 レセプターの減少によるものです（PGE_2 には動脈管拡張作用がある）（**Memo❶▶**）。

Memo❶▶ COX 阻害薬と PGE_2 製剤

- インドメタシンなどのシクロオキシゲナーゼ（COX）阻害薬→強い動脈管収縮作用
- ジノプロストンなどの PGE_2 製剤→動脈管拡張作用

注：PGE_2 製剤は子宮を収縮させ，出産を促すためにも用いられます。

ポイント…▶ 妊婦，未熟児への NSAIDs 投与

妊婦（胎児）の場合，妊娠末期には基本的に NSAIDs は使用禁忌となっていますが，医療機関ごと，担当医師によって使用する判断に違いがあるため，あらかじめ医師と十分なコンセンサスをとっておきましょう。一方，未熟児の場合，動脈管を閉塞させるためにインドメタシン静注を使用することがあるので知っておきましょう。

ポイント…▶ 感染性心内膜炎と動脈管開存

一般に，感染性心内膜炎は弁膜症の際に注意すべき疾患であるという認識があるかもしれませんが，ジェット流が起こっているところではいつも考慮しなければいけない疾患です。その代表が今回とり上げた動脈管由来の感染性心内膜炎です。

NSAIDs の落とし穴

発熱や頭痛といった風邪症状では内用剤を服用したり，また整形外科などでは内用剤以外にシップ剤としてもよく処方される NSAIDs は，薬店，薬局でも容易に購入できるため，医療従事者以外の人にも大変なじみのある薬です。誰でも安易に利用できる薬であるからこそ，逆に専門家である私たち医師や薬剤師は，特に注意してその落とし穴にはまらない

よう的確な指導をしなければいけません。

臨床上 NSAIDs 使用で問題になる副作用として，みなさんがよく知っているものは消化性潰瘍でしょう。これに関しては，薬学生時代 COX1 とか COX2 とか習いましたよね。それ以外では，NSAIDs 起因性の心不全というのもあります。NSAIDs が Na 塩であるため，多用することで Na が体内に蓄積して体液量が過剰になり心不全になるのですね。

実際，添付文書を読んでみると，その他いろいろ注意事項が記載されていますが，特に今回の症例に関して言えば，"妊婦，特に妊娠後期には安全性から投与は慎重に云々"という記載が気になるところでしょうか。2014 年 3 月，厚生労働省から妊婦へのシップ剤の使用を慎重にするよう通達がありましたが（ Memo ❷ ▶ ），なぜこのような通達が出たかを理解するためにどうしても避けて通れない"基本的医学知識"の一つが，今回とり上げる"動脈管"なのです。

> **Memo ❷　NSAIDs 禁忌**
>
> 2014 年の 3 月 25 日，厚生労働省は妊娠後期の女性に対するケトプロフェン外皮用剤の使用について，添付文書の変更を指示した。結果，テープ剤は従来の「慎重投与」から「禁忌」に，パップ剤やゲル剤などテープ剤以外の外皮用剤でも新たに禁忌となった。

動脈管開存症

動脈管は生後約 1 日で血流がなくなり，その後動脈管索となります。ただ，まれにこの動脈管が完全に閉鎖しない人がいます。これを動脈管開存症といいます（図1）。

なぜ動脈管は開いたままではいけないの？

ここで動脈管が開存したままだとどうなってしまうのかを勉強しましょう。実は大動脈から肺動脈への血液短絡が起こります（胎児とは逆で，肺動脈の圧のほうが大動脈より低くなるため，大動脈側から肺動脈側へ血液が流れるようになります）。大きい短絡（＝動脈管の径が大きいという意味）の場合，肺動脈側への短絡の血流量が多くなり，結果心不全や肺高血圧を合併。ついには Eisenmenger（アイゼンメンゲル）症候群（ Memo ❸ ▶ ）となり，手術適応がなくなってしまいます。よって，乳児期早期の手術（簡単にいえば，動脈管を結紮してしまう）が必要になります。

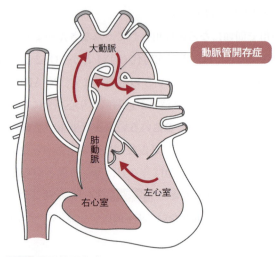

図1 動脈管開存症

> ### Memo ❸ Eisenmenger 症候群
>
> 　心室中隔欠損などの疾患により肺高血圧症が亢進し，静脈血が動脈側に流れ込みチアノーゼが現れる状態。左心房と右心房，左心室と右心室を隔てる壁に欠損孔がある場合や，動脈管が開存し肺動脈と大動脈がつながっている場合，血圧が高い左側から右側へ血液が流れ，その結果肺血流量が増加することにより肺高血圧症となる。この症状が進行すると，逆に右側から左側へ血液が流れるようになり，全身に静脈血が送り出されチアノーゼとなる。こうなると治療は困難で，肺動脈拡張薬の処方や在宅酸素療法など対症療法が中心になる。原因である心疾患の手術は肺高血圧がさらに亢進するため禁忌であり，現状での根治療法は心肺同時移植手術のみとなる。

　一方，小さい短絡（動脈管の径が小さい）の場合，無症状のことが多いので大人になるまで気づかれないこともあります。しかし，小さな短絡に圧較差が加わるとジェット流が生じる関係で血管内膜が傷み，結果動脈管の内膜に疣贅が付きやすくなる＝細菌性心内膜炎の危険が生じます。だから小短絡だし症状がないからと安心しないで，定期的な経過観察や治療（動脈管結紮など）が必要なのですね。

　未熟児の場合，出生直後動脈管が開存していることがあり，その際治療薬としてNSAIDs

の一つであるインドメタシン静注を行います。インドメタシンのプロスタグランジン合成抑制作用で動脈管が収縮⇒結果閉塞するからです。この作用，実はすべてのNSAIDsに多かれ少なかれあるため，妊婦に使用すると胎児の動脈管が閉塞したり閉塞気味になって胎児循環動態が変わり，その結果胎児の血圧が下がったり羊水が減少したりして，胎児死亡の原因となります。

では，実臨床で医師はどのように対応しているのでしょうか？　妊娠後期（28週0日以降）は基本 NSAIDs は使用しないようです（では痛みのひどいときはどうしているのかですが，ある知り合いの産婦人科医師はペンタジンを使用するようです）。

ご存知のように妊婦および胎児に対して100％安全というエビデンスのある薬はないため，どうしても NSAIDs を投与する場合，比較的安全性の高いといわれているアセトアミノフェンやロキソプロフェン（ロキソプロフェンは添付文書に妊娠末期使用禁忌となっていますので，私個人の見解として，また産婦人科の医師の多くは使用を避けるようですが）などを，危険性を十分に説明したうえで頓服として処方する医師もいるようです。ただ，その場合でも，例えば"1日3回内服を5日間とか7日間とか長期処方は絶対しない，長期だと高い割合で動脈管が収縮してしまうから"とのことでした。

つまり妊婦へのNSAIDsの処方は，危険性を認識しつつもこれが正解というのがありません。病院によって，また医師の経験によっても，いつまで，どの量で処方するかはまちまち。処方せんを受ける薬剤師は，一度しっかり医師とコミュニケーションをとって共通のコンセンサスをもっておく必要があります。

目標での問いの答え

問題の答えです。CASE STUDY ①は動脈管開存症の男性で，このときは動脈管開存が原因の感染性心内膜炎でした。CASE STUDY ②は，妊婦にNSAIDsを投与するときは，胎児の動脈管への影響をすぐに思い浮かべる必要があるという例でした。

NSAIDs 投与は慎重さが必要。妊婦では動脈管のことをいつも認識。また発熱の対症療法で感染性心内膜炎なのに延々と投与すると痛い目にあいますよね。そんなNSAIDsですが，未熟児の場合動脈管を閉塞させるために，あえて治療のために使用するというのも覚えておきましょう。

まとめ

- 処方し慣れた NSAIDs だから，つい油断してしまうが，常に注意が必要。
- NSAIDs 服用で，胃潰瘍や心不全になることもある。特に妊婦の場合，NSAIDs が処方されたら注意が必要。アセトアミノフェンは比較的安全ともいわれているが，その他の NSAIDs を含め，一度必ず処方医に確認するか，あらかじめ共通認識をもつ機会を必ずもつ。
- 感染性心内膜炎の原因の一つに動脈管開存症がある。
- 未熟児の動脈管開存症の治療にインドメタシンが使用される。
- NSAIDs は分娩遅延・陣痛抑制を起こす可能性もあり，妊娠後期からは基本"禁忌"と認識する。

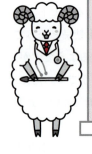

大八木秀和

3. 胃がん

胃がん
―― 胃の手術法と胃切除後障害への
くすりの使い方

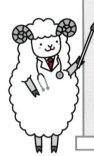

目標

胃の手術を受けたことはわかっていても、それがどんな手術であったか詳しく説明できる患者はどれくらいいるでしょうか。また、薬剤師も胃の手術の詳細まで気にしている方は少ないかもしれません。胃の手術後にはさまざまな後遺症が起こりえます。なぜそのような胃切除後障害（後遺症）が起こるのか、胃の手術にはどのような方法があるのか、そして胃切除後障害に対する治療でどのような薬が有効かを理解しておきましょう。

CASE STUDY

72歳、男性。1年ほど前に胃がんに対して胃の手術を受けた。胃は全部とっていないと思うが、具体的にどのような手術であったかはっきりと覚えていない。今回、食後に突然腹痛、下痢があったため当院外来受診。手術後より軽い胸焼けがあったが、最近症状がひどくなってきており苦いものが上がってくるようになった。また、食後しばらくしてから体がだるくなり、めまいや冷汗、手のふるえが出ることがある。手術後は食事に気をつけていたが、最近は食べる量が徐々に増えてきた。

ポイント ▶ 胃の手術法

胃の手術には、胃を一部残したり、全部摘出したりといろいろな方法があります。また同じ切除方法でも再建方法は数種類存在します。胃の切除方法や再建方法の違いにより、どのような胃の正常機能が障害されるのかを考えることで、起こりえる胃切除後障害も予想できます。

ポイント ▶ 胃切除後の症状

まずは正常な胃の機能を理解することが重要で、この機能が手術により失われることで

胃切除後障害としてさまざまな症状が起きます．代表的なものには逆流性食道炎，ダンピング症候群がありますが，その他の後遺症として貧血，骨代謝異常などがあります．

胃の正常機能

胃には通常，次のような機能があります（図1）．
- 食べたものを溜めておく（**貯留**）．
- 口で細かくした食べ物を胃の蠕動運動によってさらに細かくする（**撹拌**）．
- 胃酸や消化液によりタンパク質や脂肪の一部を消化する．
- 幽門の存在により消化された食べ物を少しずつ十二指腸に送り出す（**運搬・排出調節**），また，十二指腸液が胃に逆流しないようにしている（**逆流防止**）．
- 胃酸や，ビタミンB_{12}の吸収に必要な内因子を**分泌**する．
- 噴門は胃液や胃に溜めている食べ物が食道に逆流しないようにしている（**逆流防止**）．

胃切除後障害

胃切除後障害は，胃切除後の容積減少，迷走神経切除や内分泌機能低下が複合的に関与して，前述の胃の正常機能が失われることで生じるさまざまな症状のことです．胃の手術の術式（切除範囲や再建法）により，生じる障害の内容や程度は異なってきます．

1 ダンピング症候群──早期ダンピングと後期ダンピング

ダンピング症候群は胃の貯留や排出調節の機能が障害されることで起こる症状です．

早期ダンピングは食後30分以内に冷汗，めまいや腹痛，下痢などの全身症状や腹部症状を生じ，1時間弱続くものです．小腸内に急速に流入した高浸透圧性の消化物により生じます．腸蠕動亢進，循環血液量減少，血管作動性因子放出による末梢血管拡張などが原因と考えられています．一方，後期ダンピングは食後2〜3時間後に生じる倦怠感，脱力

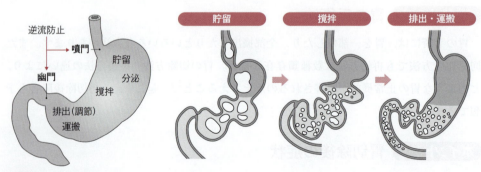

図1 胃の正常機能

感，冷汗，手の震えなどの低血糖症状です。食物が急に腸に入り，短時間で吸収されると，一過性の高血糖を起こします。これに反応してインスリンが多量に分泌され，相対的にインスリン過剰になることが原因とされています。

2 逆流性食道炎

噴門・幽門機能の消失により消化液が食道へ逆流し，胸焼けなどの症状を引き起こします。逆流する内容は，酸性の胃酸（すっぱい水）の場合，膵液・胆汁を含むアルカリ性の腸液（苦い水）の場合，その両者混合の場合があります。

3 貧血──鉄欠乏性貧血と巨赤芽球性貧血

術後の胃酸分泌低下により鉄吸収が障害され鉄欠乏性貧血をもたらします。また，内因子の分泌低下によりビタミン B_{12} の吸収が障害され巨赤芽球性貧血をもたらします。ビタミン B_{12} は体内貯蔵があるので，術後3〜5年してからの発症が多いです。

4 骨代謝障害

胃酸の分泌低下によりカルシウムやビタミンDの吸収が障害され，骨粗鬆症・骨軟化症を生じます。

5 消化管運動障害

手術による神経切除や腸管の癒着により，残胃や再建臓器の運動障害をもたらします。食後に腹部膨満，腹痛，悪心などの症状を呈します。

胃の手術

さて，いったい胃の手術にはどのようなものがあり，胃の正常機能はどのように障害されるのでしょうか。最も代表的なものは胃がんに対して行われる手術です。病変の進行度や占拠部位によって切除方法は異なりますが，通常は幽門側胃切除術，または胃全摘術が行われます。早期胃がんの場合に限り，縮小手術として幽門保存胃切除術，噴門側胃切除術も行われます。

1 幽門側胃切除術

主に幽門に近い側にある病変に対して行われる術式であり，胃の上部は残して下部2/3以上を切除します。再建方法はビルロート（Billroth）I法，ビルロートII法，ルーワイ（Roux-Y）法などがあります（図2）。幽門側の切除であるので，幽門機能である排出調節や十二指腸腸液逆流防止の機能が障害されます。ビルロートI法は残胃と十二指腸を直

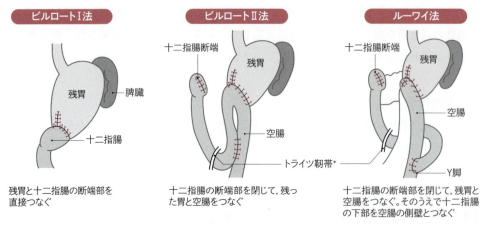

*トライツ靱帯：十二指腸と空腸の境界にある靱帯様の組織で，十二指腸を後腹膜に固定している。一般的に上部消化管と下部消化管の境界でもあり，消化器系の検査・手術において解剖学的に重要な存在である。

図2 幽門側胃切除術後の再建方法

接吻合する方法で，食物が十二指腸を通過するので最も生理的な再建法といわれています。一方，ビルロートⅡ法は残胃と小腸を吻合する方法であり，十二指腸液の残胃への逆流が問題となってきます。それに対してルーワイ法では十二指腸液が食べ物と合流する"Y脚"という部分が残胃から30cmほど離れており，残胃への十二指腸液の逆流が少ないといわれています。

2 胃全摘術

主に噴門に近い側にある病変，または胃全体に広がる病変に対して行われる術式であり，食道と十二指腸を切り離して胃をすべて摘出します。再建方法はルーワイ法，空腸間置法などがあります（図3）。胃の正常機能はすべて障害され，特に貯留ができなくなることでダンピング症候群が起こりやすくなります。また胃酸や内因子の分泌がまったく行われなくなるので，鉄欠乏性貧血，ビタミンB_{12}欠乏性の巨赤芽球性貧血を生じます。

3 幽門保存胃切除術

胃の真ん中付近にある早期の病変に対して行われます。再建方法は胃胃吻合です。幽門機能を温存し，胃切除後障害を軽減させる目的で行われますが，ある程度の機能障害は生じるので胃もたれ感などを感じる場合もあります。

4 噴門側胃切除術

主に噴門に近い側にある早期の病変に対して行われる術式で，胃の下部は残して上部1/2以下を切除します。再建方法は食道残胃吻合，空腸間置法，ダブルトラクト法などが

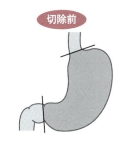
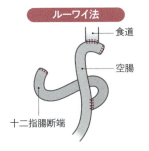
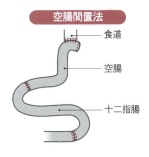

図3 胃全摘術後の再建方法

あります（図4）。胃の貯留能を温存するために行われますが，食道と残胃を直接吻合した場合は，食道への胃液の逆流による逆流性食道炎が問題となってきます。これに対し，空腸間置法は食道と残胃の間に小腸をもってきて吻合するので，食道への逆流を軽減させることができます。一方，ダブルトラクト法は食道と挙上した小腸を吻合し，その挙上した小腸の途中に残胃を吻合する方法ですが，食物が小腸側へも直接流入するのでダンピング症候群が生じる可能性があります。

胃切除後障害へのくすりの使い方

　胃の手術の場合，同じ術式であっても再建方法の違いにより胃切除後障害の出方や程度はさまざまですので，胃切除後障害の治療においては手術法および再建方法を確認することが重要です。例えば，逆流性食道炎の場合，基本的には食後すぐに横にならない，寝るときは頭を高くするなど物理的な方法で予防を試みますが，それでも改善しない場合は薬物治療を行います。幽門側胃切除後（ビルロートⅠ法再建）で胸焼けがしてすっぱいものが上がってくるといった症状であれば胃酸の逆流が考えられますので制酸薬（H_2受容体拮抗薬やプロトンポンプ阻害薬）を使用します。これに対し，胃全摘術（ルーワイ法再建）では胃酸は分泌されず，逆流は腸液によるものですので通常は苦いものが上がってくる感じがします。治療は膵液の分泌を減らす目的で，蛋白分解酵素阻害薬であるカモスタット（フオイパン®）が使用されます。ダンピング症候群は，よく噛んで少しずつ食べるなどの食事方法の工夫でほとんどは予防できます。しかし，それでも後期ダンピングである低血糖症状を繰り返す場合は薬物治療を行う場合があります。治療には糖の吸収を緩やかにする α-グルコシダーゼ阻害薬（ベイスン®，グルコバイ®など）を使用します。鉄欠乏性貧血に対しては鉄剤で鉄の補充を行います。胃全摘術後のビタミンB_{12}欠乏による貧血に対するビタミンB_{12}の補充は，経口剤では吸収されませんので筋肉注射を行うことが一般的です。しかし，ビタミンB_{12}は内因子による吸収以外にも濃度依存的に吸収されるものもあり，胃全摘術後であっても経口剤である程度の量は補えるとの報告もあります。消化管運動障害に対しては食事指導による食事量の調節が重要ですが，消化管運動賦活薬と

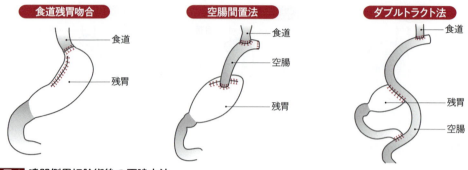

図4 噴門側胃切除術後の再建方法

してモサプリド（ガスモチン®）や漢方薬の六君子湯，大建中湯が用いられることが多いです。

治療方針

　今回の症例は幽門側胃切除術後で再建はビルロートⅠ法でした。術後1年ほど経って，食事摂取にも慣れてきたため徐々に1回の食事量が増え，食べる速度も速くなってきた経過と考えられます。まず逆流性食道炎の症状がありますが，苦いものが上がってくることから腸液の逆流と考えられます。また早期ダンピング，後期ダンピングの症状も出てきており，医師はまず食事摂取方法の指導，生活の指導を行いました。しかし，逆流症状は改善せず，食事方法を守ることで早期ダンピング症状は改善しましたが，低血糖症状が続くことから，カモスタットとα-グルコシダーゼ阻害薬を処方しました。

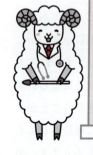

まとめ

- 胃の正常機能には貯留，撹拌，消化，運搬・排出調節，逆流防止，分泌がある。
- 胃の手術により正常機能が失われることで胃切除後障害が生じる。
- 胃の切除範囲・部位の違いにより，胃切除後障害の出やすさは異なる。
- 胃切除後障害に対する治療の基本は食事指導と生活指導。
- 食事・生活指導で改善しなければ薬物療法を行う。

大浦康宏

4. 直腸がん

直腸がん
── 消化管手術とストーマ（人工肛門）合併症へのくすりの使い方

目標

薬剤師が日常の診療に関わる際，ストーマ保有患者に出会うことは多いと思います。最近はストーマ造設を要する疾患の背景は複雑となり，ストーマ造設術が施行される機会は決して少なくはなく，むしろ増加の傾向にあります。目の前の患者のストーマがどのような理由で，またどのようにして造設されたのか？ ストーマによるトラブルにはどのようなものがあるのか？ などを理解しておきましょう。

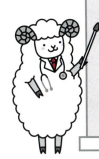

CASE STUDY

65歳，男性。下血を主訴に受診。精査の結果下部直腸がんと診断されたが，前医では肛門温存は不可能で永久的なストーマとなるといわれたため，肛門温存を希望されて当院紹介受診。手術は腹腔鏡下超低位前方切除術および回腸ストーマ造設術が施行された。術後経過は良好であったが，ストーマからは水様便が続き，次第に皮膚のただれもひどくなり疼痛が強くなってきた。

ポイント ▶ ストーマの適応

直腸がんに対する手術でもストーマが必要な場合と不要な場合があります。どのような場合にストーマが必要となるでしょうか？ またストーマが必要であった場合，それは永久的ストーマでしょうか？ 一時的ストーマでしょうか？ ストーマは見た目だけではどのような目的で造られたかはわかりません。ですので，病歴を確認することが重要です。

ポイント…▶ ストーマの合併症

ストーマに関する合併症はさまざまなものがありますが，日常診療でよく遭遇するものはストーマ周囲の皮膚障害です。食事や薬剤で排便コントロールを行うことが重要です。

ストーマとは

ストーマとは，手術によって腹部に新しく造られた便や尿の排泄口のことです。大きく分けると消化管ストーマと尿路ストーマに分類されますが，ここでは消化管ストーマについてのみ解説します。また，消化管ストーマは「人工肛門」ともよばれますが，人工肛門というと肛門機能をもったものと誤って認識されることもありますので，文中ではストーマという用語に統一します。つまりストーマには排便を我慢する，排出する前に便かガスかを識別するなどの肛門機能はなく，排便は自分の意思とは関係なく行われますので失禁状態となります。

消化管ストーマの種類

消化管ストーマは，その目的や用途に応じて分類されています（**表1**）。まず造設する腸管による分類ですが，ストーマの形態によらず造設に用いた腸管の部位・臓器による分類です。解剖学的に腸管は，後腹膜に固定された固定腸管（盲腸，上行結腸，下行結腸）と，後腹膜に固定されておらず，腹腔外への挙上が容易な自由腸管（回腸，横行結腸，S状結腸）に大別され（**図1**），多くの場合後者が造設腸管として選択されます。

期間を考慮した分類では，永久的ストーマと一時的ストーマに分けられます。永久的ストーマは直腸がんに対する直腸切断術（マイルズ手術）（ Memo❶ ▶ ）やハルトマン手術（**図2**）などで代表される単孔式ストーマのケースが最も多くありますが，根治的手術の対象とならない末期がん，再発がんに対して姑息的に造設される双孔式ストーマのケースもあります（**図3**）。造設される部位はS状結腸や横行結腸がほとんどです。一時的ストー

表1 消化管ストーマの分類

造設部位別の分類	1. 結腸ストーマ（S状結腸，横行結腸） 2. 回腸ストーマ
期間を考慮した分類	1. 永久的ストーマ 2. 一時的ストーマ
造設形態による分類	1. 単孔式ストーマ 2. 双孔式ストーマ 　　（ループ式ストーマ，二連銃式ストーマ，分離式ストーマ）

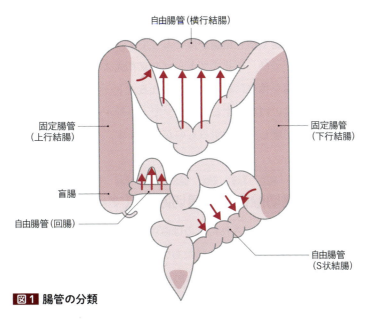

図1 腸管の分類

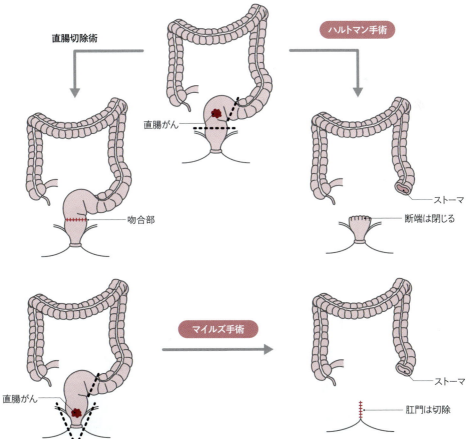

図2 直腸がんの手術

第2章 専門医が教える知っておきたい疾患と治療のキホン | 191

4 直腸がん

直腸がん──消化管手術とストーマ（人工肛門）合併症へのくすりの使い方

マは造設形態にかかわらず，ストーマ閉鎖や腸管の再建が期待できるストーマのことをいいます。造設される部位は回腸や横行結腸がほとんどです。

ストーマの形態による分類では，単孔式ストーマと双孔式ストーマに分けられます。単孔式ストーマは消化管の断端を体表に挙上して造られるストーマです。双孔式ストーマは腸管の口側端の口と肛門側端の口を有するストーマで，腸管ループの連続性を保って造設されるものと腸管ループを切離して造設するものがあります。

> **Memo ①　直腸切除術と直腸切断術（マイルズ手術）**
>
> 直腸の手術で，肛門温存されたものは直腸切除術といい，肛門が切除されS状結腸でストーマが造設されたものを直腸切断術といいます。直腸切断術は最初に報告をした医師の名前（Dr. Miles）から，マイルズ手術ともよばれます。

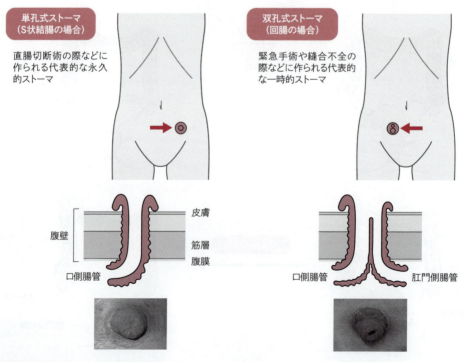

図3 造設形態による分類（巻頭カラーアトラス参照）

消化管ストーマ造設を必要とする疾患

消化管ストーマ造設を必要とする疾患には以下のようなものがあります。
- 悪性腫瘍（大腸がんや骨盤内腫瘍，転移性腫瘍など）
- 良性疾患（結腸憩室炎など）
- 全結腸に及ぶ疾患（家族性大腸腺腫症，潰瘍性大腸炎，クローン病）
- 大腸切除後の縫合不全後や直腸腟瘻
- 難治性痔瘻
- 肛門の外傷
- 鎖肛，先天性巨大結腸症などの先天性疾患

大腸がんのなかでも肛門管がんや，下部直腸がんで肛門側断端距離が十分確保できないものは直腸切断術（マイルズ手術）の適応となります。肛門が切除され，S状結腸で永久的ストーマが造設されます。下部直腸がんでも肛門側断端距離が確保でき，肛門を温存して腸管吻合が行えて直腸切除術となった場合に，一時的ストーマとして双孔式回腸ストーマ造設が行われることがあります。この結果，便やガスは回腸ストーマより排泄され，その先の腸管吻合部は通過しません。直腸切除後の吻合部は便やガスにより圧力がかかりやすくなり縫合不全の発生率が高くなるため，吻合部の安静を保つ目的でこのストーマ造設が行われます。

このような一時的ストーマは大腸がん術後の縫合不全や直腸腟瘻の発生時，家族性大腸腺腫症や潰瘍性大腸炎などで大腸全摘術を行った際や，難治性痔瘻（クローン病が原因のことが多い），肛門の外傷の際にも造設されます。一時的ストーマは必要となった病態に問題がなければ，初回手術の約2～3カ月後に閉鎖されるのが一般的です。

大腸がんイレウスや結腸憩室炎による消化管穿孔の際には，緊急手術でストーマ造設が行われる場合があります。病変部の切除が行われ，条件がよければ腸管吻合されることもありますが，全身状態が不良であったり，炎症や浮腫などで吻合する腸管の状態が悪い場合は，吻合を行わず口側腸管をストーマとするハルトマン手術が行われます。ハルトマン手術後は一定期間後に再手術を行いストーマを閉鎖する場合もありますが，そのまま永久的ストーマとなる場合もあります。

ストーマの合併症とくすりの使い方

ストーマの合併症には退院前にみられる術後早期のものとして，粘膜皮膚離開，ストーマ壊死や脱落，陥没・陥凹，ストーマ周囲感染・膿瘍，瘻孔，出血，イレウスなどや皮膚障害があります。また退院後の術後長期経ってからみられるものとして，狭窄や脱出，傍ストーマヘルニア，そして皮膚障害やストーマ装具へのアレルギー反応などがあります。

表2 回腸ストーマと結腸ストーマの比較

	回腸ストーマ	結腸ストーマ
排液量（水分）	1〜1.5Lと多いが安定すれば半量になる	安定すれば通常便と同量
排液量（電解質）	Na排泄が2〜3倍多くなる	通常便と同じ
尿量への影響	通常より40%減少	通常便と同じ
水分バランス	慢性的な脱水傾向になる	脱水はない
便　臭	便臭はない	便臭がある

　このうち皮膚障害は臨床的に最も頻度の高い合併症であり，原因として重要なものは排便の性状と量です。水様便や多量の排便は皮膚に接触しやすく，皮膚が刺激を受けて皮膚障害を起こします。その他，皮膚保護材による物理的な刺激も皮膚障害の原因となります。ストーマ周囲皮膚炎に対しては，リンデロンローションなどのステロイド外用剤を使用します。回腸ストーマでは水様便となりやすいので薬剤による排便コントロールを行うことが多くあります（**表2**）。止痢薬としてビオフェルミンなどの整腸薬や，中枢神経に作用して腸の蠕動運動を抑制するロペラミドやリン酸コデインを使用したり，収斂作用のあるタンニン酸アルブミン，吸着作用のあるケイ酸アルミニウムなどを使用します。ただし，ロペラミドはタンニン酸アルブミンやケイ酸アルミニウムで吸着されて作用が減弱する可能性があるので，投与間隔をあけるなど注意が必要です。また，タンニン酸アルブミンはタンパク質としてカゼインが含まれているので，牛乳アレルギーがある場合は服用禁忌となっています。

治療方針

　下部直腸がん手術は難易度が高く，また治療法も手術だけではなく抗がん薬治療や放射線治療が行われるケースもあり，現在でも施設によって治療方針はさまざまです。ある病院で肛門温存ができないといわれても，違う病院では肛門温存が可能といわれることは多くあります。今回の症例は直腸がん手術で肛門温存を希望されて受診されたケースです。手術は腹腔鏡下超低位前方切除術（ Memo❷ ▶ ）が行われましたが，肛門に近い部位での腸管吻合となったため，縫合不全を予防する目的で双孔式の回腸ストーマが造設されました。その結果，当初は便の量も多く，性状は水様であり，そのため皮膚障害も生じてきました。まず薬剤での排便コントロールを試み，ビオフェルミンとロペラミドを内服開始しました。排便量は減少してきましたが，水様便が続いたためタンニン酸アルブミンも追加しました。皮膚障害に対してはステロイド外用剤を使用して経過をみました。

> **Memo ❷ 超低位前方切除術**
>
> 腫瘍が腹膜翻転部（腹腔の底部）付近にある上部直腸がんに対する手術は低位前方切除術という。腫瘍が腹膜翻転部よりさらに低く，肛門に近い場所にある下部直腸がんに対する手術で，肛門温存と腸管吻合が行えたものを超低位前方切除術という。

人工肛門への坐剤の投与

　人工肛門患者への坐剤の投与に関する報告は少ないですが，直腸内投与と比較すると血中濃度が1/2〜1/3と低くなるといわれています。また，直腸内投与と違い括約筋がありませんので挿入した坐剤がすぐに出てきてしまう可能性もあります。このように薬剤効果は低くなりますが，人工肛門患者でも経口投与が困難な場合には人工肛門からの坐剤投与は可能です。ただし，抵抗を感じながらも人工肛門へ坐剤挿入を行った症例で腸管穿孔を来したという報告もありますので，挿入時には注意が必要です。

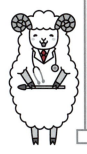

まとめ
- 消化管ストーマとは腹部に造られた便の排泄口であり，肛門機能をもたない。
- 消化管ストーマはその目的や用途に応じてさまざまに分類される。
- 消化管ストーマは大腸がんに関する疾患・病態で多く造設される。
- ストーマ合併症のなかでは皮膚障害が最も頻度が高い。

大浦康宏

5. 肝臓がん

肝臓がん
――肝臓の基本的知識と治療法

目標

肝がんはがん部位別死亡率で男性の第4位，女性の第6位で，死亡者数は年間約3万2,000人に及びます。肝がんの治療は肝切除術や肝移植といった外科的治療や，ラジオ波焼灼療法，肝動脈塞栓術療法，化学療法といった内科的療法など多岐にわたります。

ここでは，肝細胞がんに対する治療を考えるうえでの肝臓の基本的知識と，治療法を選択するうえでの選択基準ならびに治療内容を理解しましょう。

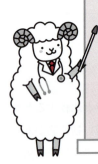

CASE STUDY

献血時の血液検査にてC型肝炎ウイルス（hepatitis C virus；HCV）抗体陽性を指摘されるも放置していた51歳，男性。右上腹部痛を主訴に当院を受診し，腹部造影CT検査にて肝S5からS6にわたり約10cm大の肝細胞がんを認めた。肝細胞がんに対し肝右葉切除を施行するも，半年後のCT検査にて切除後の肝臓に再発病変，両肺に多発肺転移を認めた。

手術前検査所見
AST：37IU/mL，ALT：23IU/mL，血清ビリルビン値：0.52mg/dL，血清アルブミン値：4.0g/dL，プロトロンビン活性値：92.2%，ICG R15値：11%，HCV-RNA：5.8 Log IU/mL

ポイント▶ 肝臓がんの分類

原発性肝臓がんには，肝細胞から発生する肝細胞がんと，胆管上皮細胞に発生する胆管細胞がんの2種類があります。わが国では肝細胞がんが約95%，胆管細胞がんが約5%で

あり，肝臓がんといえば一般に肝細胞がんをイメージしていただければいいでしょう。肝細胞がんは約70％がC型肝炎，約15％がB型肝炎のウイルス持続感染による慢性肝炎あるいは肝硬変から発生します[1]。肝細胞がんの特徴としては慢性肝炎や肝硬変の段階で肝機能が低下した状態で発生し，肝炎ウイルス感染や肝臓組織の線維化により肝臓全体がいわば前がん病変の状態です。肝切除やラジオ波焼灼療法などで根治が得られても3年以内に半数以上が再発し[2]，5年生存率が約50〜60％で[1]，再発率が極めて高く予後不良なのが特徴です。他臓器への転移は少ないですが，進行すると肺や骨に転移することがあります。

ポイント▶ 肝臓の解剖

　肝臓は人体内の実質臓器のなかで最大の臓器です。成人での肝重量は1.2〜1.5kg程度で体重の約2％を占め，右横隔膜下に位置します。解剖学的に下大静脈と胆嚢を結ぶ平面（カントリー線）によって右葉と左葉に分けられ，右葉が全体の約60％を占めます。左葉は内側区と外側区の，右葉は前区と後区の計4つの区域に分かれ，さらに門脈の枝分かれに沿った形で8つの亜区域に分かれます〔クイノー（Couinaud）の分類〕。8つの亜区域は尾状葉をS1とし，これより反時計回りにS2→S8と決定しています（図1）。S1〜S4が左葉，S5〜S8が右葉です。肝臓には門脈と肝動脈の2つの血管が流れ込んでおり，全肝血流量のうち門脈から70％，肝動脈から30％が供給されます。肝臓を通過した血液は肝静脈を通って下大静脈に注ぎます。

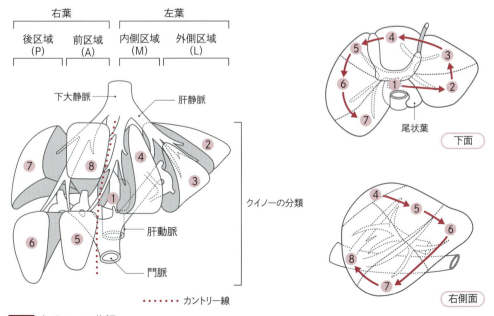

図1 クイノーの分類

〔日本肝癌研究会・編：原発性肝癌取扱い規約，第5版補訂版．金原出版，2009より〕

肝細胞がんの治療

　肝細胞がんの治療法には肝切除，局所療法（ラジオ波焼灼療法，経皮的エタノール注入療法），肝動脈塞栓術療法，化学療法（肝動注化学療法，分子標的治療薬），肝移植などがあります。肝細胞がんの治療の3つの柱は肝切除，局所療法，肝動脈塞栓術療法です。肝切除に優るものはありませんが，肝がんの患者では肝機能が低下していることが多く再発率も高いため，約7割がラジオ波焼灼療法や肝動脈塞栓術療法など内科的に治療されているのが現状です[1]。どの治療を選択するかは，肝機能の程度，がんの大きさ，がんの個数から総合的に判断します（**図2**）。肝機能の程度を評価する指標として「肝障害度」（**表1**）と「Child-Pugh分類」の2つがあります。前者は肝切除など外科的治療，後者は局所療法や塞栓療法などの内科的治療のときに肝予備能の目安に使用します。肝障害度は，腹水，血清ビリルビン値，血清アルブミン値，Indocyanine green（ICG）投与15分後の停滞率（ICG R_{15} 値），プロトロンビン活性値の5項目で肝機能を評価します。プロトロンビン活性値は肝臓で作られる血液凝固因子という蛋白質の合成能を反映し，アルブミンと同様に肝臓での蛋白合成能の指標になります。ICG R_{15} 値とはICGという色素を片方の腕の静脈に注射し，15分後に反対側の腕の静脈から血液を採取しICGの残存している濃度を測定したもので，正常な肝臓では10％未満です。肝障害度のAは比較的軽度で，Bは中等度，Cは重度です。Child-Pugh分類は肝障害度の評価項目のうちICG R_{15} 値の代わりに，肝性脳症の程度で置き換えた5項目で肝機能を評価します。

1 肝切除

　肝障害度がA（またはB）で腫瘍の数が3個以内なら肝切除の適応になります。がんの

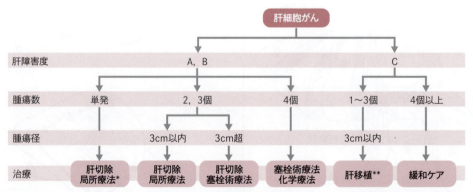

図2 肝細胞がんの治療アルゴリズム

（日本肝臓学会・編：科学的根拠に基づく肝癌診療ガイドライン2013年度版．金原出版，2013より）

表1 肝障害度

項目 \ 肝障害度	A	B	C
腹水	ない	治療効果あり	治療効果少ない
血清ビリルビン値（mg/dL）	< 2.0	2.0〜3.0	< 3.0
血清アルブミン値（g/dL）	> 3.5	3.0〜3.5	< 3.0
ICG R_{15} 値（%）	< 15	15〜40	> 40
プロトロンビン活性値（%）	80 >	50〜80	< 50

各項目別に重症度を求め，そのうち2項目以上が該当した肝障害度をとる。
注：2項目以上の項目に該当した肝障害度が2カ所に生じる場合には高いほうの肝障害度をとる。
　　例えば，肝障害度Bが3項目，肝障害度Cが2項目の場合には肝障害度Cとする。

（日本肝癌研究会・編：原発性肝癌取扱い規約，第5版補訂版．金原出版，2009より）

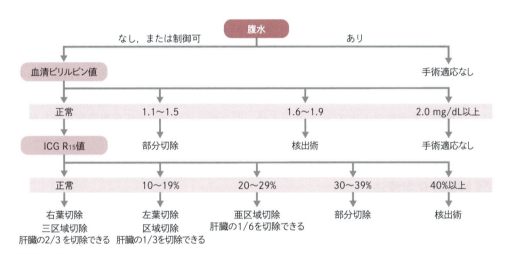

図3 肝機能と切除可能範囲

（幕内雅敏，他：肝硬変合併肝癌治療のStrategy. 外科診療, 29：1530-1536, 1987より）

位置，大きさ，数，肝機能によって術式が決定されます。肝臓は図1で説明したように門脈の枝分かれによって8つの区域に分かれていますが，肝細胞がんは門脈血流によってがんのある門脈域に転移しやすいという特徴があります。がんがある門脈の枝分かれの区域を丸ごと切除すると安全性が高く，再発抑制効果も期待できます。このような術式は系統的肝切除とよばれ，肝切除の基本となります。術式には広い範囲順に葉切除（がんのある右葉，あるいは左葉を切除する），区域切除（外側，内側，前，後区域のいずれかの区域にて切除する），亜区域切除（クイノーの分類の亜区域にて切除する），部分切除（がんとその周囲を切除する），腫瘍核出術（がんのみを切除する）などがあります。切除範囲は腹水の有無，血清ビリルビン値，ICG R_{15} 値を目安に決定されます（図3）。

2 局所療法

　局所療法の適応は，肝障害度が A または B で，腫瘍の大きさが 3cm 以下，腫瘍の数が3 個以内です。局所療法にはラジオ波焼灼療法（radiofrequency ablation；RFA）と経皮的エタノール注入療法（percutaneous ethanol injection therapy；PEIT）があります。RFA は超音波エコー装置で確認しながら，がんに電極針を刺しラジオ波という高周波の電流を通電させ，がん細胞を熱で凝固・壊死させる治療法です。PEIT はがんに専用の針を刺してエタノールを注入し，がんを壊死させる治療法です。RFA は PEIT に比べ焼灼範囲が広いため局所再発率が少なく，局所療法の標準的治療になっています。

3 肝動脈塞栓術療法

　肝動脈塞栓術療法の適応は，肝障害度が A または B で，腫瘍の大きさが 3cm を超えて多発している症例，または腫瘍の数が 4 個以上の症例です。肝臓には，門脈と肝動脈の 2本の血管が流れ込んでいますが，肝がんはこのうち肝動脈から栄養を受けています。鼠径部よりカテーテルを入れ，がんを栄養している肝動脈までカテーテルを進め，抗がん薬エピルビシンとヨード化ケシ油脂肪酸エチルエステル（リピオドール®）の懸濁液あるいはミリプラチン水和物（ミリプラ®）を注入後，ゼラチンスポンジで栄養血管を塞栓し肝細胞がんを“兵糧攻め”にする治療です。

4 肝動注化学療法

　肝動注化学療法は肝動脈までカテーテルを送り込み，そこから抗がん薬を注入する治療法です。局所療法や肝動脈塞栓術療法の適応とならない進行した症例や，これらの治療効果が期待できない場合に行われます。低用量シスプラチン（CDDP）と 5-FU を併用したlow-dose FP 肝動注化学療法，インターフェロン（IFN）の全身投与と 5-FU を用いたIFN 併用 5-FU 肝動注療法，動注用 CDDP を単回投与する CDDP 肝動注療法の 3 つの治療法が主に行われています。これらの治療により劇的に効くケースもありますが，明らかな延命効果を示すエビデンスはありません。

5 肝移植

　肝移植の適応は肝障害度 C で，ミラノ基準とよばれる適応基準（①肝外転移がない，②脈管浸潤がない，③腫瘍が径 5cm 以下の単発，または径 3cm 以下）を満たした肝がんです。肝障害度 C の肝がんでは，肝切除や内科的治療の適応はなく，肝移植が唯一最後の手段です。ミラノ基準を満たした肝がんの肝移植では 5 年生存率は 70 ～ 80％と比較的予後が良好です。

肝細胞がんの全身化学療法

　進行肝がんに対しては，これまでは明らかな延命効果を示す抗がん薬はありませんでしたが，進行肝がんに対し分子標的治療薬であるソラフェニブが欧米で行われたSHARP試験においてプラセボ群に比べ生存期間と無増悪再発期間が有意に延長することが示されました（図4）。またアジアで実施されたAsia-Pacific試験でもほぼ同等の結果が得られ，ソラフェニブが肝がんの全身化学療法において世界で初めて延命効果を示しました。

　ソラフェニブは，①腫瘍増殖に関連した因子を阻害することで腫瘍増殖を抑える，②血管新生に関連した因子を阻害し血管新生を抑制する，という2つの働きによって肝細胞がんの増殖を抑えます。ソラフェニブの作用機序は，従来の抗がん薬ががん細胞を死滅させ腫瘍を小さくするのに対し，ソラフェニブは腫瘍を小さくする効果は弱いが，がんの増殖を抑え腫瘍を大きくならないようにし延命効果を発揮するイメージです。

　ソラフェニブの適応は，手術療法や局所療法ではコントロール困難であり肝機能が良好（Child-Pugh分類A）で，①脈管浸潤もしくは遠隔転移がある，②肝動脈塞栓術や肝動注化学療法で効果が認められない，または③巨大肝がんなどです。特に，肝機能が良好で遠隔転移のある肝がんにはソラフェニブ治療が第一選択といえるでしょう。ソラフェニブ治療は1回2錠（1錠200mg）を1日2回服用してもらうだけです。ソラフェニブなどの分子標的治療薬は，がん細胞の腫瘍増殖や血管新生に関連した特定の遺伝子やタンパク質に直接的に作用することでがん細胞に特異的に作用するため，抗がん薬でみられるような骨髄抑制などの重い副作用はみられません。一方で分子標的治療薬に特有の手足症候群（手

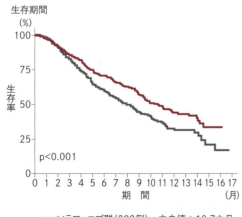 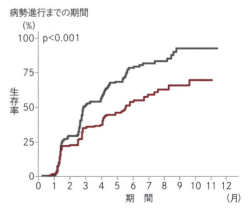

図4 SHARP試験（海外臨床試験）

（Llovet JM, et al：N Engl J Med, 359：378-390, 2008 より）

のひらや足の裏にみられる皮膚障害），高血圧，下痢といった副作用が出現することがあり注意が必要です．これらの副作用のほとんどは服用開始12週間以内に出現し，なかでも手足症候群は発現頻度が高く約半数の患者でみられ，QOLを著しく悪化させ治療中断あるいは中止の一因にもなります．手足症候群の予防としては投与開始前から尿素含有の保湿剤を手足に十分に塗布してもらうことや，木綿の手袋や木綿の厚手の靴下を着用してもらい手足を保護することにより症状が軽減できます．

治療方針

　今回の症例の場合，血液検査では肝障害度はAで肝細胞がんは単発であることより（図6），図2のアルゴリズムに従い初回治療として肝切除（右葉切除）を選択しました．術後7カ月のCTにて切除後の肝臓ならびに両肺に転移を認めました．現在遠隔転移のある肝細胞がんの治療でエビデンスのある全身化学療法は分子標的治療薬ソラフェニブ治療しかなく，本症例でもソラフェニブ1日量800mgの内服治療を開始しました．投与前より手足に保湿剤を塗布してもらっていましたが，投与開始7日後に両足底に痛みを伴った手足症候群が出現しました（図6）．痛みを伴った手足症候群が出現した場合，ステロイド外用療法（very strong）が有効であり，程度に応じソラフェニブの減量あるいは休薬が必要とされています．本症例では症状出現後よりソラフェニブを1日量400mgに減量しジフルプレドナートの外用療法を開始しました．外用を開始し1週間後には痛みは消失し，手足症候群の改善を認め，ソラフェニブ内服量を1日量800mgに戻しました．その後，皮膚症状の増悪はみられず，ソラフェニブ投与開始11.3カ月後に永眠されました．

　分子標的治療薬療法は現在，本症例のような遠隔転移を伴った場合や，肝動脈塞栓術療法が効かない進行肝細胞がんの標準的治療になっています．

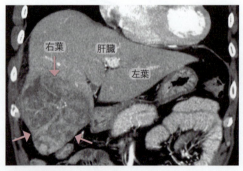 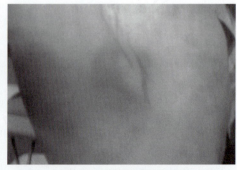

初診時の腹部CTにて肝右葉S5～S6にかけ約10cm大の肝細胞がんを認めた（前方から見た画像）． | ソラフェニブ投与開始7日後に両足底に痛みを伴った手足症候群が出現した（写真は右足底）．

図6 本症例の経過（巻頭カラーアトラス参照）

まとめ

- 肝臓は4つの区域（左葉は外側区と内側区，右葉は前区域と後区域），8つの亜区域（S1～S4は左葉，S5～S8は右葉）に分かれている。
- 肝細胞がんの治療の3本柱は肝切除，ラジオ波焼灼療法，肝動脈塞栓術療法である。
- 肝細胞がんの治療方針は肝障害度，がんの大きさ，がんの個数に基づいて決定される。
- 肝切除の基本は，がんのある門脈領域の区域ごとに切除する系統的肝切除である。
- 肝細胞がんは肝切除やラジオ波焼灼療法により根治が得られても，再発率が極めて高い。
- 遠隔転移を伴った場合や，肝動脈塞栓術療法が効かない進行肝細胞がんでは，肝機能が良好な症例に限り分子標的治療薬療法が標準的治療である。

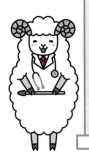

石井道明

【引用文献】
1) 日本肝癌研究会・編：第18回全国原発性肝癌追跡調査報告（2004～2005）．日本肝癌研究会事務局, 2009
2) Tateishi R, et al : Percutaneous radiofrequency ablation for hepatocellular carcinoma. An analysis of 1000 cases. Cancer, 103 : 1201-1209, 2005

6. 肺がん

肺がん
―― 手術と周術期のくすりの使い方

目標

肺がんはがん部位別死亡率で男性の第1位，女性の第2位で，死亡者数は年間7万人に及ぶ悪性疾患です。われわれ呼吸器外科医が扱う疾患の大部分は肺がんで，肺がんを抜きにして呼吸器外科は語れません。肺がんの手術件数は年間3万件超といわれ，これは新たに肺がんと診断された人数の約1/3です。今後，肺がんはさらに増加していく疾患であり，実際に出会う機会も増えていくでしょう。しかしながら，一体どのようにして手術が行われているのかは，当事者以外には理解しづらい面もありそうです。薬剤師も，肺がんに関する知識とその手術について，理解しておきましょう。

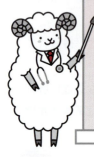

CASE STUDY

学生時代の友人の父である 72 歳，男性。総合病院で肺がんと診断されて，来週手術を受ける予定。いろいろと不安に思った友人から連絡があり，肺がんの手術ってどんな手術なのだろう？ 術後は痛いのでは？ 酸素ボンベを持って退院しなければならないのか？ といった質問を受けた。あなたは医療従事者として，どのようにアドバイスしますか？

ポイント ▶ 肺がんの分類

肺がんは病理学上2つに分類されます（図1）。1つめは①小細胞がん（肺がん全体の10〜15％）で，治療は基本的には化学療法（抗がん薬）と放射線療法が施行されます。2つめは小細胞がん以外のがんで②非小細胞がんとよばれ，腺がん（50％以上），扁平上皮がん（25％），大細胞がん（数％）があります。非小細胞がんの治療法は簡単にいえば，原発巣のみ，またはリンパ節転移が肺門（肺の付け根）までなら手術適応となり，それ以上進行している場合，つまり縦隔（両肺に挟まれている胸部の中心部分）のリンパ節にまで転移

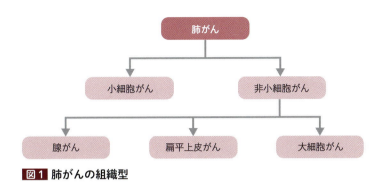

図1 肺がんの組織型

表1 治療方針

非小細胞がん

	標準的治療法
ⅠA期	手術
ⅠB期	手術 → 化学療法
Ⅱ期	手術 → 化学療法
ⅢA期	手術 → 化学療法
	〔化学（＋放射線）→ 手術〕
	化学療法 ＋ 放射線療法
ⅢB期・ⅢC期	化学療法 ＋ 放射線療法
	化学療法 ＋（分子標的治療）
Ⅳ期	化学療法 ＋（分子標的治療）

小細胞がん

	標準的治療法
早期限局型	手術 ⟷ 化学療法
限局型（LD）	化学療法 ＋ 放射線療法
進展型（ED）	化学療法

がある．対側肺や脳・骨など遠隔転移がある場合には化学療法が行われます（**表1**）．

ポイント ▶ 肺の解剖

　右肺は3つの袋（上葉，中葉，下葉），左肺は2つの袋（上葉，下葉）でできています（**図2**）．肺がんの標準術式は，がんをこの袋ごと取り出す肺葉切除が一般的です．例えば，右上葉切除とか，左下葉切除といった具合です．各肺葉には，肺動脈，肺静脈，気管支の3つが走行しており，手術ではこれらを1つずつ切り離していきます．また，最近では検診などで小型肺がんが発見されることが多くなり，肺葉切除よりもさらに狭域の区域切除を施行することが増えてきました．右肺は上葉（S1，2，3），中葉（S4，5），下葉（S6，7，8，9，10）の10区域，左肺では上葉（S1+2，3，4，5），下葉（S6，8，9，10）の8区域に分かれます（**図3**）．左上葉は2つに分けて，（S1+2，3）を上区，（S4，5）を舌区と呼びます．がんが存在する場合，これらの区域を1つまたは複数切除します．肺区域を詳細に覚えたいという人には，気管支体操といった覚え方があります（**図4**）．また気管支は左よりも右のほうが太く，右のほうで分岐角度が小さい，つまり急傾斜しているため，誤

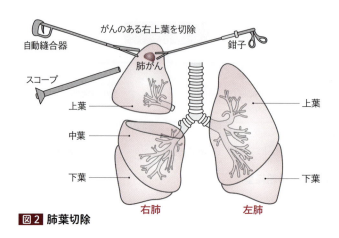

図2 肺葉切除

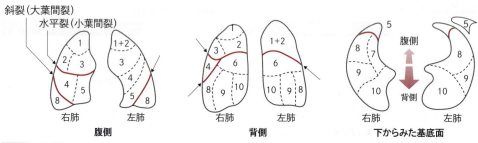

図3 肺区域

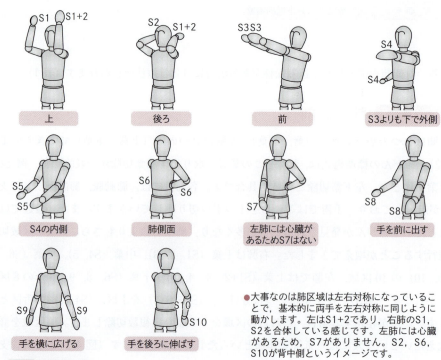

図4 気管支体操

● 大事なのは肺区域は左右対称になっていることで、基本的に両手を左右対称に同じように動かします。左はS1+2であり、右肺のS1, S2を合体している感じです。左肺には心臓があるため、S7がありません。S2, S6, S10が背中側というイメージです。

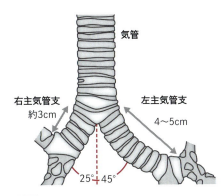

図5 気管支

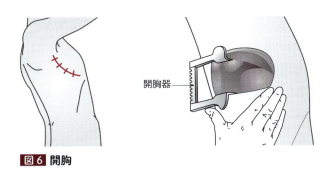

図6 開胸

嚥物は右主気管支に入ることが多くなります（図5）。そのためピーナッツなどの異物をはじめ，食物残渣や唾液による誤嚥性肺炎も右肺下葉の背中側 S6, S10 に多くなります。肺区域では S2, S6, S10 は背部であり，心臓に接しているのは S5 と覚えるといいでしょう。ちなみに成人の結核は S1, S2, S6 に粒状影が多くみられます。また，中年女性に多い非結核性抗酸菌症では，S4, S5 に粒状影を認めます。さらに，心疾患や脳疾患などの合併症や高齢などの理由で，部分切除などの縮小手術が行われることもあります。どのような手術を予定するかは，本人の日常生活動作，画像，既往歴，呼吸機能検査などの術前評価を慎重に行って決定します。そのため，退院時に酸素ボンベが必要になるということはほとんどありません。

肺がんの手術

肺がんの標準術式は肺葉切除と先ほど述べましたが，そのアプローチの方法としては，通常の開胸と胸腔鏡を使用した VATS の2通りの手術様式があります。開胸とは，側胸部に 10～15 cm 程度の皮膚切開を行い，肋骨と肋骨の間を開胸器で開いて直接覗き込んで手術を行うことです（図6）。また VATS はバッツと発音し，ビデオ補助下胸部手術（video-assisted thoracic surgery；VATS）のことを指します。側胸部に 3 cm 程度の皮膚切開と，

他に 2cm 程度の穴を 2 カ所開けて，モニターの画像を見ながら手術をします（図7）。現在日本で行われている手術の約半数は VATS であり，今後も VATS の割合は増加していくと考えられます。VATS は創部が小さく，美容面や，術後疼痛が減少するといった利点があります（図8）。ただし，大量出血などの緊急時対応には開胸よりも劣るとされています。それぞれに長所・短所がありますが，アプローチの方法は施設間で異なっており，どのような手術様式を採用しているのかは各施設で確かめてください。手術時間はリンパ節郭清（ Memo❶ ▶ ）を含めて 2～3 時間程度，それに麻酔の導入・覚醒の時間を加えて 4 時間くらいです。術後は胸腔内にドレーンとよばれる管が 1～2 本入っており，側胸部から外界に出て吸引器に連結し胸腔内を常に陰圧に保ちます。これは腹腔内が陽圧であることと対照的です。肺自体が動いて呼吸をするわけではなく，胸壁と肺の間に生じる胸腔内圧が陰圧になることによって，肺を広げています。吸気時には，横隔膜や肋間筋などの筋肉が収縮して胸腔内を広げることで肺が膨らみ，空気が入ってきます。逆に呼気時には，筋肉が弛緩し，胸腔内が狭くなって，空気を押し出します。このように，胸腔内の陰圧によって肺を拡張したり，縮小したりして呼吸をします。吸気時の胸腔内圧は－6～－7cmH$_2$O，呼気時は－2～－4cmH$_2$O くらいです。

Memo❶ リンパ節郭清

肺がんの広がりを評価するために，肺の付け根にあるリンパ節（肺門リンパ節）や，気管近くにあるリンパ節（縦隔リンパ節）を摘出すること。

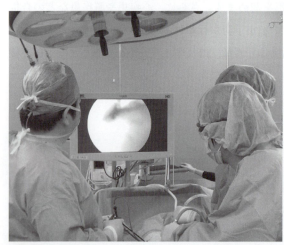

図7 高解像度モニター "high-vision" 内視鏡システムによる安全な胸腔鏡手術

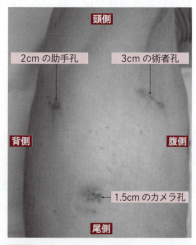

図8 VATS による手術痕
（巻頭カラーアトラス参照）

ドレーンは出血や肺からの空気漏れがないことを確認して，術後3〜5日目に抜去となります。基本的には胸腔ドレーンが抜けた翌日から退院は可能です。まとめると，肺がんの手術では，標準術式は肺葉切除であり，肺動脈，肺静脈，気管支の3つを切り離して，がんのある肺葉を体外に取り出します。そして，その方法として開胸やVATSなどがあるということになります。

周術期のくすりの使い方

肺がんの手術に関して，薬剤師にもぜひ知っておいてほしいことは，術前における術前中止薬，必要な患者へのヘパリン化，術後の術後疼痛，不眠・不穏，便秘に対する処方，などです。ここでは術前・術後の2つに分けて，一緒に理解していきましょう。

1 術　前

(1) 術前中止薬

手術に際して，事前に中止すべき薬剤で特に重要なのは，①抗凝固薬ワルファリンカリウム（3〜4日前），②抗血小板薬アスピリン（7日前），チクロピジン（10〜14日前），クロピドグレル（7〜14日前），シロスタゾール（3日前）などです。術前中止薬は医師の指示にて指定日に必ず中止する必要があり，薬剤師の助言で患者はより理解を深め，スムーズに薬剤を中止できることでしょう。また新薬などの場合には医師側の認識不足から見落としてしまうケースがあることを考慮して，施設単位で常に新しい情報提示をして警鐘を鳴らす必要があると思います。このような薬剤を服用している患者は，脳梗塞，心筋梗塞，心房細動による血栓形成などの高リスク群が多く，術中・術後の合併症に関して特に注意が必要です。

(2) ヘパリン化

ここでは術前にワルファリンを内服していた患者のヘパリン化について説明したいと思います。ヘパリン化は肺がん手術に限らず，その他の手術や侵襲的な検査でも行われており，ぜひ知っておいてほしい項目です。ワルファリンは心筋梗塞や脳卒中の治療に用いられており，特に心臓手術の術後や，心房細動などの不整脈によって生じる脳卒中（心原性脳塞栓症）の予防効果が高いことが証明されています。血液検査の項目では，PT-INRが2.0〜3.0になるようにワルファリンの量をコントロールします。

ワルファリンは半減期が2.5日と作用時間が長いため，術前まで飲み続けていると術中に出血が止まらなくなり，高リスクとなります。そのため，術前3〜4日前からワルファリンを中止し，作用時間の短いヘパリンに変更する必要があります。ワルファリンを中止した翌日より未分画ヘパリン10,000〜15,000単位/日（200単位/kg/日）を生理食塩水に混合して持続静注します。ヘパリンの至適濃度は，血液検査の活性化部分トロンボプラ

スチン時間（activated partial thromboplastin time；APTT）を参考にして，ヘパリン投与前の正常対照値の1.5倍くらいに延長するように投与量を調整します。ヘパリンの半減期は0.5～1時間ですので，手術の約4時間前に中止することで安全に手術を行えます。また手術が無事終わった時点で，未分画ヘパリン10,000～15,000単位／日の持続静注を再開します。術後1～2日目で胸腔内からの出血がないと判断すれば，早期にワルファリンを再開します。PT-INRが2.0～3.0に到達するまで5～7日程度かかるため，その期間はヘパリンとワルファリンは併用になります。

2 術　後

(1) 術後疼痛

　肺がんの手術は肋骨と肋骨の間から操作を行うため，肋軟骨損傷や肋間神経麻痺などを併発すると，呼吸をするたびに疼痛がかなり強くなります。また胸腔ドレーンが胸腔内の壁側胸膜（肋骨で囲まれた胸郭の内側にある膜）に触れることでさらに術後疼痛が強化されます。当科では硬膜外麻酔や自己調節静脈内鎮痛法（intravenous patient-controlled analgesia；IV-PCA）を使用して術後疼痛の軽減を図っています。術翌日からは，NSAIDsのセレコキシブを朝夕で定期的に服用してもらいます。それでも痛みが気になるときにはロキソプロフェンを頓用で服用してもらっています。特に術後2～3日目までの疼痛が強く，5日目くらいから改善していきます。

(2) 不眠・不穏

　肺がんの手術を受けた患者は術後2～3日間を回復室や個室などで過ごすことが多くなります。肺がん患者は高齢者が多く，術後2～3日目の夜間に一定の割合で不穏になります。特に男性患者で多く見受けられます。点滴ルートを引き抜いたり，胸腔ドレーンをハサミで切断したりする猛者もいます。家族に一緒に宿泊してもらうと落ち着く患者が多く，昼夜のリズムをつけるために，眠前に睡眠導入薬（超短時間作用型睡眠薬ゾルピデムや短時間作用型睡眠薬ブロチゾラムなど）を使用します。基本的には，胸腔ドレーンが抜けている患者には退院を勧めます。自宅に帰ると元に戻る人がほとんどだからです。問題なのは，胸腔ドレーンが抜けていない患者の場合です。本人の生命にも関わることなので，リスペリドンを投与したり，さらにはハロペリドールなどを投与します。通常，昼夜のリズムがついたら2～3日で改善します。

(3) 便　秘

　肺がんの手術を受けた患者は，基本的に術翌日の昼食から飲食を開始します。1日半の間，断食状態になるので，術後に便がでない人がいます。正確には，便秘というよりは食べていないから排便がない，ということになるでしょうか。ひどい人ではストレスや環境の変化で，1週間近く排便がない人もいます。消化管や婦人科疾患の術後のような繰り返す頑固な便秘とは違いますが，腹部膨満感から摂食低下を来さないために，早期に排便を

促すことは大事です。

当科では術後3日以内に排便がない人には積極的に緩下薬を投与します。センノシド錠を眠前に投与し，必要があれば酸化マグネシウムやピコスルファートの追加服用をしてもらいます。

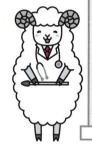

まとめ

- 右肺は3葉（10区域），左肺は2葉（8区域）に分かれている。
- 胸腔内は肺を広げるために常時陰圧になっている。
- 肺がんには，小細胞がんと非小細胞がんがあり，治療法が異なる。
- 肺がん手術の基本は肺葉切除である。
- 肺がん手術には開胸手術と胸腔鏡を使用したVATSがある。
- 術前中止薬には医師・看護師とともに注意を払う。
- 術後疼痛が強い症例が多く，鎮痛薬を有効に活用する。

中島成泰

7. 肺がん

肺がん
── 合併症とくすりの使い方

目標

ここでは①肺がんの病期（進行の程度），②肺がんが増大して周囲に浸潤することによって引き起こされるいろいろな症状について学んだ後，③術後のがん再発について述べます。肺がんの患者は病期に応じて，手術療法，化学療法（抗がん薬），放射線療法のなかから最も適切な治療を受けることになります。簡単にいえば，早期肺がんでは手術療法を，進行期肺がんでは化学療法（抗がん薬），場合によっては放射線療法をプラスします。早期肺がんは手術のみで完全に治癒する場合もあれば，術後の病理診断で肺門・縦隔リンパ節に転移が認められ，術後の化学療法が必要になる場合もあります。また進行期肺がんであっても，術前化学療法⇒手術療法⇒術後化学療法を施行して，5年間再発なく経過している症例も経験します。すなわち肺がんは集学的治療が必要な疾患であり，何よりも早期発見・早期治療に努めなければなりません。

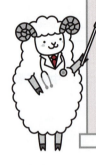

父方の伯父である65歳，男性。血痰が出ることから，近くの総合病院を受診した。画像検査を施行したところ，左下葉に4cm大の腫瘤を認めた。気管支鏡検査を行い，腺がんの診断に至った。肺門リンパ節が腫大しており，PET検査でも集積があることから，臨床病期はc-T2aN1M0 stage ⅡBと診断。近日中に手術を受ける予定。いろいろ不安に思った伯父さんからあなたに連絡がありました。手術すれば完全に治るのか？ リンパ節に転移していたらどうなるの？ あなたは医療従事者として，どのようにアドバイスしますか？

ポイント…▶ 肺がんの病期

　肺がんは進行状況に応じて病期Ⅰ，Ⅱ，Ⅲ，Ⅳに分類されます。他のがんと同じように，TNM分類という区分けがあり，腫瘍の大きさ（T）（ Memo❶ ▶ ），リンパ節転移の広がり（N），遠隔転移（M）の組み合わせを評価して病期Ⅰ～Ⅳを決定します（**表1**）。画像評価・生検結果から得られる病期を臨床病期といい，「臨床の」という意味のclinicalの頭文字をとってcと表記します（例：c-T1aN0M0 stageⅠA1など）。また手術を施行した場合には，病理診断で最終評価された病理病期を使用します。「病理学の」という意味のpathologicalの頭文字をとってpと表記します（例：p-T2aN1M0 stageⅡBなど）。肺がんになった場合に，あとどれくらい生きられるのかを示す値として「5年生存率」があります。手術の可・不可で数値は異なりますが，病期がⅠ⇒Ⅱ⇒Ⅲ⇒Ⅳと進行すれば，5年生存率はおよその目安として80%⇒50%⇒20%⇒10%と低下します。肺がんは他のがんと比較しても5年生

表1 TNM分類と病期分類

	N0 （所属リンパ節転移なし）	N1 （同側肺門リンパ節転移）	N2 （同側縦隔リンパ節転移）	N3 （対側縦隔・肺門，前斜角筋または鎖骨上窩リンパ節転移）
TX	潜伏がん	—	—	—
Tis （上皮内がん，肺野型の場合は充実成分径0cmかつ病変全体径≦3cm）	0期	—	—	—
T1mi （微小浸潤性腺がん，部分充実型を示し充実成分径≦0.5cmかつ病変全体系≦3cm）	ⅠA1	—	—	—
T1a （充実成分径≦1かつTis，T1miに相当しない）	ⅠA1	ⅡB	ⅢA	ⅢB
T1b （充実成分径＞1cm～≦2cm）	ⅠA2	ⅡB	ⅢA	ⅢB
T1c （充実成分径＞2cm～≦3cm）	ⅠA3	ⅡB	ⅢA	ⅢB
T2a （充実成分径＞3cm～≦4cm）*	ⅠB	ⅡB	ⅢA	ⅢB
T2b （充実成分径＞4cm～≦5cm）*	ⅡA	ⅡB	ⅢA	ⅢB
T3 （充実成分径＞5cm～≦7cm あるいは壁側胸膜，胸壁，横隔神経，心膜への浸潤，同一葉内の不連続な副腫瘍結節）	ⅡB	ⅢA	ⅢB	ⅢC
T4 （充実成分径＞7cm あるいは横隔膜，縦隔，心臓，大血管，気管，反回神経，食道，錐体，気管分岐部などへの浸潤，同側の異なった肺葉内の副腫瘍結節）	ⅢA	ⅢA	ⅢB	ⅢC
M1a （対側肺内の副腫瘍結節，胸膜結節，悪性胸水，悪性心嚢水）	ⅣA	ⅣA	ⅣA	ⅣA
M1b （肺以外の一臓器への単発遠隔転移）	ⅣA	ⅣA	ⅣA	ⅣA
M1c （肺以外の一臓器または多臓器への多発遠隔転移）	ⅣB	ⅣB	ⅣB	ⅣB

＊：あるいは主気管支浸潤，臓側胸膜浸潤，肺門まで連続する部分的または一側全体の無気肺・閉塞性肺炎

〔日本肺癌学会・編：臨床・病理 肺癌取扱い規約（第8版），金原出版，2016より〕

存率が低く，いかに予後が悪い疾患であるのかを理解する必要があります。

> **Memo ①　肺がんの腫瘍の大きさ**
>
> 肺がんの腫瘍径は充実成分を表す充実成分径とすりガラス成分のすりガラス径に分けて考えます。
>
> 病変全体径 ＝ 充実成分径 ＋ すりガラス径
>
> 肺がんでは充実成分が重要で予後に関連してきます。すりガラス成分は充実成分と比較して転移・再発が少なく，予後の良いものが多いです。

ポイント　肺がんの症状

　健診で偶発的に見つかる早期肺がんにはほとんど症状がありません。しかし，肺がんが進行すると，咳嗽・血痰や全身倦怠感・微熱，さらには体重減少を呈してきます。中心型（肺門型）の肺がんや縦隔リンパ節は，気管支を閉塞して無気肺や閉塞性肺炎などを発症するとともに周囲の血管や神経を圧排または浸潤して多様な症状を呈します。末梢型の肺がんは，胸壁に浸潤して胸痛を生じたり，がん細胞が胸腔内にこぼれ落ちて，播種・悪性胸水の産生を呈することがあります（図1）。これから肺がんの進行がもたらす症状について学んでいきましょう。

上大静脈症候群

　上大静脈は上半身から心臓に帰る血液の通り道で，これが腫瘍によって閉塞されると，血液が右心房に戻れなくなります（図2）。そうなると血流がうっ滞し，顕著な顔面浮腫や上肢の浮腫を呈します。急激に進行した場合には脳血流のうっ滞により意識消失を起こす

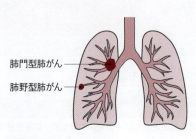
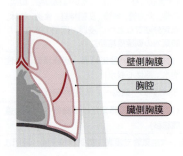

図1 肺門型と肺野型

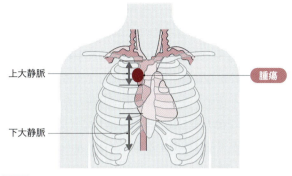

図2 上大静脈症候群

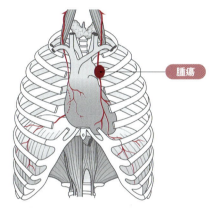

図3 左右横隔神経

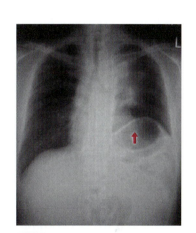

図4 左横隔神経麻痺

ことがあります。通常は腫瘍の増大にあわせてゆっくりと進行するので，奇静脈・内胸静脈などに側副血行路ができて症状が緩やかに進行する場合もあります。悪性腫瘍の場合は放射線治療や浮腫軽減目的でステロイドを投与します。治療が奏効しない場合には静脈内にステント（金属製の管）を留置することもあります。

横隔神経麻痺

横隔神経は主に頸髄の神経（C4）から左右一対に起こり，胸腔内を下降して両側の横隔膜を支配する神経です（図3）。肺がんが横隔神経に浸潤すれば，横隔神経が麻痺して患側の横隔膜が弛緩して胸腔内にせり上がり（図4），換気量が少なくなります。呼吸は外肋間筋・内肋間筋と横隔膜の上下運動によって行われるため，肺活量が低下します。そのため呼吸困難感を訴えることがあります。また，腫瘍が横隔神経に浸潤している場合には，やむなく神経を切除せざるをえませんが，手術操作時に少し触れたり，近くで電気メスを使用したりするだけでも，術後にしばらく麻痺が残存することがあります。

反回神経麻痺

　声帯を動かす反回神経（図5）は，胸腔内で迷走神経から分枝した神経であり，独特の走行をしています。まず脳幹から左右一本ずつ下降してくる迷走神経が声帯の横をいったん通り越して，胸腔内に入ります。そして胸腔内で分枝した反回神経が，右側では鎖骨下動脈を，左側では大動脈弓を前方から後方へ折り返して（反回して），さらに上行して声帯を支配します。反回神経が正常に作動する場合には，左右の声帯が中央に寄って気道を完全に閉鎖します。しかし，肺がんの浸潤や縦隔リンパ節腫大によって，片側の反回神経が麻痺すると，麻痺側の声帯の運動が障害されて閉じることができなくなり，かすれ声や飲水時にむせるといった症状が起こります。反回神経麻痺は肺門に近いことや縦隔リンパ節に近接していることから左側に多くなります（図6）。

ホルネル症候群

　胸腔内で肺のてっぺんを肺尖といいますが，その肺尖部に発生した肺がん（パンコースト肺がん）や神経原性腫瘍などでみられます。胸髄からの上部交感神経節（Th1〜4）の圧迫などによる障害で，ホルネル症候群（発汗減少，縮瞳，眼瞼下垂，眼球陥凹）を発症することがあります（図7）。ホルネル症候群そのものに対する具体的な治療法はありません。腫瘍が原因であれば，その治療をしていくことになります。

がん性胸膜炎

　臓側胸膜（肺の表面の膜）と壁側胸膜（肋骨と筋肉でできた胸腔の内側の膜）の間には通常少量の胸水10〜20mLがあり，肺の動きがスムーズになるように潤滑油の働きをしています。肺がんが臓側胸膜を巻き込み，破れた胸膜からがん細胞が胸腔内にこぼれ落ち，壁側胸膜や別の臓側胸膜の表面などでがん細胞が大きく発育すると播種となり，滲出液を

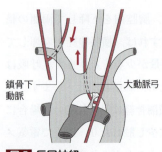

図5 反回神経

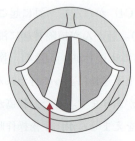

図6 左反回神経麻痺

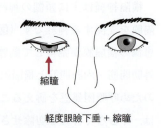

図7 （右）ホルネル症候群

●治療前　　　　　　　　　　●胸腔ドレナージ後

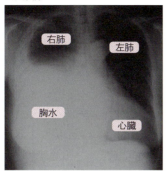
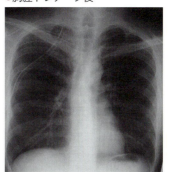

図8 右がん性胸膜炎

産生して悪性胸水が貯留した状態をがん性胸膜炎といいます（図8）。どの組織型の肺がんでもみられますが，末梢肺野に好発する腺がんに多いといわれています。やがて大量胸水となって，息切れや呼吸困難を呈するようになります。治療は胸腔ドレナージであり，胸に管を入れて胸水を排出します。多い場合には2L以上も貯留していることがあります。再度胸水が貯留しないように，臓側胸膜と壁側胸膜を胸膜癒着術で癒着させることがあります。簡単にいえば，胸の管から接着剤を胸腔内に入れて癒着を促進します。接着剤として抗がん薬のブレオマイシン，シスプラチンやピシバニール®を使用することが多いです（Memo❷）。特に，ピシバニール®は強い炎症を起こして癒着を促進します。また，欧米で標準的治療薬の1つであるタルクが最近日本でも認可されたので，今後使用していく施設も増えていくと思われます。胸膜癒着術の手順としては，まず局所麻酔薬である1％キシロカイン®10mLを投与して，事前に胸膜痛を減らしておきます。次に抗がん薬を投与してから，ドレーン（管）を鉗子で遮断し，溶液が胸腔外に流出しないようにします。抗がん薬を胸腔内に広く浸透させるために，仰臥位→右側臥位→左側臥位→腹臥位というように15分間隔で2時間体位変換をします。2時間後に鉗子を解除して，抗がん薬を体外へ排出します。排液の1日量が100mL以下になればドレーンを抜去します。

Memo❷　がん性胸膜炎に使用する薬剤

ブレオマイシンは通常60mg（4バイアル）を100mLの生理食塩水に溶解して使用します。シスプラチンなら25mg（50mL）を適宜生理食塩水で薄めて使用します。ピシバニール®は5KE（1バイアル）を100mLの生理食塩水に溶解して使用します。

7 肺がん ― 合併症とくすりの使い方

がん性心膜炎

　壁側心膜（心臓を包んでいる硬い膜）と臓側心膜（心筋のすぐ外側の膜）の間には通常心囊液が10〜50mL程度存在しています。壁側心膜に肺がんが浸潤し、内部にがん細胞がこぼれ落ちて心囊液中で増加すると、心囊液が大量に貯留しはじめ、がん性心膜炎とよばれる状態になります（図9）。胸部レントゲン写真で心陰影が拡大していることから気づくこともあります。急速に貯留すると心タンポナーデに至り、心臓が十分に拡張できなくなるため、血液が心臓に戻れず低血圧や意識消失を起こすことがあります。治療は心エコー下に心囊穿刺・ドレナージ（管を入れる）をして、心囊液を排出します。再度心囊液が貯留しないように、抗がん薬（ブレオマイシンやシスプラチンなど）を心囊内に投与することがあります（Memo❸）。手順としては、抗がん薬を注入後、ドレーンを鉗子で挟み、溶液が心囊内から流出しないようにします。2時間後に鉗子を解除して排液します。排液の1日量が30mL以下になればドレーンを抜去します。

　がん性胸膜炎、がん性心膜炎を伴う肺がんは臨床病期Ⅳ期であり、手術や放射線療法の適応はありません。ドレナージと癒着術後に化学療法を施行することになります。

> **Memo❸　がん性心膜炎に使用する薬剤**
>
> ブレオマイシン15mg（1バイアル）を生理食塩水20mLで溶解したものを心囊内に注入します。シスプラチンであれば10mg（20mL）を注入します。

●治療前

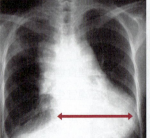

●治療後

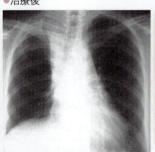

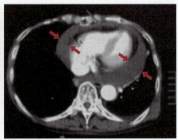

胸部レントゲン写真で陰影が拡大している

心タンポナーデの状態

図9　がん性心膜炎

術後のがん再発

　肺がんの手術を受けた患者は術後5年間にわたり，再発や転移がないかを外来で観察します。半年に1回は胸部CTなどで画像評価を行い，1年に1回はPET-CTや脳MRIで全身を評価します。肺がんの転移しやすい部位としては，肺，脳，骨，副腎があげられます。また血液検査では腫瘍マーカーの再上昇などが認められます。特徴的なのは，腺がん（CEA・SLX），扁平上皮がん（SCC・シフラ），小細胞がん（NSE・ProGRP）などです。ただし，術前に腫瘍マーカー値が上昇する患者もいれば，まったく上昇しない患者もいます。術前に腫瘍マーカー値が上昇していた患者は，手術で完全切除すれば術後に腫瘍マーカー値が下降して正常化します。もし術後の経過中に腫瘍マーカー値が再上昇すれば，再発に注意することになります。また再発時に使用した抗がん薬の効果判定は，直接的指標としては画像所見で腫瘍の縮小ということになりますが，間接的指標として腫瘍マーカーの数値で評価することもあります。

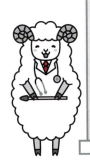

まとめ

- 肺がんは「大きさと周囲への浸潤」，「リンパ節転移」，「遠隔転移」で病期が決まる。
- 肺がんが存在する位置によっていろいろな症状を引き起こす。
- がん性胸膜炎，がん性心膜炎では穿刺やドレナージが必要になる。
- 肺がんの手術を受けた患者は術後5年間にわたり再発をチェックする。

中島成泰

8. C型慢性肝炎

C型慢性肝炎
——検査値の読み方とくすりの使い方

目標

　C型慢性肝炎の治療は，1992年にインターフェロン治療が登場しましたが1型高ウイルス量の難治性のC型慢性肝炎の治癒率は10％未満でした。2004年にペグインターフェロンとリバビリンとの2剤併用療法が登場し治癒率は50％近くまで向上しました。

　2011年9月には2剤併用療法に加えウイルス特異的薬剤であるプロテアーゼ阻害薬が併用できるようになり難治例においても治癒率が70％以上となりC型肝炎の治療は大きな転換期を迎えています。

　ここでは，C型慢性肝炎の患者の治療を考えるうえで必要な検査，その検査に基づいて医師がどんな治療法を選択するのか，ならびに治療上の副作用をおおよそ理解しましょう。

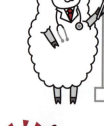

CASE STUDY

　69歳，男性。14歳時に頭部外傷で輸血歴がある。健診にて便潜血陽性を指摘され当院を受診した。大腸ファイバーにてS状結腸がんを認め，2カ月後にS状結腸切除術を施行された。術前の血液検査にてC型肝炎ウイルス（hepatitis C virus；HCV）抗体陽性を指摘され当科に紹介となった。HCVセロタイプ1型，HCV-RNA 7.2 Log IU/mLであり肝生検による組織は慢性活動性肝炎（A1/F1）であった。

　C型慢性肝炎に対しペグインターフェロンα-2b＋リバビリン併用療法を開始し，開始4カ月の血液検査でHCV-RNA陰性化し計72週間投与を行った。治療終了2カ月後の血液検査にてHCV-RNA 4.2Log IU/mLと陽転化し再燃した。

　5カ月後ペグインターフェロンα-2b＋リバビリン＋テラプレビル3剤併用療法を開始した。

治療前検査所見

白血球	3,550/μL	T-Bil	0.99 mg/dL
ヒアルロン酸	13.8 ng/mL	Hb	14.5 g/dL
AST	34 IU/L	HCV-RNA	6.7 Log IU/mL
血小板	14.6万/μL	ALT	38 IU/L

ポイント … ▶ C型慢性肝炎

そもそも慢性肝炎の定義をきちんと説明できますか？　慢性肝炎とはC型肝炎ウイルスに感染し、肝の持続炎症が6カ月以上続く病態です。C型肝炎ウイルスに感染しても約3割は自然免疫によりウイルスが排除され治癒しますが、約7割は慢性肝炎に移行します。慢性化すると自然免疫によるウイルス排除はできなくなり肝硬変、やがては肝臓がんに至ります。慢性肝炎の状態でウイルスを排除するにはインターフェロン治療が必要になってきます。

ポイント … ▶ C型肝炎の治療に必要な検査

HCV抗体はHCV感染スクリーニングとして最初に測定されますが、HCV抗体陽性イコールC型肝炎とは限りません。HCV既感染（約3割の自然治癒した場合）でも低力価ですが抗体陽性になることがあります。HCV-RNAが6カ月以上持続陽性を認めた場合、治療適応になります。C型肝炎の治療を考えるうえで重要なのがウイルスのタイプとウイルス量です。肝炎の状態を理解するために血液検査では炎症の程度を表すトランスアミナーゼ（AST，ALT）や、肝線維化を表す指標として血小板数（10万/μL未満の場合は肝硬変の疑いあり）や肝線維化マーカーであるヒアルロン酸（130ng/mL以上の場合は肝硬変の強い疑いあり）が重要です。肝生検を施行し肝炎の炎症（A0〜3で表記：A0が炎症所見なし，A3が高度の炎症）ならびに線維化（F0〜4で表記：F0が線維化なし，F4が肝硬変）を評価することもあります。インターフェロン治療の副作用で問題となるのが骨髄抑制や貧血であり、白血球数，Hb値，血小板数も注意が必要です。

ポイント … ▶ C型肝炎の治療

ウイルス排除を目的とする抗ウイルス療法で使用する薬剤は各種インターフェロン製剤、リバビリンとプロテアーゼ阻害薬（テラプレビル，シメプレビル）の経口剤です。ウイルスのタイプとウイルス量で上記薬剤を組み合わせて治療を行います。

C型慢性肝炎の基礎知識

　C型慢性肝炎患者はわが国で約150〜200万人と推定されており，原発性肝細胞がんの原因の約7〜8割はC型肝炎ウイルス感染によるものです．C型肝炎ウイルスは主にHCVキャリアの血液を輸血，刺青，医療従事者の針刺し事故などの行為を介し感染します（血液感染）．C型肝炎ウイルスに感染し急性肝炎を発症しても約3割は自然免疫によりウイルスが排除され治癒しますが，約6〜8割は慢性肝炎に移行します．慢性肝炎に移行すると肝細胞の破壊が繰り返され，破壊された肝細胞を埋めるように間質である門脈域の線維性増殖が進み約30〜40年かけて肝硬変の状態になります（図1）．慢性肝炎の状態では血液検査では肝機能異常（AST，ALTの上昇），自覚症状としては人によって軽度の全身倦怠感を認めるのみです．初期の肝硬変でも症状がほとんどなく，そのような時期を代償性肝硬変とよびます．肝硬変が進むと肝細胞の減少による肝機能不全により黄疸，腹水，肝性脳症などといった症状が出現します．また，肝臓内の血流の流れが悪くなり門脈圧が高くなる結果，門脈血が肝臓を通れなくなり，逆流した血液を心臓に戻すために食道静脈や胃静脈に形成された奇静脈を介して戻ったり，臍傍静脈からメデューサの頭といわれるような腹壁静脈から戻ったりします（そのため血管が怒張して食道静脈瘤が形成される）．また，直腸静脈への逆流により直腸静脈叢が怒張して直腸・胃静脈瘤が形成されたりします（図2）．こうなった肝硬変を非代償性肝硬変といいます．線維化が進行するほど肝細胞がんの年間発がん率が高くなり，肝硬変では年率約8％で肝細胞がんを発症してきます（図3）．肝細胞がんを発症すれば外科的に切除できても5年生存率は約54％，10年生存率は約29％であり[1]予後はある程度既定されてしまいます．肝硬変に移行する前の早い段階でウイルス排除が必要になります．

　C型肝炎の治療を考えるうえで重要なのがウイルスのタイプとウイルス量です．日本人のC型肝炎には遺伝子型で1b（約70％），2a（約20％），2b（約10％）の3タイプがあり

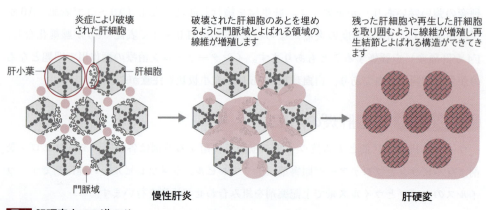

図1　肝硬変までの道のり

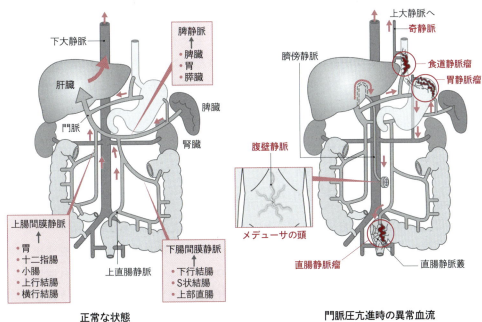

図2 門脈の流れ

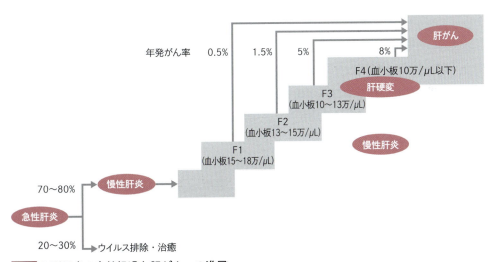

図3 C型肝炎の自然経過と肝がんへの進展

（日本肝臓学会・編：慢性肝炎の治療ガイド2006. 文光堂, 2006 より引用, 改変）

ます。日常診療では大まかにセロタイプ1型（1b），2型（2a，2b）で分けています。1型はインターフェロンに対する反応性が悪く，2型は良好です。ウイルス量は5Log IU/mL（具体的には血液1ccあたりウイルスが10^5個存在）以上を高ウイルス量といいます。高ウイルス量になるとインターフェロンが効きにくくなります。つまりは1型高ウイルス量群がC型肝炎の難治例となります。他にインターフェロン治療が効きやすい要因には宿

主側の因子として19番染色体にある遺伝子IL-28B領域の遺伝子多型（SNPs）があげられます。メジャーアレル（T/T，日本人の約3/4）とマイナーアレル（T/G or G/G，日本人の約1/4）のタイプがあり，メジャーアレルの人にはインターフェロンが効きやすいです[2]。つまりはインターフェロンが効きやすいかどうかは，あらかじめ個人の体質によっ

ひつじ先生のワンポイント・アドバイス

　先に図1のところで肝硬変までの道のりを勉強しましたが，ちょっとイメージがつかみにくいかもしれませんね。そこで，今回はこの肝硬変までの道のりを"リンゴ箱"に例えて考えてみましょう。リンゴ箱のメインはなんですか？　それはリンゴですよね。だからリンゴは実質細胞である肝細胞，リンゴが傷まないよう入っているおがくず（や発泡スチロールなど）にあたる部分が間質細胞（ここでは門脈域の細胞）と考えてください。ここであるリンゴが腐ってきました（炎症）。その影響は周りのおがくずにも及んでいます。そこで他のリンゴが腐らないように傷んだリンゴを取り除き，その後の空間におがくずを入れて埋めていきます。リンゴが次々に傷んでくると，リンゴ箱のなかはリンゴがどんどんなくなりおがくずばかりとなり，もうそのリンゴ箱は売り物になりませんね。

　肝硬変ってこんなリンゴ箱と同じなんです。同様に肺も実質と間質で構成されており，炎症が起これば実質細胞が減り，結合組織である間質細胞がどんどん増殖し，その結果酸素交換ができなくなります（間質性肺炎）。心臓の場合も炎症を契機に心筋細胞が死に，その穴を埋めるように間質性細胞が増殖すると，結果心筋細胞の数が少ない心臓となり，収縮力が低下します（心筋症）。臓器は違っても考え方が同じであることはさまざまな病気を理解するうえで大変重要です。

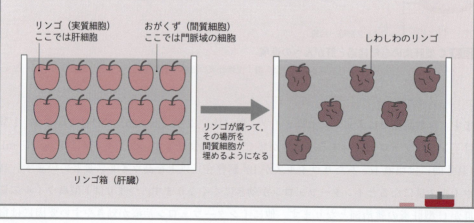

て決められていることになります。ウイルス側の因子としては1型のウイルスの場合，HCVコア領域の70番目のアミノ酸置換があると治療に効きにくいことがわかっています[3]。つまりは1型高ウイルス量のなかでもIL-28Bがマイナーアレルで HCV コア領域の70番に変異がある場合は超難治例となります。他の要因としては年齢が若い，感染期間が短い，線維化が進行していない（＜F3）こともインターフェロンが効きやすい要因にあげられます。

くすりの使い方

　原則70歳以下で画像上肝がんの合併がない場合が，ウイルス排除を目的とする抗ウイルス療法の適応になります。高ウイルス量症例にはペグインターフェロン＋リバビリン併用療法（2剤併用療法），低ウイルス量症例には初回投与治療のみインターフェロン単独療法を行います。インターフェロン療法の効果は治療終了6カ月後の血液検査で判定します。治療終了後6カ月の時点でウイルス陰性化していれば著効，治療終了後6カ月以内にウイルス再上昇を認めれば再燃，治療経過中にウイルス陰性化しない場合には無効と判定します（図4）。

　ペグインターフェロンとはインターフェロンα（IFNα）にポリエチレングリコール（polyethylene glycol；PEG）という分枝鎖を結合的に付加させたものです。持続的に吸収され，また非修飾のインターフェロンよりもクリアランスの速度が遅いため，半減期が長く，週1回の投与で持続的な血中濃度が維持されます。ペグインターフェロンには，40kDaの分子量の大きなPEGを結合させたPEG-IFNα2a（ペガシス®）と12kDaの分子量の小さなPEGを結合させたPEG-IFNα2b（ペグイントロン®）の2種類があります。血中半減期は前者のほうがやや長く，抗ウイルス活性は後者のほうがやや強いといわれて

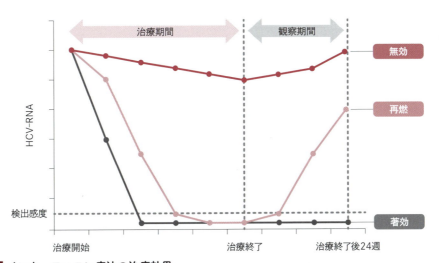

図4　インターフェロン療法の治療効果

いますが実臨床上ではほとんど差がありません。リバビリンは広い抗ウイルス活性を有する核酸アナログ誘導体です。インターフェロンと併用することによりインターフェロンの抗ウイルス効果を増強します。ペグインターフェロンの副作用としては発熱，関節痛，全身倦怠感などの感冒症状，血球減少（白血球・血小板），皮膚症状（注射部位の発赤），間質性肺炎，うつ病などの精神症状などがあります。リバビリンの副作用には溶血性貧血，催奇形性などがあります。2剤併用療法投与中および投与終了後6カ月間の避妊が必要です。2剤併用療法により2型高ウイルス量（24週間投与）で約90％，1型高ウイルス量（48週投与）でも約40～50％の著効が得られます。

さらに，難治性の1型高ウイルス量例に対し2011年11月よりプロテアーゼ阻害薬のテラプレビルが使用できるようになりました。C型肝炎ウイルス遺伝子のNS3/4Aという場所からウイルス増殖に必要なプロテアーゼという酵素が産生されますが，テラプレビルはその酵素活性を阻害することによりウイルス増殖を直接抑制します。ペグインターフェロン＋リバビリン＋テラプレビルの3剤併用治療では24週間に投与期間が短縮され（テラプレビルのみ最初の12週間），国内臨床試験において1型高ウイルス量の初回投与例で73％，前治療再燃例で88％，前治療無効例で34％の著効率が得られました（図5）。3剤併用治療は特に前治療再燃例には非常に有効です。

テラプレビルは食後に8時間ごとにきっちりと服用しなければならず，貧血や重症薬疹など強い副作用が出現します。2013年12月に登場した第二世代のプロテアーゼ阻害薬であるシメプレビルはテラプレビルの3剤併用治療と抗ウイルス効果はほぼ同等であり，1日1回1錠の服用で副作用も2剤併用治療と差がありません。

ただしテラプレビル，あるいはシメプレビルの3剤併用療法でも前治療無効例の著効率は各々34％，50％と十分ではありません。2014年9月にわが国初のインターフェロンを

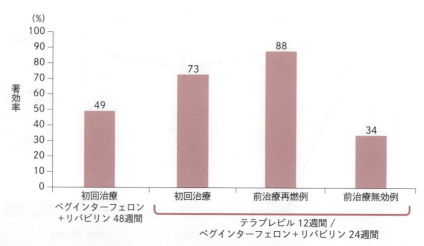

図5 テラプレビル3剤併用療法の抗ウイルス効果（国内臨床試験）

使用しないC型肝炎ウイルス特異的阻害薬の2剤を組み合わせた治療で，プロテアーゼ阻害薬であるアスナプレビルとNS5A阻害薬であるダクラタスビルの経口2剤併用治療が登場し24週間投与により1型症例に対し約80%の著効率が得られるようになりました。さらに，核酸型NS5Bポリメラーゼ阻害薬ソホスブビルが登場し，2015年5月より2型症例に対してソホスブビルとリバビリン併用の12週間投与，2015年7月より1型症例に対してソホスブビルとNS5A阻害薬レジパスビルの合剤（ハーボニー®配合錠）の12週間投与が使用できるようになり，各々90%以上の著効率が得られるようになりました。

治療方針

今回の症例の場合，治療前の検査で
① 1型高ウイルス量であるが2剤併用療法で再燃例であった
② 肝生検で線維化がF1で線維化マーカーであるヒアルロン酸の上昇がなく，線維化が軽度であった

ことが治療効果を予測しうるポイントとなります。高齢で副作用は懸念されましたが，3剤併用療法により著効する可能性が高い旨を患者に説明し治療を開始しました。開始1カ月後にはHCV-RNA陰性化しましたが，貧血が進行しリバビリンを漸減していきました。治療開始6週間後でHb 7.9 g/dLにまで低下し3剤とも休薬しました。休薬後もHCVの再燃なく，貧血の改善を待ち休薬1カ月後よりペグインターフェロンとリバビリンの2剤を再開しました。24週で治療終了し，終了後6カ月間HCV-RNA陰性化したままで著効が得られました（図6）。

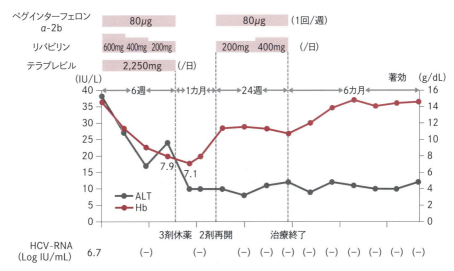

図6 本症例の治療経過

まとめ

- HCVキャリアはわが国で約150～200万人と推定されており，原発性肝細胞がんの原因は約7～8割がHCVによるもの。
- C型肝炎では線維化が進むにつれ肝がん発生率が高くなり，肝硬変になるとほとんどが10年以内に肝がんが発生する。
- C型肝炎に対するインターフェロン治療の治療抵抗性因子としてウイルス側ではセロタイプ1型・高ウイルス量（≧5.0 Log IU/mL）・コア領域70番のアミノ酸変異，宿主側ではIL-28B遺伝子多型でマイナーアレルであることなどがあげられる。
- 難治性の1型高ウイルス量例に対してもペグインターフェロン・リバビリン・プロテアーゼ阻害薬の3剤併用療法により約7～8割が治癒できる。

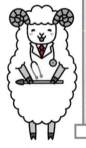

石井道明

【引用文献】
1) 日本肝癌研究会・編：第18回全国原発性肝癌追跡調査報告（2004～2005）．日本肝癌研究会事務局，2009
2) Tanaka Y, et al：Genome-wide association of IL28B with response to pegylated interferon-alpha and ribavirin therapy for chronic hepatitis C. Nat Genet, 41：1105-1109, 2009
3) Akuta N, et al：Association of amino acid substitution pattern in core protein of hepatitis C virus genotype 1b high viral load and non-virological response to interferon-ribavirin combination therapy. Intervirology, 48：372-380, 2005

9. バセドウ病

バセドウ病
── 甲状腺中毒症の分類とくすりの使い方

目標

「甲状腺中毒症」,「甲状腺機能亢進症」,「バセドウ病」。これらはすべて似ているようですが同じ意味ではありません。甲状腺ホルモンが過剰に存在する病態から,どのような検査を行い診断していくのか,そして治療を行うにあたっての注意事項は? それらを正しく理解しましょう。

CASE STUDY

29歳,女性。妊娠を機に,近医産婦人科を受診。スクリーニング検査にてTSH<0.03μIU/mL(0.3〜5.0),FT₄ 2.69ng/dL(0.7〜1.6)であったため,精査目的に紹介となった。既往歴特記なし。軽度悪阻あり。現在,妊娠5週3日。

※( )内は基準値

ポイント▶ 甲状腺中毒症

甲状腺ホルモンが正常値より高い状態を甲状腺中毒症とよび,代表的な二つの病態があります。一つは「甲状腺機能亢進症」,もう一つは「破壊性甲状腺中毒症」。原因が違えば,治療方針も全然違います。

ポイント▶ 妊娠と甲状腺ホルモン

体の代謝をコントロールしている甲状腺ホルモンは,実は女性の妊娠に大きく関わっています。妊娠,あるいは不妊検査を受けて初めて甲状腺の病気がみつかることも。

甲状腺ホルモン

まずは,基本的なところをもう一度おさらいしましょう(「第1章 4.内分泌内科」参照)。

甲状腺は，前頸部の甲状軟骨（男性でいう「のどぼとけ」）の少し下に位置します。脳の下垂体から分泌される甲状腺刺激ホルモン（thyroid stimulating hormone；TSH）の刺激を受け，甲状腺ホルモンであるサイロキシン（T_4），トリヨードサイロニン（T_3）を分泌します。甲状腺ホルモンは各臓器で新陳代謝に関係し，多すぎると代謝が上がりすぎて動機や息切れ，暑がりなどの症状を引き起こし，逆に少なすぎると代謝が悪くなり，むくみや冷え，無気力などの症状を引き起こします。

今回の症例では，FT_4 が高く，TSH が低い状態です。FT_4 とは遊離サイロキシンで，通常甲状腺ホルモン（T_3, T_4）の一部は血中のサイロキシン結合グロブリン（thyroxine binding globulin；TBG）というタンパク質と結合して存在していますが，病的意義の有無を判断するには，TBG に結合していない遊離ホルモン（FT_4, FT_3）を測定することが重要です。TSH が低下しているのは，ネガティブフィードバックといって甲状腺ホルモンが多すぎることを感知した下垂体が，これ以上ホルモン過剰にならないように甲状腺への刺激を弱めている状態です。それにもかかわらず，まだ FT_4 が高い。これは明らかな甲状腺機能の異常状態ですね。では，その診断方法を順にみていきましょう。

甲状腺中毒症の鑑別

ポイントで述べたように，まずは甲状腺機能亢進症なのか？　それとも破壊性甲状腺中毒症なのか？　そこが重要になります。前者は，ホルモンの製造自体が過剰になっている状態で，バセドウ病，プランマー病などが代表的です。この場合，積極的に甲状腺ホルモンを抑える治療を行わなければ病態は改善しません。一方で，後者は甲状腺が炎症などで破壊されることによって一時的に甲状腺ホルモンが血中に漏れ出すために血中の甲状腺ホルモンが上昇しているだけの状態で，甲状腺そのものはダメージのため働きが弱っている状況です。ですので，甲状腺ホルモンの産生を抑制する治療はナンセンスです。経過観察のみで炎症が収まる場合もあれば，抗炎症治療が必要になる場合もあります。代表的な疾患は，無痛性甲状腺炎や亜急性甲状腺炎などです（**表1**）。

では，鑑別のための検査を追加していきましょう。まず，採血と超音波（エコー）検査です。

■1 採血とエコー検査

採血では，甲状腺ホルモンの再検査と，TSH 受容体抗体（TSH receptor antibody；TRAb）が重要です。破壊性甲状腺中毒症であれば，時間経過によって自然によくなっている場合があるからです。TRAb は，バセドウ病の原因物質とされていて，甲状腺を勝手に刺激して機能亢進症を引き起こします。この数値が高ければ，バセドウ病である可能性が高くなります。

表1 甲状腺中毒症を引き起こす代表的疾患

分類	疾患	特徴
甲状腺機能亢進症	バセドウ病	TRAb 陽性，エコーにて内部血流増加，眼球突出
	プランマー病	甲状腺内に結節 シンチグラフィにて結節に一致する集積
	非自己免疫性甲状腺機能亢進症	TRAb 陰性，TSH 受容体に遺伝子異常
	hCG 誘発性甲状腺機能亢進症	妊娠初～中期，血中 hCG 高値
破壊性甲状腺中毒症	無痛性甲状腺炎	TRAb 陰性，ヨード摂取率低値，自然軽快
	亜急性甲状腺炎	前頸部の腫脹・疼痛，発熱 一般採血で白血球や CRP の上昇

この症例の当院初診時検査結果は，以下のとおりでした。

> **検査結果**
> TSH < 0.03μIU/mL, FT₃ 9.13pg/mL (1.7～3.7),
> FT₄ 2.75ng/dL, TRAb 9.6μIU/mL (<1.9)

甲状腺機能は改善なく，TRAb が陽性なので，どうやらバセドウ病の可能性が高そうです。続いて，エコー検査結果はどうでしょう（図1）。ドップラー法という，血流のある部分が赤く染まって見える方法でエコーをしています。赤い部分は血管です。通常，甲状腺は血流の少ない臓器ですが，エコー検査で甲状腺内の血流が増加していることがわか

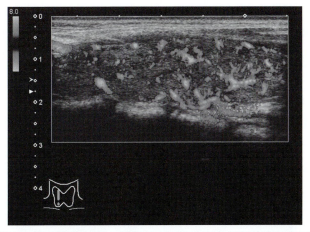

甲状腺は軽度び漫性に腫大，結節を認めず。血流は両葉で亢進を認める。

図1 甲状腺エコー画像（巻頭カラーアトラス参照）

りました。

　結節がなくプランマー病（腫瘍が原因で機能亢進を来す疾患）の可能性はなさそうでした。ここでのポイントは，血流です。甲状腺機能亢進症では，甲状腺が活発に活動していますから内部の血流が非常に豊富です。一方，破壊性甲状腺中毒症ではダメージを受けていますから血流の増加はみられません。亜急性甲状腺炎では特徴的な炎症性の low エコー域（炎症部分が黒くみえる）を認めることが多いです。今回はその所見はありませんので，やはりバセドウ病の可能性が高そうですね。

2 ヨード摂取率検査

　甲状腺機能亢進症か，破壊性甲状腺中毒症か。その決定的な診断は，ヨード摂取率検査が確実です。甲状腺ホルモンは，食品中のヨードという栄養分を材料に作られていますので，そのヨードがどれくらい甲状腺に取り込まれているかを調べることによって，甲状腺が過剰に働いているのか，それともダメージを受けているのかを一目瞭然に知ることができます。通常，バセドウ病では摂取率は亢進し，無痛性・亜急性甲状腺炎では摂取率低下を示します。

　ただ注意が必要なのは，この検査には ^{131}I，^{123}I，^{99m}Tc などといった放射性物質を使うということです。当然妊娠中の検査は禁忌ですし，授乳中の人では母乳の中に移行してしまいますので，それぞれの半減期に応じて授乳の中断が必要です。今回は妊婦ですから，当然この検査はできません。他の検査で診断するしかない状況ですが，血液検査，エコー検査ともにバセドウ病を示していますから，バセドウ病と診断してよいでしょう。

3 誘発性甲状腺機能亢進症

　今回の症例の最後の難関は，妊娠そのものによる影響ではないか？　ということです。妊娠初期には，ヒト絨毛性ゴナドトロピン（human chorionic gonadotropin；hCG）というホルモンが血中に増加します。このホルモンが甲状腺を刺激し，甲状腺機能亢進症を引き起こす場合があるのです。これは，まったく甲状腺に異常のない健常な妊婦にも起こりますので要注意です。妊娠中〜後期に hCG が低下してくると自然に改善しますので，よほど重症でなければ治療は必要ありません。

　通常，hCG 誘発性機能亢進症では TRAb は陰性です。今回の症例では明らかな TRAb 陽性を示していますから，バセドウ病と診断しました。

治療方針

　バセドウ病の治療は，内科的治療（薬物），アイソトープ治療（放射線），外科的治療（手術）の 3 本柱です。一般的には薬物治療が最も多いのが現状ですが，早期治癒希望や薬物

抵抗性の場合，再発のケースなどではアイソトープや手術が行われます。今回は妊婦なので，まずアイソトープ治療は禁忌です。手術は，よっぽどな理由があれば不可能ではありませんが，初期治療の選択としてはありえません。まずは，薬で甲状腺機能のコントロールを図ります。

特に妊娠中の甲状腺機能異常は，流早産の増加や胎児異常（機能亢進では胎児水腫など），母体の妊娠悪阻や高血圧の原因となります。またバセドウ病の原因物質であるTRAbは胎盤を通過し，胎児バセドウ病や新生児バセドウ病を引き起こすことがありますので，妊娠中のバセドウ病コントロールは非常に重要です。

バセドウ病の治療に用いる抗甲状腺薬には，メチマゾール（methimazole；MMI）とプロピルチオウラシル（propylthiouracil；PTU）の2種類がありますが，妊娠中のMMI投与は避けるべきとされています。これは最近のわが国での大規模研究（POEM study）において，PTUと比較しMMI関連と思われる新生児奇形が多くみられたことによります。ただし，このMMI関連の奇形は器官形成期とよばれる妊娠初期（4〜8週くらいまで）に内服していた場合のみであり，例えばもともとMMIで治療していたバセドウ病の女性が，気づいたときには妊娠12週だった…という場合には，あえて中止する意味はありません。また，MMI関連とされる奇形の多くは臍周囲の異常（臍ヘルニアなど）で，まれなものでは頭皮欠損，後鼻腔閉鎖などが報告されていますが，いずれも治療が可能なものです。したがって間違ってはいけないのは，妊娠初期の器官形成期にたとえMMIを内服していたとしても，決して中絶を勧める理由にはならないのです。

閑話休題。この症例では妊娠8週未満ですので，まずはPTUで治療を開始しました。抗甲状腺薬の投与初期には，白血球減少症，肝機能障害，薬疹などの副作用に注意が必要です。いずれも投与開始から2カ月以内に発症することが多いので，その間はまめな採血と診察でフォローします。幸い，この患者では副作用はみられませんでした。

無機ヨード治療

抗甲状腺薬が副作用など何らかの理由で使えない場合や，本当にバセドウ病かどうか確信がもてない場合（TRAbが弱陽性でエコーの血流が乏しいケースなど）に，甲状腺ホルモンを抑制するため無機ヨード（ヨウ化カリウム，内服用複方ヨードグリセリン）を投与することがあります。これはヨードを過剰に摂取することにより，甲状腺ホルモンの合成がストップしてしまう効果（Wolff-Chaikoff効果）を利用しています。無機ヨードは抗甲状腺薬とは違い重症の副作用が出ることはほとんどありませんので，妊婦でも安心して用いることができます。ただし，このWolff-Chaikoff効果にはエスケープ現象といって，突然効果が消失し甲状腺ホルモンが急上昇してしまうことがあります。多くの症例では，比較的長期に使用しても問題ないことがわかってきていますが，予測は不可能で早ければ

2週間程度でエスケープが起こってしまうこともありますので注意が必要です。

　短期間であれば通常問題なく使用できますので，例えばMMI内服中に妊娠してしまった場合に初期の器官形成期のみ無機ヨードに変更したり，副作用が出現して抗甲状腺薬が使用できない患者でアイソトープや手術までの待機期間に使用したりすることはよくあります。また重症甲状腺中毒症において，抗甲状腺薬と併用することでより早急に甲状腺ホルモンを是正することができるとも報告されています。その特徴を理解し正しく使用すれば非常に有用な薬剤ですので，最近はバセドウ病治療において重要な位置を占めるようになってきているのです。

　今回の妊婦は，PTUの副作用もなく甲状腺機能は順調に改善し，無事に元気な赤ちゃんを自然分娩で出産されました（図2）。

　最後に注意が必要なのは，生まれた赤ちゃんの甲状腺機能と，患者の出産後にバセドウ病が高率に再燃することです。出産時に母体のTRAb値が高いと，それが胎盤を通して赤ちゃんに移行することで，出生後一過性の新生児バセドウ病を来すことがあります。抗甲状腺薬内服下でTRAb > 10 μIU/mLでは注意が必要とされています。また，抗甲状腺薬も移行しますので，そちらの効果が優ってしまうと一過性の機能低下を来すこともあり

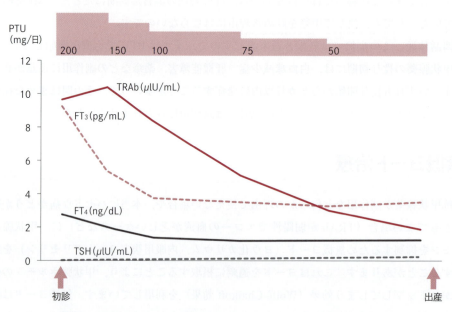

経過でPTUを漸減するが，甲状腺ホルモン（FT₄, FT₃）が正常に近づくと，徐々に減量する。妊娠中は，抗甲状腺薬が効きすぎることで甲状腺機能低下症が引き起こされると，かえって流早産のリスクが高まることもあるので，少し早めに減量し，FT₄値を正常上限程度に維持することを目標とする。

図2 治療経過

ます。ほとんどの場合は自然に軽快しますが，出産前の甲状腺機能，TRAb値が不安定な場合には，小児科医と連携して出産に臨んだほうがよいかもしれません。また，出産後数カ月～半年程度の間は，一度よくなっていたバセドウ病が非常に再燃しやすい時期です。子育てのストレスも重なり，かなりしんどい思いをされる方もいますので注意深い経過観察と配慮が必要です。

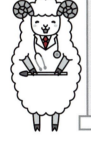

まとめ

- 代表的な甲状腺中毒症には，甲状腺機能亢進症と破壊性甲状腺中毒症がある。
- 破壊性甲状腺中毒症では，抗甲状腺薬は適応にならない。
- バセドウ病の診断には，TRAb，超音波検査，ヨード摂取率が有用である。
- 妊娠初期には，健常者でも甲状腺中毒症を起こすことがある。
- バセドウ病の治療には，薬，放射線，手術がある。
- 妊娠中の患者では，MMIの使用に注意が必要である。
- バセドウ病の治療に，無機ヨードを用いることがある。

久門真子

10. 関節リウマチ

関節リウマチ
── 活動性の評価とくすりの使い方

目標

関節リウマチの患者はわが国では約120万人いると推測されています。40〜60歳代で好発するとされ，かつては障害を招く不治の病とされていました。しかし，メトトレキサート（methotrexate；MTX）や生物学的製剤などの新しい薬剤の登場によりその治療は格段の進歩を遂げています。薬剤師も関節リウマチの診療を行ううえで医師がどのようなことを念頭に置いているのか，医師のカルテを解読するという視点でおおよそ理解しておいてください。

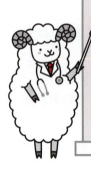

CASE STUDY

両手指と手首の関節痛を訴えて来院した72歳，女性。3年前に近医で関節リウマチと診断され，MTXを4mg/週で投与開始となった。12mg/週まで増量されたが肝障害のために現在は8mg/週を服用中。当初，関節痛は改善傾向にあったが，半年前から両手指・手首の朝のこわばりや関節痛が再度出現しはじめ，治療調整を求めて専門病院を紹介受診した。

専門病院受診時の医師のカルテ

72歳，女性，主訴：両手指と手首の関節痛，既往歴：特記事項なし，家族歴：特記事項なし，生活歴：喫煙歴なし，飲酒は機会飲酒，アレルギー歴：なし，薬剤使用歴：サラゾスルファピリジンは皮疹のため中止，手の写真：手指の関節の一部に腫脹あり，手のX線写真：関節破壊を認める，関節所見：圧痛関節4，腫脹関節数5（図1），RA状態：stage Ⅲ class3，抗CCP抗体高値陽性，リ

> ウマトイド因子高値陽性，DAS28-CRP：3.51（中疾患活動性），血液検査：CRP 2.4mg/dL，血球減少なし，肝障害なし，腎障害なし，胸部レントゲン：活動性陰影なし

　さて，みなさんはこの医師のカルテをみてこの患者の関節リウマチの状態をどのように評価しますか？　見たことも聞いたこともないような単語も含まれているのではないかと思います。重要なポイントについてこれから説明していきましょう。

ポイント…▶ ステージ分類とクラス分類

　まずは，RA状態のところにstageやclassと書かれています。これが何を意味するかご存知でしょうか？　関節リウマチのステージとは，関節破壊がどの程度進んでいるかをX線検査で分類します。図2のように分類されますが，ここでは簡単にⅢ期以降が骨の破壊が進んだ状態というイメージをもっておきましょう。クラス分類とは，関節破壊に伴う身体機能の障害の程度を表し図2のように分類されます。クラスが進むとスポーツ・仕事・日常生活の順に困難になっていくと覚えましょう。

ポイント…▶ 抗CCP抗体・リウマトイド因子

　次に抗CCP抗体やリウマトイド因子が陽性とあります。この2つは関節リウマチを診

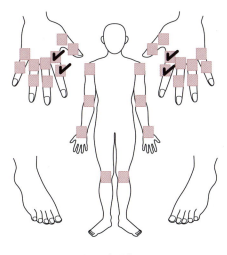
圧痛関節

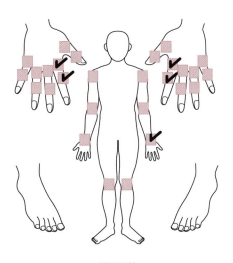
腫脹関節

図1 関節所見

● 関節破壊の進行度（ステージ）

ステージⅠ（初期）	ステージⅡ（中等期）	ステージⅢ（高度進行期）	ステージⅣ（末期）
骨・軟骨の破壊はみられないが滑膜が増殖している。	軟骨破壊により骨の間が狭くなる。	骨破壊	関節が強直・固定

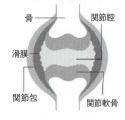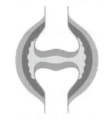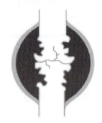

● 機能障害の進行度（クラス）

クラスⅠ	クラスⅡ	クラスⅢ	クラスⅣ
通常の日常生活動作は完全に可能（身の回りの動作はもちろん，仕事やそれ以外の活動も）。	通常の身の回りの動作，仕事は可能だが仕事以外の活動は制限される。	通常の身の回り動作は可能。しかし，仕事以外の活動はもちろん，仕事も制限される。	通常の身の回りの動作を含め，すべての行動は制限される。

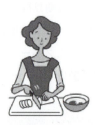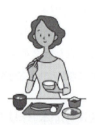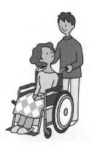

図2 関節リウマチのステージ
〔中外製薬株式会社ホームページ（https://chugai-ra.jp/step1/step1_02.html）より〕

断するうえで重要な検査項目です。詳細は成書を参照していただきたいのですが，ここでは簡単にそれぞれについて知っておいてもらいたいことを説明しておきます。抗CCP抗体は感度（リウマチの患者のなかで抗体が陽性になる確率）と特異度（健常の人で陰性になる確率）がともに高いとされています。つまり非常に優秀な検査といえます。また，発症前から検出され，陰性例に比べて関節破壊が進行しやすいとされています。リウマトイド因子はリウマチ患者の約70％で陽性になります。しかし，健常人でも5％程度陽性になるとされています。抗CCP抗体と比べて精度が落ちる検査といわざるを得ません。ちなみに高値陽性とは基準値上限の3倍を超える場合をいいます。

ポイント ···▶ DAS28

　DAS（disease activity score）28とは図1に示す28関節において，圧痛関節数，腫脹関節数，炎症反応〔CRPもしくは赤沈（ESR）〕，患者による全般的健康状態の4項目を

特殊な計算式に代入して活性を評価します。DAS28-CRPおよびESRの値に応じて，疾患活動性が定義されます。

その他によく使用される指標としてはSDAI（simplified disease activity index）とCDAI（clinical disease activity index）があります。これら2つの指標はDAS28のように複雑な計算式を使用する必要がなく28関節の圧痛関節数，腫脹関節数，患者による疾患活動性全般評価，医師による疾患活動性全般評価，CRP（CDAIでは不要）を使用します。それぞれの求め方を以下に示します。DASについてはインターネットなどにそれぞれの項目に数字を入力すれば自動的に計算してくれるソフトがありますのでそちらを参照してください。

$$DAS28\text{-}ESR = 0.56 \times \sqrt{圧痛関節数} + 0.28 \times \sqrt{腫脹関節数} + 0.7 \times \ln(ESR) + 0.014 \times (患者VAS)$$

$$DAS28\text{-}CRP = 0.56 \times \sqrt{圧痛関節数} + 0.28 \times \sqrt{腫脹関節数} + 0.36 \times \ln[(CRP) \times 10] + 0.0142 \times (患者VAS) + 0.96$$

$$CDAI = 圧痛関節数 + 腫脹関節数 + 患者VAS + 医師VAS$$

$$SDAI = 圧痛関節数 + 腫脹関節数 + 患者VAS + 医師VAS + CRP$$

それぞれの値に応じて疾患活動性を図3のように高・中・低疾患活動性・寛解と4つに分類します。

以上をまとめると，この患者は自分の身の回りのことは何とかできているようですが，骨破壊はすでに始まっており中疾患の活動性であると表現できます。薬剤師としてはこのカルテをみてこのようなイメージをもってもらえれば十分だと思います。

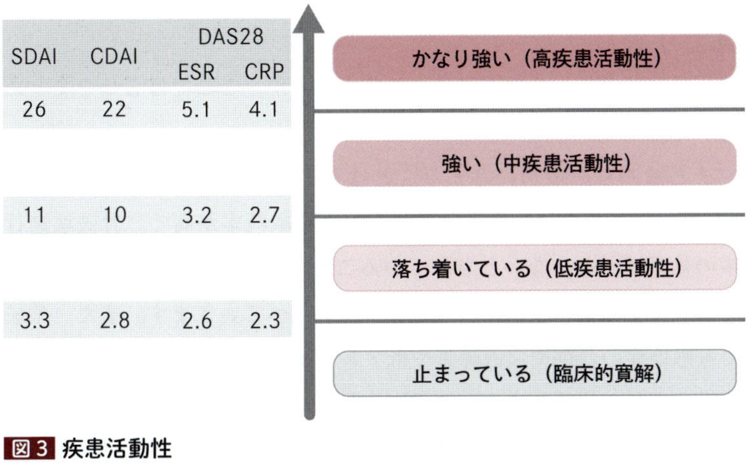

図3 疾患活動性

治療方針

　では，この患者のリウマチ治療は今後どうしていけばよいでしょうか？　治療を強化しなければならないのは当然なのですが，まずは目標を設定することが重要です。そこで，ここでは関節リウマチの治療目標をどのように設定するかということを考えていきましょう。関節リウマチの治療目標は寛解を目指しそれを維持することとされています。寛解とは症状がほぼ消失してコントロールされた状態と表現されます。もう少し掘り下げると，病気から免れた状態，つまり病気の影響がない状態とするべきかもしれません。関節リウマチでは臨床的寛解，構造的寛解，機能的寛解という3つの寛解が定義されています。臨床的寛解とは症状を免れた状態，構造的寛解とは関節破壊を免れた状態，機能的寛解とは日常生活に支障のある状態から免れた状態と言い換えることができます。臨床的寛解にある状況で構造的・機能的寛解が達成されることが関節リウマチの寛解と考えられます。というわけで，まずは臨床的寛解を目指して治療を強化していきましょう。臨床的寛解は先ほど説明したDAS28やSDAI，CDAIなどを使用して定義します。

1 治療薬の選択

　それでは，治療強化を行う前にリウマチ治療薬の選択について基本的な考え方を説明していきます。

　かつてのリウマチの治療は，MTX以外の抗リウマチ薬やステロイドがその中心でした。MTXや生物学的製剤がリウマチに対して使用可能となり，リウマチの治療薬は幅広く選択することが可能となりました。選択肢が増えることでその治療が複雑化したこともあり，リウマチに対して標準的な治療を多くの患者が受けることができるように，日本リウマチ学会から2014年に診療ガイドラインが発刊されています。ここでは，そのガイドラインの中身の一部を一緒にみていきましょう。

2 治療アルゴリズム

　治療アルゴリズムは大きく3段階に分かれていますが，ここでは3つをまとめてその流れを説明します（図4）。

　関節リウマチと診断し，最初に考えることはMTXが使えるかどうかです。その理由は，MTXは早期に開始したほうが有効率や寛解率や継続率が高く，骨破壊進行抑制効果も高く治療中の効果減弱も少ないとされていることです。MTXを使うことができるかどうかについては，まずは禁忌事項に該当しないかを調べていきます。また，禁忌事項には該当しなくても感染症の合併や血液障害や低アルブミン血症や肝・腎・呼吸器に障害を有する場合は慎重な投与が望まれます。通常であれば6mg/週で治療を開始しますが，慎重に投与すべき患者には4mg/週で開始するのがよいかと思われます。また，MTXによる

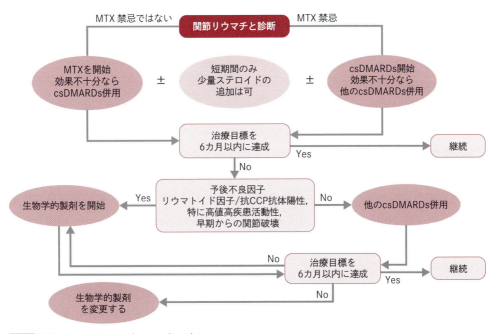

図4 関節リウマチの治療アルゴリズム
（日本リウマチ学会・編：関節リウマチ診療ガイドライン2014．メディカルレビュー社，2014より引用改変）

　消化器症状や肝酵素上昇や血球減少や脱毛などの用量依存性の副作用を予防する目的で，MTX最終投与後24〜48時間後に葉酸製剤（フォリアミン®）を週に1回5mg以内で投与することが推奨されています。MTXが使用できない場合には従来型の抗リウマチ薬（csDMARDs）を使用します。いずれにせよ，疼痛や腫脹が強い場合には短期間のみ少量のステロイドを内服してもらうことも推奨されています。6カ月で治療効果を評価し，効果が出ていれば副作用を経過観察しながら治療を継続していきます。

　MTXやcsDMARDsによる治療が効果不十分だったり副作用で継続できなければ，次の薬剤選択において分岐点となるのは予後不良因子をもっているかどうかです。予後不良因子とはリウマトイド因子や抗CCP抗体などの検査が陽性であり特に高値であることや，疾患活動性が高いことや早期から関節破壊があることがあげられます。予後不良因子をもっていれば生物学的製剤の使用が推奨されています。予後不良因子がなければMTXもしくはcsDMARDsにさらに別のcsDMARDsを追加していきます。csDMARDsを併用しても効果が乏しければ生物学的製剤を追加します。生物学的製剤にMTXやcsDMARDsを併用しても効果が不十分だったり副作用で継続できない場合は，生物学的製剤を変更していきます。6カ月ごとに評価し，効果があれば継続していきますが効果がなければ変更を続けます。

　簡単にまとめますと，①MTXを使用できる人はできるだけMTXを使用する，②MTX

や csDMARDS の併用で効果が不十分であり，予後不良因子をもつ場合は生物学的製剤の積極的な適応であることの2点がポイントです。

③ 症例へのアプローチ

　では，この患者の状況をガイドラインと照らし合わせて今後の治療を一緒に考えていきましょう。発症から約3年が経過し現在の治療は MTX のみとなっています。リウマトイド因子や抗 CCP 抗体が高値陽性であり，関節破壊も認めることから予後不良因子を有すると判断できます。今後の治療強化としては MTX の増量は肝障害のため困難であり，生物学的製剤の使用が望まれます。生物学的製剤は**表1**に示すように7種類が使用できますが，その選択に明確な基準はありません。また，表には示していませんが，内服で生物学的製剤と遜色のない効果を期待できる薬剤（トファシチニブ）も発売されています。患者のライフスタイルや希望に合わせて薬剤を選択していくことが重要です。ちなみに，私は医師の立場からその患者の合併症などを考慮して2剤もしくは3剤の薬剤を選択し，そのなかから患者に薬剤を選択してもらうようにしています。いずれにせよ，薬についての十分な説明や導入前の投与禁忌や要注意事項の有無の確認が必要であることはいうまでもありません。生物学的製剤の使用ガイドラインに関しては，日本リウマチ学会のサイト（http://www.ryumachi-jp.com/guideline.html）から参照できるので，興味のある方はご覧ください。

表1 生物学的製剤の特徴

	インフリキシマブ (レミケード®)	エタネルセプト (エンブレル®)	アダリムマブ (ヒュミラ®)	ゴリムマブ (シンポニー®)	セルトリズマブペゴル (シムジア®)	トシリズマブ (アクテムラ®)	アバタセプト (オレンシア®)
投与法	点滴	皮下注	皮下注	皮下注	皮下注	皮下注 点滴	皮下注 点滴
自己注射	×	○	○	×	皮下は○	皮下は○	皮下は○
MTX 併用	必須	併用で効果↑	併用で効果↑	併用で効果↑	併用で効果↑	不要	不要
投与間隔	0，2，6週 以降は 8週間隔	1週	2週	4週	0，2，4週 2週間隔 4週間隔	2週 4週	1週 0，2，4週 以降は 4週間隔
量や間隔の調整	用量調整や期間の短縮可	用量調整や期間調整可	MTX 非併用で用量調整可	MTX 次第で調整	増量で間隔延長可	×	×

まとめ

- 医師のカルテをみて，関節リウマチの活動性を評価する。
- 関節リウマチの治療目標としてまずは臨床的寛解を目指す。
- MTXはリウマチ治療において重要な薬剤である。
- 予後不良因子はリウマトイド因子陽性・抗CCP抗体陽性や高疾患活動性や早期からの関節破壊。
- 予後不良因子があれば，生物学的製剤を使用した積極的な治療を行う。

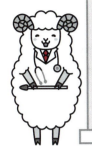

尾﨑拓郎

11. 慢性腎臓病（CKD）

慢性腎臓病（CKD）
── 腎機能の評価とくすりの使い方

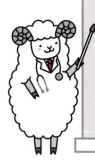

目標

腎不全とはどのような状態を指すのでしょうか。腎機能が低下している患者への処方の注意点，腎機能低下の評価方法などについて，理解しましょう。

複数のクリニックに通院している高齢女性が，腎臓病教育入院目的で当院腎臓内科へ入院となった。その際持参した薬の内容から，医師はどのようなことに注意しながら処方変更をするだろうか。一緒に考えてみましょう。

ポイント ▶ 慢性腎不全

　腎機能低下に代表される腎機能障害は経過から急性腎不全と慢性腎不全に分けられます。過去には，慢性腎不全は糸球体濾過値の目安であるクレアチニンクリアランス（Ccr）が30mL/分以下または血清クレアチニン（Cr）が2mg/dL以上になった状態と定義されることもありました。また，透析療法を施行している末期腎不全状態を慢性腎不全とよぶこともあり，慢性に進行する各種腎疾患によって腎機能が不可逆的に緩徐に低下する進行性の病態を指して慢性腎不全とよんでいました。

ポイント ▶ 慢性腎臓病とeGFR

　2002年に慢性腎臓病（chronic kidney disease；CKD）（ Memo❶ ▶ ）という概念が打ち出され，蛋白尿を中心とする検尿異常または糸球体濾過量（GFR）60mL/分/1.73m^{2}未満の状態が3カ月以上持続するものとされました。慢性腎不全からCKDと名称が変更になり，腎機能低下状態のみならず検尿異常状態もCKDに含まれるようになりました。CKDは心血管疾患および末期腎不全発症の重要なリスクファクターで，eGFRが低下す

ればするほどリスクが高くなるため，eGFR 値により CKD ステージが分類されました。また，同じステージでも蛋白尿の量が多いほどリスクが高いため，2012 年にリスク分類が改定されました。

> **Memo ①　CKD**
>
> CKD は 2002 年に米国で提唱されたまったく新しい概念です。慢性に進行する腎臓の疾患は数多くあり，腎臓の疾患名はわかりにくいとの批判がありました。そこで，さまざまな腎疾患を主に蛋白尿と腎機能の面より新たに CKD と定義しました。CKD という病名は腎臓専門医のためではなく，一般かかりつけ医のための病名です。

日常臨床では GFR は Cr と年齢，性別のパラメータから，日本人成人の GFR 推定式を用いて計算し推算 GFR（eGFR）（ **Memo ②** ）として評価しています。蛋白尿は定性検査（－〜3+）ではなく，定量検査（1 日尿アルブミン推定量や 1 日尿蛋白推定量など）による数値で評価しますが，本書では説明を省略いたします。

> **Memo ②　推算 GFR（eGFR）と Cr**
>
> **推算 GFR（eGFR）**：腎機能の評価は，Cr 値をもとにした推算糸球体濾過量（eGFR$_{creat}$）を用います。
>
> $$eGFR_{creat}\,(mL/分/1.73m^2) = 194 \times Cr^{-1.094} \times 年齢（歳）^{-0.287}$$
> （女性は ×0.739）
>
> **Cr**：血清 Cr 濃度（mg/dL）（酵素法で測定された Cr 値を用います）
>
> GFR 推算式はあくまで簡易法であり，より正確にはイヌリンクリアランスや 24 時間蓄尿による Ccr で腎機能を評価することが望ましいです。eGFR と表記された場合 Cr 値をもとにした推算糸球体濾過量を指していると考えていいです。他にシスタチン C を用いた eGFR 計算式もあります。

原疾患	蛋白尿区分		A1	A2	A3
糖尿病	尿アルブミン定量（mg/ 日）		正常	微量アルブミン尿	顕性アルブミン尿
	尿アルブミン /Cr 比（g/gCr）		30 未満	30 ～ 299	300 以上
高血圧 腎炎 多発性嚢胞腎 移植腎 不明 その他	尿蛋白定量（g/ 日） 尿蛋白 /Cr 比（g/gCr）		正常 0.15 未満	軽度蛋白尿 0.15 ～ 0.49	高度蛋白尿 0.50 以上
GFR 区分 （mL/ 分 / 1.73 m²）	G1	正常または高値	≧ 90		
	G2	正常または軽度低下	60 ～ 89		
	G3a	軽度～中等度低下	45 ～ 59		
	G3b	中等度～高度低下	30 ～ 44		
	G4	高度低下	15 ～ 29		
	G5	末期腎不全（ESKD）	< 15		

重症度は原疾患・GFR 区分・蛋白尿区分を合わせたステージにより評価する。CKD の重症度は死亡，末期腎不全，心血管死亡発症のリスクを ▢ のステージを基準に，▢，▨，▨ の順にステージが上昇するほどリスクは上昇する。

〔日本腎臓学会・編：CKD 診療ガイド 2012（http://www.jsn.or.jp/guideline/pdf/CKDguide2012.pdf）より引用〕

図1 CKD の重症度分類

CKD 患者への薬物投与

　わが国では CKD に分類される患者数は 1,300 万人を超え，成人の 8 人に 1 人が CKD といわれ，65 歳以上の男性の約 30%，女性の約 40% が CKD 患者であると報告されています。Cr の基準上限値は男性 1.1mg/dL，女性 0.8mg/dL 程度ですが，65 歳男性で Cr 1mg/dL は eGFR 60mL/ 分 /1.73m²，Cr 2mg/dL は eGFR 27mL/ 分 /1.73m² に相当します。65 歳女性で Cr 0.8mg/dL は eGFR 55mL/ 分 /1.73m²，Cr 1.5mg/dL は eGFR 28mL/ 分 /1.73m² に相当します。男女とも Cr が基準値上限に達することは CKD ステージ 3（G3a）を意味し，Cr が基準値上限の約 2 倍（男性で 2mg/dL，女性で 1.5mg/dL）となることは，CKD ステージ 4 を意味します（図1）。各種薬物を投与するにあたり，どのステージから減量や投与間隔の延長が必要かについては CKD 診療ガイド（ Memo❸ ▶ ）に明確な記載はありません。

処方せん内容

　症例の患者は，75 歳，女性，身長 150cm，体重 55kg，腎機能は Cr 1.4mg/dL でした。処方されていた薬剤は次のとおりです。

Memo ❸ CKD 診療ガイド

日本人に適合した GFR 推算式の作成により，成人の 8 人に 1 人が CKD であることがわかりました。CKD は 21 世紀に出現した新たな国民病です。多くの CKD 患者の診療は腎臓専門医のみではできないためかかりつけ医との病診連携が必要となります。そこで，かかりつけ医を対象とした「CKD 診療ガイド」が 2007 年に作成され，2009 年，2012 年にそれぞれ改訂されています。この CKD 診療ガイドには，CKD の概念から定義，重要性，診断法，治療法に至るまでわかりやすく記載してあります。

整形外科クリニック A			
ロキソプロフェン錠 60mg	1回1錠	1日3回	毎食後
プレガバリン錠 75mg	1回1錠	1日2回	朝夕食後
アルファカルシドール錠 1μg	1回1錠	1日1回	朝食後
アレンドロン酸錠 35mg	1回1錠	週1回	起床時
ベンズブロマロン錠 25mg	1回2錠	1日1回	朝食後

循環器科クリニック B			
グリメピリド錠 1mg	1回1錠	1日2回	朝夕食後
ベザフィブラート徐放錠 200mg	1回1錠	1日1回	朝食後
テルミサルタン/ヒドロクロロチアジド配合錠	1回1錠	1日1回	朝食後
スピロノラクトン錠 25mg	1回1錠	1日1回	朝食後
フロセミド錠 20mg	1回1錠	1日1回	朝食後

CKD の治療のまとめ

かつて CKD の治療は，降圧療法に加え生活指導や食事療法が中心でした．腎臓の働きは，老廃物・水分の処理や電解質の調節，造血作用，骨の管理，の 3 つに分けられますので，CKD 状態ではこれらの働きを補う治療が必要となります．加えて糖尿病など生活習慣病を中心とする基礎疾患の治療も必要です．

現在では，CKD の治療は図 2 の右側のとおり①～⑪と多岐にわたり，投与薬剤の種類も多くなっています．以下に，各項目を簡潔に説明します．

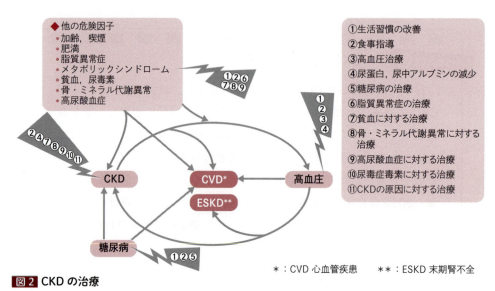

図2 CKDの治療
〔日本腎臓学会・編：CKD診療ガイド2012（http://www.jsn.or.jp/guideline/pdf/CKDguide2012.pdf）より引用〕

① 生活習慣の改善

　肥満の解消（BMI 25未満）や禁煙などがあげられます。

② 食事指導

　患者にとって必要な栄養カロリーを確保したうえで，腎臓から排出されにくくなる塩分やカリウムを制限し，腎臓に負担がかかる蛋白の摂取制限を行います。制限ばかり気になり栄養不足で痩せにならないよう注意が必要です。

③ 高血圧治療

　高血圧治療ガイドライン2014では，CKD患者の最終の目標血圧は診察室血圧で130/80mmHg未満，家庭血圧で125/75mmHg未満ですが，CKDガイド2012では65歳以上の高齢者では収縮期血圧110mmHg未満への過剰降圧を回避するよう記載されています。CKDや心血管疾患の進展予防のために降圧治療は必須ですが，過剰降圧により重要臓器の血流障害をもたらす可能性を考慮し，個々の患者の状態にあわせて降圧目標値を設定する必要があります。

④ 尿蛋白，尿中アルブミンの減少

　アンジオテンシン受容体拮抗薬（ARB）やアンジオテンシン変換酵素（ACE）阻害薬を投与すると，他の種類の降圧薬で同等に血圧を下げた場合と比較して，尿蛋白減少効果すなわち腎保護効果が強いと報告されています。

⑤ 糖尿病の治療

　日本糖尿病学会は，2013年の熊本宣言で，眼・腎臓・神経などの細小血管合併症を予防するための糖尿病の目標値をHbA1c 7％未満に変更しました。2016年に低血糖のリス

クが重視され高齢で認知症がある患者では，低血糖を起こさないよう HbA1c 目標値がやや上方に変更となりました。

⑥ 脂質異常症の治療

動脈硬化の進展による心血管疾患の予防のため，CKD 患者の LDL コレステロール基準値は 120mg/dL 以下となっていますが，近年はコレステロール降下薬を内服するのが重要であり治療目標値を設定しない，という考え方が米国から出てきました。しかし治療目標値があったほうが服薬アドヒアランスが長期間維持されるという報告もあり，欧州では治療目標値が設定されています。

⑦ 貧血に対する治療

腎臓では造血因子が作られていますが，腎不全の進行とともに産生量や反応性も低下し，腎性貧血を来します。CKD ステージ 3 から徐々に貧血が進行し，ステージ 4 以降では貧血を呈する患者数が急増しますので，造血因子（エリスロポエチン製剤）の補充を行います。

⑧ 骨・ミネラル代謝異常に対する治療

CKD ステージ 4 以降でビタミン D の活性化作用が低下し低カルシウム血症を来し，リン排泄低下による高リン血症となりやすくなります。eGFR が 20mL/ 分以下で顕在化します。

⑨ 高尿酸血症に対する治療

高尿酸血症の薬物治療には，尿酸排泄促進薬と尿酸合成阻害薬の 2 種類があります。前者は効果が腎機能に依存するため CKD ステージ 4 以降では効果が得られにくくなります。

⑩ 尿毒症毒素に対する治療

腎機能が低下すると，老廃物や毒素（尿毒症物質）が血液中に蓄積されます。球形吸着炭は尿毒症物質を消化管内で吸着し糞便中に排泄することで腎不全の進行速度を低下させます。球形吸着炭は，消化管内にある他の薬剤も吸着するため，複数の薬剤併用時は 60 分以上服用間隔をずらす必要があります。比較的高価な薬剤で服用方法も独特なため，患者の服薬アドヒアランスを考慮した処方が必要です。

⑪ CKD の原因に対する治療

急激に腎機能が悪化する急速進行性糸球体腎炎や，大量の尿蛋白が漏れ出すネフローゼ症候群は，ステロイドや免疫抑制薬の投与により改善・治癒を見込めることがあります。

治療方針

本症例の腎機能は計算すると，Ccr が 30.1mL/ 分，eGFR が 29mL/ 分 /1.73m^2 で，CKD ステージ 3 〜 4 の患者となります。

1 クリニック A の処方

　NSAIDs はプロスタグランジン合成阻害作用により解熱鎮痛効果をもたらしますが，腎虚血となり急性腎不全や急性尿細管壊死を起こすことがあるため，可能ならば頓用で急性期のみの短期的な投与にとどめたいところです。NSAIDs が体性痛に効果があるのに対し，プレガバリンは神経痛に効果があります。ふらつきやめまいの副作用が出やすいため降圧薬内服中の患者に投与する場合は注意を要し，CKD ステージ 3 以降は初期投与量は 25 〜 75mg/ 日への減量が望ましいです。骨粗鬆症予防のために高用量のビタミン D が投与されて高カルシウム血症を来し急性腎不全となることがありますので，少量から開始し定期的にカルシウム濃度を測定することが望ましいです。ビスホスホネート製剤は CKD ステージ 4 以降では薬物の排泄遅延が起こるため投与は避けるべきです。尿酸排泄促進薬は CKD ステージ 4 以降では効果が得られにくいです。尿酸合成阻害薬アロプリノールは，eGFR が 50mL/ 分以下で蓄積して副作用が出現しやすくなるので減量が必要になります。CKD ステージ 3 以降で 50 〜 100mg/ 日，CKD ステージ 4 以降で 50mg/ 日が望ましい投与量です。

2 クリニック B の処方

　腎機能が低下するとインスリンの代謝や排泄が低下し，インスリンの効果が持続・遷延し低血糖を起こしやすくなります。そのため，CKD ステージ 4 以降では α-グルコシダーゼ阻害薬や DPP-4 阻害薬，グリニド系薬剤の一部しか使用できなくなります。インスリン製剤は CKD ステージに関係なく使用できます。フィブラート系薬剤は中性脂肪の低下作用に優れていますが，CKD 患者では横紋筋融解症や腎不全の進行が報告されていますので CKD ステージ 4 以降では投与を控えるべきです。代わりにスタチンを少量から開始します。降圧薬は，患者が内服するだけでは不十分で，実際に血圧が下がっていることが重要なことから，近年患者自身が家庭で血圧を測定し記録することが大事だといわれています。eGFR の低下に伴い腎実質性高血圧となり降圧治療に難渋することが多くなります。患者にとって，降圧薬の服用は 1 日 1 回が継続しやすいのですが，24 時間の継続的な降圧や日中の過度の降圧を避けるためには朝と夜に分けての服用も意義があります。腎保護効果を考え ARB を選択したり即効性を考えカルシウム拮抗薬を選択したり，もしくは併用したりします。CKD ステージ 3 以降では腎臓からの塩分排出が低下して体内に貯留しやすくなっていますので，利尿薬を投与し塩分を排出することで降圧効果が増強します。近年登場してきた降圧薬と利尿薬の配合剤は，体液管理が良好になり降圧効果にも優れています。しかし，用量が固定されていて調節しにくいことや，利尿薬が含まれていることを忘れ単なる降圧薬としてとらえてしまいがちですので第一選択薬とするべきではありません。また，心保護の観点で利尿薬としてアルドステロン拮抗薬が処方されることがありますが，単剤ではループ利尿薬と比較して効果が弱く高カリウム血症を来しやすいため注

意を要します。CKD ステージ4以降ではスピロノラクトンの投与は慎重に行い，食事でのカリウム制限を指導すべきです。

　ループ利尿薬やサイアザイド系利尿薬は，アルドステロン拮抗薬とは尿細管での作用部位と作用機序が異なります。前2者は腎臓の近位尿細管部位から尿細管腔に分泌された薬剤が尿細管腔内を移動し，ループ利尿薬はヘンレのループ上行脚部の尿細管腔側から，サイアザイド系利尿薬は遠位尿細管の尿細管腔側から，それぞれ効果を発揮します。後者は血行性に移動して遠位尿細管のアルドステロン受容体に作用して効果を発揮します。そのため薬効の出現速度に違いがみられ，前2者はすぐに最大限の効果を発揮し，後者は血中濃度依存性に数日かけて効果が徐々に発現していきます。しかしeGFRが低下している場合は，尿細管腔の尿の流れ自体が通常よりも少なくなっているため，ループ利尿薬とサイアザイド系利尿薬は十分な量の薬剤が薬効作用部位まで到達せずに効果が不十分なことがあります。薬剤は少量から開始するのが基本ですが，食事療法で塩分制限が適切に行われているにも関わらず体重や浮腫の程度が変わらない場合は，利尿薬の投与量不足を疑い薬剤の増量を検討することが望ましいです。

くすりの使い方

　今回の症例では，すべての薬剤について慎重に経過観察し，用量調節も検討しなければいけません。腎機能と比較して投与量が多くても問題なく経過することもあります。今回の症例を踏まえて，CKD 患者に対する薬剤投与で注意してほしいポイントは以下の3点です。

1 高カリウム血症

　程度により致死性不整脈を併発し急速に死に至ることがある病態です。腎機能が低下している患者にカリウムが上昇する可能性がある薬剤（スピロノラクトン，クエン酸カリウム・クエン酸ナトリウム，経口カリウム補充薬）が投与されている場合は注意を要し，食事中のカリウム制限を行っているか確認することが望ましいです。

2 NSAIDs

　腎機能が低下している患者に漫然とNSAIDsを投与し続けることは避けてください。

3 体格に注意

　eGFRは体表面積 $1.73m^2$ と仮定して補正を行った計算値であり，体表面積 $1.73m^2$ は身長が170cm なら体重63kgに相当します。本症例の体表面積は $1.49m^2$ ですので，体表面積補正を行わない場合 eGFR は $29 × 1.49/1.73 = 25mL/$分となり，$29mL/$分$/1.73m^2$ は eGFR を実際の値より過大に見積もっていることになります。体表面積が $1.73m^2$ 以上ある女性は少ない

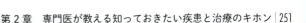

ため，小柄な女性は体表面積補正を行わない eGFR で腎機能を評価し，薬物の投与設計を行うべきです。

治療方針

　これまで解説したことを踏まえると，症例の女性の場合小柄であり，（体表面積補正を行わない GFR で考えると）CKD ステージ 4 と考えられます。このことから，先に述べたポイントを考慮し今回のケースでは処方せんを以下のように変更しました。

赤色は変更部分，（←──）は変更前

整形外科クリニック A	
ロキソプロフェン錠 60mg	1回1錠　頓用（1回1錠　1日3回　毎食後）
プレガバリン錠 25mg（75mg）	1回1錠　1日2回　朝夕食後
アルファカルシドール錠 0.25µg（1µg）	1回1錠　1日1回　朝食後
アレンドロン酸錠は中止	
アロプリノール錠 100mg （ベンズブロマロン錠 25mg）	1回0.5錠　1日1回　朝食後 （1回2錠　1日1回　朝食後）

赤色は変更部分，（←──）は変更前

循環器科クリニック B	
リナグリプチン錠 5mg（グリメピリド錠 1mg）	1回1錠　1日1回　朝食後 （1回1錠　1日2回　朝夕食後）
プラバスタチン錠 5mg （ベザフィブラート徐放錠 200mg）	1回1錠　1日1回　夕（朝）食後
テルミサルタン / ヒドロクロロチアジド配合錠	1回1錠　1日1回　朝食後
スピロノラクトン錠 25mg	1回0.5錠（1錠）　1日1回　朝食後
フロセミド錠 20mg	1回1錠　1日1回　朝食後

CKD 患者の処方薬の一包化の功罪

　CKD ステージが進むにつれ薬剤の種類や量が増え，特に糖尿病性腎症合併患者では高血圧や体液の管理が困難で薬剤が増える傾向にあります。朝の内服薬が 10 錠以上もまれではなく一包化は患者の服薬アドヒアランスを上昇させますが，薬剤の微調整ができない欠点があります。私は，患者の理解が良好の場合，風邪をひいて食事摂取量が低下した際の利尿薬の中止や，夏場になり血圧が下がってきた場合の降圧薬の調節などを前もって説明しておき，一部の薬剤を患者自身で自己調節してもらっています。処方薬を持ち帰った

後に 1 週間分セット可能な薬箱に自分で仕分けて自己管理する患者もいます。現在は処方薬の種類が多い患者の場合，患者の理解度にあわせて一包化とヒート処方を混ぜて処方しています。薬を飲むことで安心するのではなく，薬の効果を患者自身が感じ取ることが重要です。

まとめ

- わが国の成人の 8 人に 1 人は慢性腎臓病患者である。
- 腎機能を Cr で判断すると過小評価することがあり eGFR を用いる。
- eGFR の値と蛋白尿の程度で CKD のステージ分類を行う。
- CKD ステージが進むほど，蛋白尿が多いほど，心血管疾患および末期腎不全発症のリスクが上昇する。
- CKD の治療は食事と降圧だけでなく多岐にわたる。
- CKD ステージ 3 ～ 4 になると薬剤の調節が必要になるケースが多くなる。

三浦修平

【参考文献】
- 日本腎臓学会・編：CKD 診療ガイド 2012. 東京医学社，2012.
- 日本高血圧学会・編：高血圧治療ガイドライン 2014. ライフサイエンス出版，2014
- Hermida RC, et al：Bedtime Dosing of antihypertensive medications reduces cardiovascular risk in CKD. J Am Soc Nephrol, 22（12）：2313-2321, 2011

12. 末期腎不全

末期腎不全
――透析開始のタイミングとくすりの使い方

> ### 目標
> 末期腎不全とはどのような状態を指すのでしょうか。末期腎不全という意味，選択できる治療法，透析を開始するタイミングなどをお話しします。また末期腎不全患者の，造血作用や骨の管理に必要な薬剤についても理解しましょう。

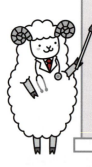

CASE STUDY
透析クリニックに通院している血液透析患者が，大腸ポリープの内視鏡手術目的で当院消化器内科に入院となった。持参薬の内容や，血液透析時に投与されている薬剤について，医師はどのように調節していくのだろうか。

ポイント▶ 末期腎不全

慢性に進行する各種腎疾患によって腎機能が不可逆的に緩徐に低下する進行性の病態を指して慢性腎不全とよびます。図1のとおり腎機能が低下するに従い，CKDステージが進行し，不都合が生じてきます。腎臓の働きは，老廃物・水分の処理や電解質の調節，造血作用，骨の管理の3つに分けられます。食事療法や薬物療法を工夫しても老廃物・水分の処理や電解質の調節がうまくいかなくなった状態を尿毒症とよび，尿毒症を改善する治療手段を透析と考えてください。このように透析治療が必要な腎臓の状態，もしくはすでに透析治療を行っている腎臓の状態をまとめて末期腎不全とよんでいます。

ポイント▶ 透析を開始する時期は人それぞれ

図1のように腎機能が低下していく過程で，どこで透析治療を開始するかについては，判断が難しいところです。日本透析医学会の「維持血液透析ガイドライン」では，「GFR＜15mL/min/1.73m^{2}になった時点で透析導入の必要性が生じてくる。ただし実際の血液透析の導入は，腎不全症候，日常生活の活動性，栄養状態を総合的に判断し，それらが透

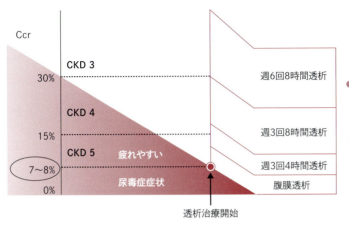

図1 透析による腎機能の代替

（政金生人：腎と透析，76：706，2014 より）

析療法以外に回避できないときに決定する。」と記載があります。「エビデンスに基づくCKD診療ガイドライン2013」では，「尿毒症症状の出現のない eGFR 8〜14mL/分/1.73m² 程度での早期導入は，透析導入後の予後改善に寄与しない。一方で，症状がなくとも eGFR 2mL/分/1.73m² までに導入しないと生命予後が悪化する可能性がある。」と記載があります。

実臨床では患者の症状を観察しながら，eGFR が 5〜10mL/分/1.73m² の間で透析治療を開始することが多いと思いますが，ある程度医師の裁量に任されているのも事実です。

ポイント▶ 腎代替療法は3種類

末期腎不全となった際の治療法は，腎機能の代わりをするという意味で腎代替療法とよびますが，3つの治療法があります。血液透析，腹膜透析，腎移植です。日本透析医学会の集計によると2013年末で，全透析患者数は31万4,180人で，血液透析患者が97.1％，腹膜透析患者が2.9％を占めています。また日本移植学会ファクトブックによると，2012年の国内での腎臓移植件数は1,610件でした。以上から考えると，実に全体の95％以上の患者が血液透析を選択しているのが現状です。

ただし，末期腎不全と考えられる状況でも，高度認知症があり治療内容を本人が理解できない場合や，末期がんがあり透析治療を行うことで逆に苦痛の期間を長くしてしまうと考えられる場合は，本人や家族と話し合ったうえで腎代替治療を行わない選択肢もあります。

持参薬の処方せん，血液透析処方用紙記載の薬剤

症例の患者の持参薬の処方せんと血液透析処方用紙は以下のとおりです。

持参薬処方せん				
ランソプラゾール錠 15mg	1回1錠	1日1回	朝食後
沈降炭酸カルシウム錠 500mg	1回1錠	1日3回	毎食後
炭酸ランタン顆粒 500mg	1回1包	1日2回	朝夕食後
シナカルセト錠 25mg	1回1錠	1日1回	眠前

血液透析処方用紙				
ダルベポエチンアルファ注射液 30μg	1回1A	週1回	水曜
カルシトリオール注 0.5μg	1回1A	週3回	月水金曜

■ 血液透析処方

「適正透析」とは広い意味で「患者にとって愁訴が少なく，QOL の高い生活を長期にわたって維持できる透析」ということになりますが，狭義には「一人ひとりの患者の状態にあった治療条件で施行する透析」を指し，このことを「血液透析処方を選択する」と考えてよいです。透析処方には，治療法の選択（血液透析や血液濾過透析など），ダイアライザーの選択，操作条件の設定（血液流量や透析液流量など），除水条件の設定，抗凝固薬の選択・設定，透析液の選択・設定，透析時間と回数の設定などが含まれます。血液透析処方の記載用紙には，上記内容に加え肝炎などの感染症の有無や，透析関連の注射剤についても記載されていることが一般的です。

透析による腎機能の代替

ここからは血液透析に絞ってお話をしていきます。腎臓の働きは，①老廃物・水分の処理や電解質の調節，②造血作用，③骨の管理の３つに分けられますが，血液透析を行うことで①に関してはほぼ代償されます。②，③に関しても薬剤の投与で良好な管理が可能となります。

ただし①に関して透析治療は万能ではありません。図１のように，透析治療は腎機能の一部を代替するだけです。標準的な週３回×４時間透析では約10％しか代替しません。週６回×８時間透析では40％の代替を行います。それぞれ eGFR が10または40mL/ 分 /1.73m^2 上乗せになると考えてください。

腎機能が5％の段階（eGFR = 5mL/ 分 /1.73m^2）で透析治療を開始したと仮定しましょう。透析治療１時間あたりに安全に体内から除去可能な水分量や毒素の量は決まっており，

透析時間が長いほど，回数が多いほど，たくさん除去できます．すなわち透析時間が長いほど，回数が多いほど，腎機能をより多く代替してくれることになります．週3回×4時間透析の場合，腎機能は5＋10＝15％となり，週6回×8時間透析の場合，腎機能は5＋40＝45％となります．

　上記の計算のとおり，1回4時間で週3回の標準的な透析治療では腎機能はeGFR15mL/分/1.73m^{2}であり，せいぜいCKDステージ5の腎機能にしかなりません．そのため透析治療を開始した後も，食事療法の継続が必要です．体内で産生される毒素の量が多くなりすぎないよう，心がけなくてはいけません．また一般には，透析治療を開始すると比較的急速に尿量が低下して水分の排泄能力が低下するため，水分制限も必要になります．食事療法と水分制限を理解していない患者，もしくは透析導入病院で指導を受けていない患者のなかには上記制限が守れずに，慢性的な体液と毒素の貯留に悩まされることも少なくありません．

血液透析患者の体液量の変動・毒素の変動

　腎臓の働きが大きく分けて3つあることはすでにお話をしましたが，老廃物・水分の処理や電解質の調節に関しては，患者が食事療法や水分制限を守れば透析治療で十分代償されます．残りの腎臓の働きである，造血作用，骨の管理についてお話をする前に，血液透析患者の体液量の変動・毒素の変動について説明します．図2はある透析患者のBUN（血中尿素窒素）の動きのグラフです．この患者は透析を月曜日と水曜日と金曜日に受けていることがわかります．

　血液透析では人間の体から血液を取り出し，透析液と接触させ，「拡散」という仕組みで毒素を除去します．図3のように，半透膜を介して患者の血液と透析液を接触させる

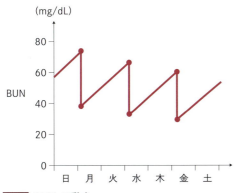

● 透析患者のBUNは時々刻々変動している．そのため，BUNの高低を判断する際，透析前後あるいは月水金のいずれの値を用いるべきかあいまいである．

図2 BUNの動き

（木村玄次郎：ワンポイントノートで学ぶ透析療法の基本．東京医学社，2009より）

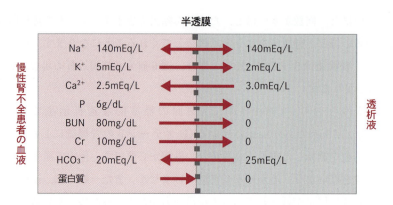

図3 血液透析の原理
（門川俊明：レジデントのための血液透析患者マネジメント．医学書院，2011 より）

ことで，濃度勾配に従って血液中の毒素が透析液中に移動します．透析液中の電解質濃度はカリウム（K）2mEq/L，カルシウム（Ca）2.5〜3mEq/L，リン（P）0mg/dL です．K と P などの毒素は，図2のように透析直前が最も高値で，透析で除去されるため透析後が最も低値となります．Ca は患者によっては Ca 含有薬剤を内服したり，Ca を上昇させる薬剤を使用しており，透析液の Ca 濃度も透析施設が採用している透析液の種類により異なるため，治療の前後で下がる人も上がる人もいます．患者の体重は，図2と同様に透析直前が最も重く，透析で除水されるため透析後が最も軽くなります．除水は「限外濾過」といい「拡散」とは異なるメカニズムで行われますが，ここでは説明を割愛します．以上より，透析患者の採血データを解釈する際には，どのタイミングで採血されたかということも重要であると理解してください．

造血作用，骨の管理

造血作用で出てくる貧血の指標ヘモグロビン（Hb）について考えてみます．Hb の値は当然一定であるべきですが，体内の水分量で濃縮されたり希釈されたりします．だから体重が多い透析前は低く，体重が少ない透析後は濃縮されて高くなります．毒素である K や P は，先ほど述べたとおり透析後が一番低く，その後体内に蓄積し透析前が一番高くなります．Ca は先ほど述べたとおり患者それぞれで異なります．

血液透析患者の造血作用，骨の管理については，日本透析医学会からそれぞれ「慢性腎臓病患者における腎性貧血治療のガイドライン（2015 年）」，「慢性腎臓病に伴う骨・ミネラル代謝異常の診療ガイドライン（2012 年）」が発表されています．

くすりの使い方

1 造血作用 ── 慢性腎臓病患者における腎性貧血治療

腎臓はさまざまなホルモンを分泌しています。その一つが赤血球をつくる働きを促進するエリスロポエチンです。腎臓の働きが低下すると腎臓からのエリスロポエチンの分泌が減り，骨髄での赤血球をつくる能力が低下して貧血を来します。これを腎性貧血とよび，エリスロポエチン製剤（赤血球造血刺激因子製剤）（ Memo❶ ▶ ）を投与し Hb 値を目標範囲内に保つようにします。

2015 年版腎性貧血治療のガイドラインでは，「成人の血液透析患者の場合，維持すべき目標 Hb 値は，週初め（透析シフトが月水金曜なら月曜，火木土曜なら火曜）の採血で Hb 値 10 ～ 12g/dL を推奨する。」とあります。

1990 年代初期にエポエチン α とエポエチン β が透析患者に投与できるようになり，週 3 回透析ごとに使用されるようになりました。2000 年代後半に入りダルベポエチン α が登場し週 1 回の投与で済むようになりました。その後エポエチン β ペゴルが登場し，2 週間に 1 回の投与で済むようになりました。現在は主としてこの 3 種類の薬剤が使用されています。

Memo❶ ▶ エリスロポエチン製剤

過去には，腎性貧血に対する根治的治療法は存在せず，大量の輸血が繰り返されてきました。頻回・大量の輸血は社会的にも好ましくない現象で，医学的には肝炎などの輸血関連感染症を拡大させる面で重大な問題でした。このように進行した CKD において，貧血は避けられない合併症でした。1990 年以降より，遺伝子組換えヒトエリスロポエチン（rHuEPO）の臨床使用がわが国でも可能となり，腎性貧血の良好な管理が可能となりました。2000 年代に入り新しい製剤が現れ，名称はエリスロポエチン製剤に代わり赤血球造血刺激因子製剤（erythropoiesis stimulating agents；ESA）が用いられるようになりました。

---

2 骨の管理 ── 慢性腎臓病に伴う骨・ミネラル代謝異常

ビタミン D は，腸管から Ca の吸収を促す働きをします。しかし，腎機能が低下するとビタミン D の作用が低下するため，食事中の Ca が体内に吸収されず血液中の Ca 濃度（ Memo❷ ▶ ）が低下します。また，腎機能が低下すると尿中への P の排泄量が低下す

Memo❷ 補正 Ca 濃度

　　血清中の Ca のうち約 40% はタンパク質（主にアルブミン）と結合，50% がイオン化 Ca として存在します。生理作用をもつのはイオン化 Ca のみですが，通常の採血検査では血清中の総 Ca 濃度が血清 Ca 濃度として測定されます。血清アルブミン濃度が低い場合には，血清 Ca 濃度が低値を示すため，次の Payne の式により血清 Ca 濃度の補正を行います。

　　補正 Ca 濃度（mg/dL）
　　　＝ 血清 Ca 濃度（mg/dL）− 血清アルブミン濃度（g/dL）+ 4

　　ここで Ca 濃度と記載している場合，すべて補正 Ca 濃度と考えてください。

るため，血液中の P 濃度が上昇します。このように腎機能が低下した患者では，Ca と P の血中濃度の異常を調節しようとして，副甲状腺ホルモン（parathyroid hormone；PTH）の量が増加します（ Memo❸ ▶ ）。このような状態を「二次性副甲状腺機能亢進症」とよびます。PTH は骨から血液中へと Ca を動員する働きをもつため，PTH が増え続けると骨の Ca が減少し，骨がもろくなって骨折しやすくなります。

　　Ca と P と PTH の 3 つの数値が変動するため，PTH の分泌を抑制するビタミン D や，P 低下薬（P の吸着薬）や Ca 補充薬などが投与されます。P 低下薬は，Ca 含有製剤，Ca 非含有製剤（高分子化合物や重金属含有製剤）に分けられ，血中 Ca 濃度によって使い分けられています。また 2000 年代後半に，ビタミン D とは異なる機序で PTH の分泌を抑制するシナカルセトが販売開始となりました（ Memo❹ ▶ ）。

　　慢性腎臓病に伴う骨・ミネラル代謝異常の診療ガイドラインでは「血清 P 濃度，血清補正 Ca 濃度，血清 PTH 濃度の順に優先して，管理目標値内に維持することを推奨する。血清 P 濃度の目標値：3.5 〜 6.0mg/dL，血清補正 Ca 濃度の目標値：8.4 〜 10.0mg/dL，PTH は intact PTH 60 〜 240pg/mL の範囲に管理することが望ましい。」とあります。これは，週初めの血液透析前に採血した値です。

　　ビタミン D 製剤は内服剤と注射剤があります。内服剤のうちアルファカルシドールは内服後肝臓で代謝されたのちに活性型ビタミン D となるため，肝障害がある患者には効果が低下します。カルシトリオールは活性型ビタミン D そのものです。ビタミン D は PTH を下げる作用がありますが，腸管からの Ca と P の吸収を増加させ両者の血中濃度が上昇しやすくなります。Ca 補充薬は乳酸カルシウムやアスパラカルシウムがあります。

　　リン吸着薬の特徴は**表 1**のとおりです。沈降炭酸カルシウムは一部が腸管から吸収さ

Memo ❸ ▶ 副甲状腺ホルモンの測定方法

PTH は分泌された後，速やかに分解されるため，血中には分解されていない全長 PTH に加え，N 端，C 端，中間部など種々の PTH の断片が存在しており，どれを検出しているかによって PTH の測定法が分けられます。intact PTH は全長 PTH のみを測定し最も高感度な測定方法ですが，不安定ですぐに分解されてしまうため，採血後直ちに遠心分離するなど注意が必要です。1998 年になり intact PTH は全長 PTH 以外に他の 6 種類の断片も同時に測定していることが明らかとなり，厳密な全長 PTH でないことがわかりました。1999 年には，本当に完全な全長 PTH を測定する方法が確立され，whole PTH とよんでいます。しかし，今日の臨床現場では intact PTH による臨床経験が蓄積されていることや，国際的にも診療ガイドラインはなお intact PTH で表記することが一般的であるため，2012 年の日本のガイドラインでも PTH の測定は intact PTH によって行われると規定されています。

Memo ❹ ▶ シナカルセト

作用機序は，副甲状腺細胞の膜表面に存在する Ca 受容体に直接作用し，Ca 濃度が上昇した場合と同様に PTH の分泌を抑制する。副甲状腺細胞に Ca 濃度が高いと誤認識させることで効果を発揮する薬である。作用により intact PTH 濃度が下がるため，骨から動員される Ca 量が減り，血中 Ca 濃度は下がる傾向にある。過度の低 Ca 血症を避けるため，投与開始時および投与後しばらくは頻回に Ca 濃度のチェックが必要である。

れ高 Ca 血症となりうること，H_2 ブロッカーやプロトンポンプ阻害薬の投与により胃の pH が強酸性でなく弱酸性側に傾いていると P 吸着能が低下することが注意点です。セベラマーは Ca 非含有製剤ですが，日本人には便秘や腹満の副作用が多いです。炭酸ランタンは効果も強力で便秘の副作用もなく，H_2 ブロッカーやプロトンポンプ阻害薬の投与により胃の pH が弱酸性側に傾いていても P 吸着能は低下しません。しかし内服時にしっか

表1 リン吸着薬

薬剤名	投与法	主な特徴，注意点
沈降炭酸カルシウム	食直後に服用	食欲低下時には高 Ca 血症の原因になりやすい。 胃酸分泌抑制薬との併用によりその効果が減弱する。 他剤に比べて，消化器系副作用が少ない。 比較的安価である。
セベラマー	食直後に服用	Ca を含まない。 血管石灰化の進展を抑制する効果が期待される。 LDL コレステロール低下作用がある。 便秘・腹部膨満などの消化器症状が多い。
炭酸ランタン	食直後に，噛み砕いて服用	Ca を含まない。 リン吸着能に優れる。 吐き気，嘔吐などの消化器症状がある。 長期投与における蓄積のエビデンスが十分とはいえない。

（日本透析医学会：慢性腎臓病に伴う骨・ミネラル代謝異常の診療ガイドライン．透析会誌，45：301-356，2012 より）

表2 シナカルセト

薬剤名	主な特徴，注意点
シナカルセト	毎日，同じ時間に服用する。服用後 PTH 濃度は 4 ～ 8 時間で，Ca 濃度は 8 ～ 12 時間で最低になることを考慮して，評価することが望ましい。 開始は Ca 濃度 9.0mg/dL 以上の条件下で行う。 吐き気，嘔吐などの消化器症状がある。

（日本透析医学会：慢性腎臓病に伴う骨・ミネラル代謝異常の診療ガイドライン．透析会誌，45：301-356，2012 より）

り噛み砕いて粉状にして飲み込まないと効果が得られず，悪心や嘔吐の副作用もあります。2014 年以降，鉄含有リン吸着剤が発売となり，比較的胃腸障害の副作用が少なくリン吸着効果も良好と報告されています。ただし，便の色は黒くなり，鉄が体内に一部吸収され鉄過剰になるリスクはあります。新しいメカニズムのリン吸着剤薬剤が発売となり，現在は患者のリン吸着剤の処方内容も変わりつつあります。

　シナカルセトの特徴は**表2**のとおりで，副作用には低 Ca 血症による症状と消化器系の症状があります。低 Ca 血症に基づく症候として心電図上の QT 延長，しびれ，痙攣，不整脈などがあります。消化器系の副作用は，悪心，嘔吐，胃不快感，腹部不快感，腹部膨満感，上腹部痛，便秘，下痢あるいは消化不良などがみられます。シナカルセトには同様の機序の代替薬が存在しないため，副作用が出た後も同薬の内服を継続するために，胃薬（プロトンポンプ阻害薬）やモサプリドやドンペリドンを併用したり，内服するタイミングを眠前として眠ってしまい副作用を感じないようにする方法などがあります。

　以上の薬剤をうまく使い分け，**図4**のように P と Ca の値が管理目標値内に収まるようにし，次いで intact PTH も目標範囲内に収めるようにします。

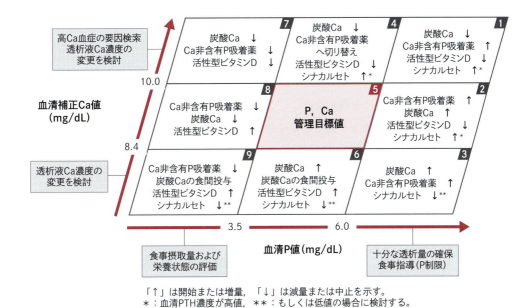

図4 P, Ca の治療管理法「9分割図」
(日本透析医学会：慢性腎臓病に伴う骨・ミネラル代謝異常の診療ガイドライン．透析会誌，45：301-356，2012 より)

治療方針

　持参薬のうち，沈降炭酸カルシウム錠と炭酸ランタン顆粒は食事中のPと混ざる必要があるため，食直後に内服してもらいます。シナカルセト錠は消化管の副作用を避けるため，眠前内服としていることがわかります。血液透析処方用紙に記載されている薬剤で，ダルベポエチンアルファ注射液は週1回投与で効果が得られるESA製剤です。当患者の透析シフトは月・水・金曜シフトと考えられ，その場合の定期採血は月曜に行われることが多いため，採血結果を見て用量を調節できるように水曜日投与としていることがわかります。カルシトリオール注はビタミンDの注射剤です。ビタミンDは剤形が内服剤と注射剤の2種類あります。通常は内服剤から開始し，intact PTH のコントロールが不良の場合に注射剤に切り替えます。内服剤は毎日，注射剤は透析日に投与します。

まとめ

- 末期腎不全とは，実際に透析を施行している患者と透析が必要な状態の患者を指す．
- 透析療法を開始する時期は，腎機能および患者の症状を加味して判断する．
- 腎代替療法には3つの種類がある：①血液透析，②腹膜透析，③腎移植．
- 血液透析治療を行う際には，透析処方を行って透析の条件を決める．
- 血液透析治療を行うことで老廃物や水分の処理，電解質が調節されるが，治療には限界があるため食事療法や水分管理の継続が必要．
- 透析患者において貧血の管理・骨の管理は，それぞれガイドラインに従い適切な薬剤を投与する．

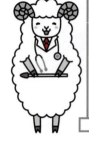

三浦修平

【参考文献】
- 日本透析医学会：維持血液透析ガイドライン；血液透析導入．透析会誌，46：1107-1155，2013
- 日本透析医学会：慢性腎臓病に伴う骨・ミネラル代謝異常の診療ガイドライン．透析会誌，45：301-356，2012
- 日本透析医学会：2008年版 慢性腎臓病患者における腎性貧血治療のガイドライン．透析会誌，41：661-716，2008

13. 過活動膀胱

過活動膀胱
―― 膀胱の生理機能とくすりの使い方

目標

泌尿器科は腎・尿路・男性生殖器系の疾患を扱う外科系診療科ですが，排尿機能疾患については薬物治療が中心になります。その代表的疾患として女性に多くみられる過活動膀胱，男性特有の前立腺肥大症があげられます。これらの疾患に使用される薬物の種類はいまでは数多くに上り，薬剤師も専門的な立場からのアドバイスをしばしば求められるようになるでしょう。今回は過活動膀胱にポイントをしぼり，膀胱の生理的機能について簡潔にまとめて，それに基づく各種薬理作用を理解していきます。

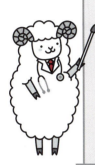

CASE STUDY

72歳，女性。以前からトイレが近い傾向にあったが，最近になって顕著になってきた。排尿の間隔は1〜1.5時間で，夜間も2回前後トイレに起きるようになった。また洗い物をしていると急に強い尿意が出現し，トイレにたどり着く前に少し漏れてしまうこともあるという。尿自体は濁りや赤みはなく，排尿時の痛みはみられていない。排尿自体はスムーズで終わった後に残っている感じはないとのこと。

ポイント ▶ 頻尿・尿意切迫感

排尿の回数が多い状態を頻尿，尿意を我慢するのがつらい状態を尿意切迫感といいます（冷たい水に触れると急にトイレに行きたくなるのは尿意切迫感の代表的症状）が，実は前者について具体的な定義（回数，時間間隔など）はなされていません。その理由は，水分摂取量の多少や寒暖による発汗量の違いによって排尿回数や時間間隔がかなり変化するためです。そこで実臨床では排尿回数が1日で10回（夜間で2回）以上，排尿間隔が2時間以内をおおよその目安としています。日本排尿機能学会の過活動膀胱診療ガイドライ

ンでは「朝起きてから夜寝るまで」で8回以上，夜間で1回以上が目安とされています。ただ睡眠時間の長短は個人差がありますし，夜に早く寝てしまう習慣の方は夜中に一度起きてトイレに行くことが普通になっていることもあります。実臨床ではいろいろなパターンの方を見かけますので，あまり定義にしばられることなくざっくりと1日（24時間）で10回以上とみなしてもいいかと思います。

ポイント ▶ 他に併存する疾患のチェックは大切

過活動膀胱の症状は，膀胱炎などの尿路感染や男性では前立腺肥大症に伴うこともある普遍的なものです。また膀胱がんの一症状であることもあります（**図1**）。検尿や超音波検査などでこれらの疾患の有無をあらかじめ確認しておくことが大切です。

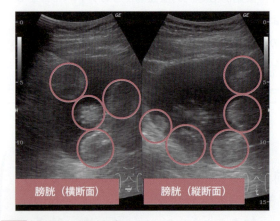

図1 膀胱内の多発性がん

頻尿，尿意切迫感にて他院で投薬を受けるも改善せず。

当科での検尿で血尿と濃尿がみられ，超音波検査にて多発性膀胱がんと判明する。

膀胱の働き

尿が腎臓でつくられ尿管を伝わって膀胱に到達し，そこで一定量溜められてから排出される過程での腎臓の重要性は説明するまでもありません。しかし，その一方で膀胱はただの袋と思われがちです。しかし，日常生活においてあまり意識することなくスムーズに排尿ができるのは大変すばらしいことで，その裏には膀胱機能における自律神経の絶妙なバランスがあるのです。

膀胱では，交感神経は尿を溜めておこうとする方向（蓄尿）に働き，副交感神経は尿を排出させようとする方向（排尿）に働きます（**図2**）。腎臓からの尿は数分おきに少量ずつ尿管の蠕動によって膀胱に運ばれてきます。当初は交感神経が優位に働いて膀胱自体はゆったりと尿を溜めていきます。尿が一定量に達すると「おしっこが溜まってきたよ」と

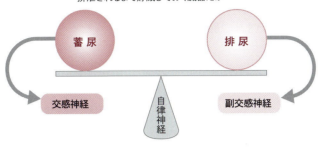

膀胱は腎臓でつくられた尿が尿管を通ってきて，排泄されるまで貯蔵しておく臓器だが……

膀胱は尿を溜める（蓄尿），尿を排出する（排尿）という相反する働きをしており，自律神経により無意識のうちにコントロールされている。

図2 膀胱のはたらき

いう伝達が脳に行き，この時点で尿意を感じるのですが，トイレに入ってない状況では無意識に抑制がかかります。いよいよトイレで排尿できる状態になると，通常であればこれも意識することなく副交感神経の働きが優位となって，膀胱の出口が弛緩すると同時に膀胱が収縮して尿の排泄がはじまります。

神経因性膀胱と過活動膀胱

自律神経のバランスが崩れるとさまざまな弊害が生じてきます。交感神経の働きが強くなりすぎると尿を溜めようとする力が大きくなるため，いざトイレで尿を出そうとしてもなかなか出てこなかったり，出ても勢いがなく膀胱内に尿が残ったり（残尿），まったく出ない状態（尿閉）になったりします（図3-A）。これらの状態は，排尿困難とよばれ，神経性疾患に起因する膀胱機能障害（神経因性膀胱）によくみられます。

一方，副交感神経の働きが前面に出すぎると尿を出させようとする力が大きくなるため，膀胱内に十分な量が溜まっていない状態で尿意を感じたり（頻尿），その尿意をがまんするのがつらくなるほどであったり（尿意切迫感），意に反して実際に排尿が始まったり（切迫性尿失禁）します（図3-B）。これらの状態を蓄尿障害とよぶこともありますが，一般的には過活動膀胱といわれます。

過活動膀胱の治療

自律神経が臓器に何らかの作用を及ぼす際に，その仲立ちをするものを神経伝達物質とよび，交感神経ではノルアドレナリン，副交感神経ではアセチルコリンがその役割を担っています。副交感神経が過剰に働くことによって不具合が生じているときに，アセチルコ

リンの作用を弱めたり，臓器に作用する部位（受容体）をブロックする薬剤を使用して病態を改善していく方法があります。これはアセチルコリンの働きに抗う薬剤という意味で抗コリン薬と総称されています（図4）。

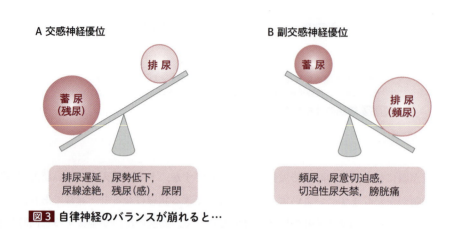

図3 自律神経のバランスが崩れると…

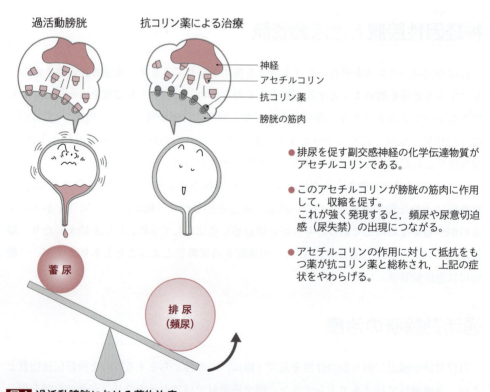

図4 過活動膀胱における薬物治療

〔アステラス製薬株式会社：排尿トラブル改善.com（http://www.hainyou.com）より引用〕

くすりの使い方

過活動膀胱の病態が膀胱における副交感神経の過剰な働きであることは以前から知られていて，この副交感神経を抑える治療（抗コリン薬）は古くから試みられていました。ただ膀胱だけに都合よく効かせるのは結構難しく，他の臓器においても副交感神経の働きが鈍くなり，便秘，口渇，眼圧上昇などの副作用が生じることが問題となっていました。そこに膀胱への選択性が高い薬剤としてプロピベリンが1993年に登場しました（表1）。従来の抗コリン薬に比べて口渇などの副作用が少なく，以後10年以上にわたり過活動膀胱における第一選択薬として君臨してきました。

プロピベリンの登場が第1のブレイクスルーとすると，第2のブレイクスルーは2000年代後半におけるソリフェナシン，トルテロジン，イミダフェナシンと数多くの過活動膀胱治療薬の出現です。それぞれの薬剤において半減期の長短や中枢神経系や唾液腺への影響の微妙な違いがあり，患者の症状パターンや副作用発現の形態により薬剤の使い分けができるようになりました。

表1 過活動膀胱治療薬の歴史

1988年	オキシブチニン（ポラキス®）
1993年	プロピベリン（バップフォー®）
2006年	ソリフェナシン（ベシケア®），トルテロジン（デトルシトール®）
2007年	イミダフェナシン（ウリトス®/ステーブラ®）
2011年	ミラベグロン（ベタニス®）
2013年	フェソテロジン（トビエース®），オキシブチニン（ネオキシテープ®）

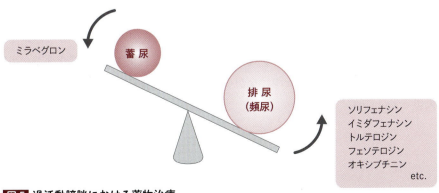

図5 過活動膀胱における薬物治療

そして第3世代といえる薬剤群が2010年以降に出現してきました。そのなかには，それまでの経口抗コリン薬という枠から離れたユニークなものもありました。2011年に登場したミラベグロンは，副交感神経の働きを抑えるのとは逆に交感神経の働きを促すことによりバランスをとろうとするものです。ちょうどシーソーで例えると反対側から押し下げるような感じです（図5）。この発想は当然ながら以前からあったものですが，膀胱に優位に働きかけるものとして開発された点で優れています。またフェソテロジンはトルテロジンの後継薬として登場しましたが，特にQOLの低下に大きく関わる尿意切迫感に対する効果が期待されています。そして唯一の貼付剤としてユニークな存在なのがオキシブチニンテープです。経口では口渇などの副作用が出やすい欠点を経皮吸収にすることで急激な血中濃度の上昇を抑制します。また，内服薬が多くなりがちな高齢者や嚥下困難がある患者に対して使用しやすい利点もあります。

治療方針

　今回の症例にあげた患者の場合，まず排尿記録をつけてもらいました。すると頻尿や尿意切迫感はどちらかといえば午前中によくみられ，昼過ぎからは比較的排尿間隔があいていること，そして夜中の2回の排尿については1回あたりの尿量が200～250mLと昼間に比べて多くなっていることが判明しました。本人に確認したところ「夜中は血が詰まりやすくなるので，脱水にならないように気をつけること」と言われ，毎晩コップ2杯のお茶を寝る前に飲んでいたそうです。過ぎたるは及ばざるが如しと言われるように，身体に入った過剰な水分が結果的に排尿回数を増やしていたようです。汗をあまりかかない夏以外の時期は，夜間の水分摂取を適量にすることにより夜中の排尿回数は1回に減りました（ Memo❶ ▶ ）。また症状のピークが午前中ということで，半減期の短いイミダフェナシンを朝に服用してもらうことにより，さしたる副作用が発現することなく症状は緩和されました。

　過活動膀胱は直接的には生命に関わる病気ではありませんが，すぐにトイレに行けない状況が大きなストレスとなるため，特に高齢者では家に閉じこもりがちになり，失禁がある場合はQOLをかなり低下させることになります。また夜間の排尿で十分な睡眠が妨げられることが重大な疾病を引き起こす要因にもなります。現在は多種多様な薬剤が出現しているため，副作用の発現に気をつけながらそれぞれの患者にあわせた処方をしていくことが大切です。

Memo ① 過剰な飲水による夜間多尿

高齢者によくみられる状態として夜間多尿があげられます。現状では適切な治療薬があまりないので結構やっかいな問題です。かかりつけの一般内科の先生からの「血栓（脳梗塞，狭心症）予防のために水分をしっかりとりましょう」という言葉を金科玉条のごとくとらえ，せっせと飲水に励み，さらなる夜間多尿を引き起こすことがあります。夜中にトイレへ行くたびに，出た分だけ水分を摂取される方もいるほどです。

確かに患者にとっては「血が詰まる」と言われれば，怖くなって水分を多く取ろうとしますが，これによって脳梗塞などの発症リスクが下がるというようなエビデンスはまだなかったと思います。私は「脱水になるのは問題だが，水分摂取が多すぎても尿として出て行くだけなので，ほどほどにするように」と説明しています。

まとめ

- 膀胱は尿を溜めておくだけの袋ではなく，自律神経の絶妙なバランスで蓄尿と排尿をコントロールしている臓器である。
- 自律神経のバランスが崩れると，さまざまな尿のトラブルが生じる。特に副交感神経の働きが活発になりすぎると，頻尿や尿意切迫感が起こり，場合によっては切迫性尿失禁がみられることにもなる。これらの症状は過活動膀胱と総称されている。
- 過活動膀胱は尿路感染や膀胱腫瘍などに起因する場合があるので，これらの疾患がないかをあらかじめチェックすることが大事である。
- 過活動膀胱の治療は主に抗コリン薬を使用するが，口渇，便秘，眼圧上昇，排尿困難などの副作用が生じることもあるので，これらの症状についても注意が必要となる。

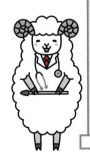

山中幹基

14. 前立腺肥大症

前立腺肥大症
——くすりの使い方と抗コリン薬の注意点

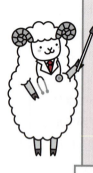

目標

泌尿器科領域における薬物治療については，その代表的疾患として過活動膀胱と前立腺肥大症があげられます．過活動膀胱の薬物治療については別の項で解説します．ここではそれよりも以前から薬物治療が行われている前立腺肥大症について，その病態と各種薬剤の特徴を理解していきましょう．

CASE STUDY

68歳，男性．半年くらい前から尿意を感じてトイレに行っても，出るまでに時間がかかったり，出始めても勢いがなく，終わったあともすっきりした感じがしなくなってきた．ただ本人は年のせいだと思ってあまり気にせずに過ごしていたが，最近では夜中にもトイレに2回は起きるようになった．

ある日，久しぶりの同窓会に出席して積もる話をしているうちについ酒量が多くなってしまった．その晩に床についてウトウトしていたところ，いつも以上に強い尿意を感じてトイレに行ってみたがまったく尿が出なくなっていた．さらに尿意が増してきているが，きばってみても一滴も出ずにいよいよ下腹部の膨満感が強くなって気分が悪くなり，救急病院を受診することになった．

ポイント▶ 前立腺肥大症の排尿症状

患者が「オシッコが出にくい」という症状を訴えた場合，そこには出始めるまでに時間がかかるのか，出ても勢いがないのか，あるいは途切れるのか，またはきばる必要があるのかまでさまざまな程度があります．また，頻繁に尿意を感じたり夜中に何度もトイレに起きたり（頻尿），尿意を我慢するのがつらい（尿意切迫感）などのような過活動膀胱と

表1 国際前立腺症状スコア（IPSS）

どれくらいの割合で次のような症状がありましたか	まったくない	5回に1回の割合より少ない	2回に1回の割合より少ない	2回に1回の割合くらい	2回に1回の割合より多い	ほとんどいつも
1.この1カ月の間に，尿をした後にまだ尿が残っている感じがありましたか	0点	1点	2点	3点	4点	5点
2.この1カ月の間に，尿をしてから2時間以内にもう一度しなくてはならないことがありましたか	0点	1点	2点	3点	4点	5点
3.この1カ月の間に，尿をしている間に尿が何度も途切れることがありましたか	0点	1点	2点	3点	4点	5点
4.この1カ月の間に，尿を我慢するのが難しいことがありましたか	0点	1点	2点	3点	4点	5点
5.この1カ月の間に，尿の勢いが弱いことがありましたか	0点	1点	2点	3点	4点	5点
6.この1カ月の間に，尿をし始めるためにお腹に力を入れることがありましたか	0点	1点	2点	3点	4点	5点

	0回	1回	2回	3回	4回	5回以上
7.この1カ月の間に，夜寝てから朝起きるまでに，ふつう何回尿をするために起きましたか	0点	1点	2点	3点	4点	5点

0〜7点：軽症，8〜19点：中等症，20〜35点：重症

同じ症状がみられることがあります。これらの症状を中高年男性が訴えた場合，前立腺肥大症の疾患を念頭に置いて診療していきます。その際に有用な症状質問票の一つに国際前立腺症状スコア（International Prostate Symptom Score；IPSS）（**表1**）があり，しばしば用いられています。

ポイント…▶ 安易な抗コリン薬の投与は危険

前立腺肥大症の患者のなかには，ときに頻尿などのような過活動膀胱の一症状を前面に訴える場合があります。そこへ安易に抗コリン薬を投与すると潜在的な排尿障害を悪化させて，後述するような重篤な状態を引き起こすこともあります。中高年男性が頻尿や尿意切迫感を訴えてきたら，まずは前立腺肥大症の有無について確認する必要があります。

尿路の性差

尿は左右2つの腎臓でつくられ，尿管を伝わって膀胱に到達します。そこまでは上部尿路といい男女共通ですが，膀胱より遠位の下部尿路は男女で大きく異なります。男性では

14 前立腺肥大症

前立腺肥大症——くすりの使い方と抗コリン薬の注意点

第2章　専門医が教える知っておきたい疾患と治療のキホン | 273

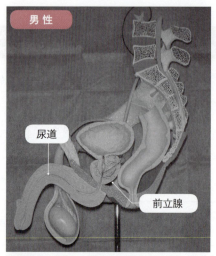 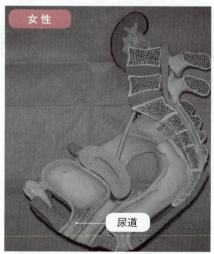

男女間では膀胱より遠位の臓器（尿道）の構造が大きく異なる。そのため，排尿障害についても男女で違いがみられる。

図1 下部尿路の性差

　膀胱から尿道の先端まで15〜20cmの距離があり，その間に尿道を取り巻くように前立腺という臓器が膀胱のすぐ下方にあります。一方，女性では尿道の長さは3〜4cmと短く，膀胱からすぐに出口という状態です（図1）。したがってその出口から細菌が入った場合，女性ではすぐに膀胱炎を生じることになりますが，男性では膀胱に到達する前に尿道炎や前立腺炎を起こすことになり膀胱炎はまれです。また排尿症状では男性では出にくくなることが多く，女性では出やすく（漏れやすく）なってしまう（尿失禁）傾向にあります。そして男性で尿が出にくくなる代表的な疾患が前立腺肥大症です。

前立腺肥大症の発生と診断

　前立腺は主に精液の液体成分を産生する働きをしていますが，その発生は胎生12週に始まるとされています。子供の頃はごく小さなものですが，思春期を過ぎて精巣からのテストステロン分泌が活発になってくると，前立腺においては5α還元酵素によりジヒドロテストステロン（dihydrotestosterone；DHT）に変換され，これが前立腺組織を大きくさせます。前立腺容量は40〜50歳頃までは20mL前後とほぼ一定していますが，その後は加齢に伴って増加する傾向がみられるようになります。一般に組織においては細胞増殖と細胞死（アポトーシス）がバランスを保って維持されますが，その均衡が損なわれることによって前立腺組織が増大していきます。しかし，なぜ加齢に従ってそのような現象がみられるかについては諸説があり，まだ明確なことはわかっていません。一方で大きさが不変であったり，また縮小したりする場合もあり，すべての男性が加齢とともに前立腺が

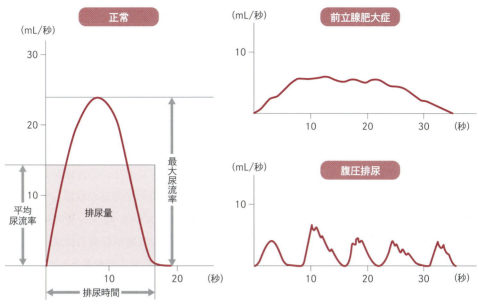

図2 尿流量測定

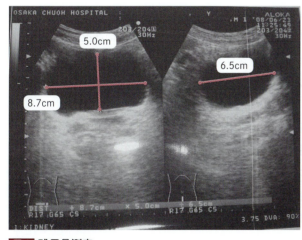

膀胱の横断像において
左右径（X = 8.7cm）と
前後径（Y = 5.0cm）を測定する。

次いで縦断像において
上下径（Z = 6.5cm）を測定する。

残尿量の概算は
X × Y × Z / 2 ≒ 141mL で得られる。

図3 残尿量測定

肥大していくわけではありません。

　前立腺肥大症における主な評価・検査として先述したIPSS質問票（表1），尿流量測定（図2），残尿量測定（図3），そして前立腺超音波検査があげられ，これらは最低限必要なものと考えられます。そしてIPSS＞7点，最大尿流量＜10mL/秒，前立腺体積＞20mLのいずれも満たすものが前立腺肥大症と診断する目安とされています。

くすりの使い方

　前立腺が肥大することによる弊害として下部尿路閉塞と下部尿路症状があり，前者では平滑筋の収縮による機能的閉塞と，腫大した腺組織自体による機械的閉塞があげられます。一方，後者ではいろいろな症状がみられますが，膀胱への刺激症状とみられる頻尿や尿意切迫感，または会陰部や下腹部の不快感などがあげられます。これらの症状発現機序にあわせた各種薬剤があり，単独あるいは組み合わせて用いることで改善を図っていきます。

　膀胱の出口（膀胱頸部）や前立腺内を通る尿道にはα_1アドレナリン受容体があり，そこに交感神経からの化学伝達物質が働くと，膀胱の出口や尿道の平滑筋が収縮して排尿障害が生じますが，前立腺肥大症ではこの受容体が多く発現しています。α_1受容体を遮断する薬剤（α_1ブロッカー）を使用すると，これらの平滑筋の収縮が軽減し排尿障害が改善します。α_1アドレナリン受容体は血管平滑筋にも存在し，高血圧治療薬としてのα_1ブロッカー（プラゾシン，テラゾシン，ウラピジル）が前立腺肥大症の治療にも用いられていましたが，もともと血圧が高くない患者ではふらつきや起立性低血圧の副作用が問題となっていました。α_1アドレナリン受容体にはα_{1A}，α_{1B}，α_{1D}のサブタイプがあり，血管平滑筋には主にα_{1B}が，肥大した前立腺にはα_{1A}とα_{1D}が多く発現していることから，α_{1A}に選択性をもったタムスロシンが登場して，前立腺肥大症に対する薬物治療に画期的な進歩がもたらされました。そして夜間頻尿と関わりがあるとされるα_{1D}に選択性が高いナフトピジルと，α_{1A}にさらに強い親和性をもつシロドシンが加わって前立腺肥大症の薬物治療を充実したものにしました（**表2**）。現在ではこれらの3剤のどれかを第一選択薬とすることが多くなっています。

　一方で，肥大した前立腺組織を縮小させる試みもなされてきました。前立腺は男性ホルモン（テストステロン）から5α還元酵素によって変換されたDHTによって増大することは先述しましたが，テストステロン自体の働きを弱める薬剤は以前から存在し，前立腺肥大症治療にしばしば用いられた時期もありました。ただ，男性機能障害を含めたさまざまな弊害が生じることと期待したほどの縮小効果がなかったことより，その後使用頻度が

表2 α_1ブロッカーと受容体サブタイプ

一般名	商品名	α_1受容体サブタイプ選択性
プラゾシン	ミニプレス	なし
テラゾシン	バソメット ハイトラシン	なし
ウラピジル	エブランチル	なし
タムスロシン	ハルナール	$\alpha_{1A} > \alpha_{1D} > \alpha_{1B}$
ナフトピジル	フリバス	$\alpha_{1D} > \alpha_{1A} > \alpha_{1B}$
シロドシン	ユリーフ	$\alpha_{1A} \gg \alpha_{1D} > \alpha_{1B}$

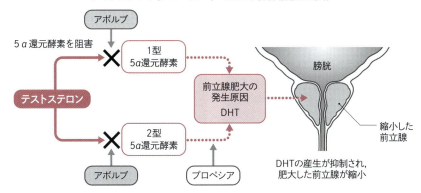

図4 5α還元酵素阻害薬の作用機序

少なくなりました。そこに登場したのが5α還元酵素阻害薬です。テストステロン以降の変換部分に作用するため，テストステロン自体の働きを減ずることなくDHTの生成を妨げます。5α還元酵素には1型と2型があり，両方を阻害するデュタステリド（アボルブ®）と2型のみを阻害するフィナステリド（プロペシア®）がありますが（図4），前立腺肥大症に対して保険適用があるのはデュタステリドです。フィナステリド，デュタステリドは男性型脱毛症への適用もあります。ただ5α還元酵素阻害薬の難点としては，前立腺の縮小効果がみられるまで数カ月を要することがあげられます。

そして最近になって前立腺肥大症に対する保険適用が認可されたものにタダラフィル（ザルティア®）があります。もともと勃起障害においてホスホジエステラーゼ5（phosphodiesterase 5；PDE5）阻害薬として使用されていたシアリス®と同一の薬剤ですが，尿道や前立腺の平滑筋も弛緩する作用があるので下部尿路症状を改善することも期待されています。また，会陰部や下腹部の不快感などに対しては植物由来製剤（エビプロスタット®，セルニルトン®）や漢方薬（八味地黄丸）が用いられることもあります。

前立腺肥大症への抗コリン薬使用

前立腺肥大症の症状のなかには頻尿や尿意切迫感があげられます。これらはまさに過活動膀胱の症状に合致するので抗コリン薬の適応になるところですが，安易な使用が危険な状況を引き起こすこともあります。肥大した前立腺により排尿障害が進んでくると残尿が生じてきますが，そうなると膀胱において新たに尿が溜められるスペースが小さくなってすぐに尿意を感じてしまうようになります。そこに抗コリン薬を処方すると膀胱排尿筋が弛緩して尿の排出がさらに妨げられて尿閉の状態となり，ひどい場合は腎臓からの尿の流れも停滞します。そして腎盂が腫れる水腎症が引き起こされ，腎機能低下につながること

- 頻尿の訴えに対し抗コリン薬を処方される。
- 大きな前立腺の肥大があり，残尿も多い状態であったが，抗コリン薬の処方で，さらに残尿が増えて尿閉の状態となる。
- 腎盂の拡張する水腎症が併発し，腎機能低下がみられた。

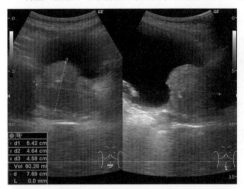 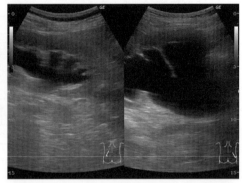

大きな前立腺肥大と多量の残尿（黒く見えるところが膀胱内の多量の残尿で，白く見えるのが大きく肥大した前立腺）

両側の著明な水腎症（黒く見えるところが拡張した腎盂，尿管）

図5 前立腺肥大症に対する抗コリン薬の不適切使用例

もあります（図5）。肥大した前立腺が膀胱を刺激することによる過活動膀胱はめずらしくないので抗コリン薬の投与は禁忌ではありませんが，残尿の有無についての確認は必須です。

治療方針

　症例にあげた患者は，病院にてまず導尿を受けました。超音波検査では中等度の前立腺肥大症がみられ，$α_1$ブロッカーの処方を開始されました。アルコールの過剰摂取にて，中等度の肥大でもときに尿閉を来すことがあります。幸いにその後は投薬にて排尿状態が軽快していきましたが，しばらくお酒は控えめにするようにしました。また，肥大した前立腺の縮小を図るためデュタステリドの併用も始められました。

　前立腺肥大症の薬物治療は，約20年前にわが国で開発されたタムスロシンが登場して以降，その発展は目覚ましいものでした。各種薬剤の組み合わせでかなり大きな前立腺肥大でも症状がコントロールされるようになってきました。しかしながら薬物治療にも限界があります。図5にあげたような膀胱内に大きく突出するような前立腺肥大は尿閉を来すリスクが大きいため手術に踏み切ったほうが無難です。手術方法も内視鏡治療を中心に大きく発展してきており，身体にかかる負担もかなり軽減してきています。薬物だけの治療に固執することなく，患者の病態や状況にあわせてより良い治療法を選択していく姿勢が大切です。

まとめ

- 膀胱頸部や前立腺内を通る尿道にある α₁ アドレナリン受容体を遮断すると排尿障害が改善する。特にこの部位に多く発現している α₁ₐ と α₁ᴅ の受容体を選択的にブロックする薬剤が前立腺肥大症治療薬の第一選択となっている。
- 前立腺部分に作用する DHT の生成を妨げるデュタステリドは，男性機能をほとんど損ねることなく前立腺肥大を物理的に縮小させる効果をもつ。また勃起障害に使用されてきた PDE5 阻害薬であるタダラフィルも，前立腺肥大症に有効性があることが判明し，保険適用薬として使用されだした。
- 肥大した前立腺による膀胱への刺激で過活動膀胱と同様な症状が生じることがある。それに対して抗コリン薬を使用することもあるが，残尿の発生には十分な注意が必要である。
- 薬物だけでは治療が限界となることもあり，適切なタイミングで手術療法を考慮することも大切である。

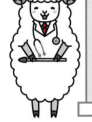

山中幹基

15. せん妄

せん妄
── 見分け方と対処方法

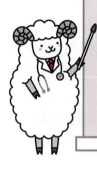

目標

チーム医療が普及しつつある今日，薬剤師が病棟で患者に接する機会が増えています．術後や緩和ケアチームで関わる患者は全身状態が悪いことが多く，しばしば辻褄の合わないことを口に出したり理解しがたい行動をします．このような状態は「せん妄」であることが多いことから，その見分け方や対処方法について理解しておきましょう．

CASE STUDY

83歳，男性，妻と2人暮らし．介護サービスは受けていない．3年前と2年前に脳梗塞の既往がある．元来神経質・几帳面で，細かいことにこだわりがち．思いどおりにならないと，声を荒げて物を投げたり妻に手を上げたりする．入院日には，看護師による病棟ルールの説明にも「俺の勝手だ」などと言って，あまり聞かない様子だった．受け入れた説明もあったが，同じことを繰り返し尋ねるなど十分には理解できていない様子だった．しかし，入院生活では院内で迷うこともないなど特に大きな問題はなかった．

入院2日目に胃の部分切除術を受けたが，3日目の夜になると，「武者行列がいる」と不思議なことを言い始めた．看護師が見回りに訪室した際，「邪魔だ」と言って尿道バルーンカテーテルをハサミで切ろうとしているところを発見された．4日目朝の血液検査では，炎症反応上昇以外の目立った所見は認めなかった．

ポイント ▶ もとの認知機能は？

認知症でなくとも，もともと認知機能があやしい人は全身状態がよくないときにせん妄が起こりやすくなります。本症例では脳梗塞の既往もあり，会話するなかで記憶力などに問題がありそうに思われます。せん妄発現に注意すべき患者です。

ポイント ▶ 幻視

幻覚にはさまざまな種類がありますが，最も頻度が高いのは幻聴と幻視です。幻聴は，しばしば「お前はクズだ」，「死ね」などと悪口の形で聞こえます。幻聴があれば，せん妄だけでなく統合失調症などの精神病圏の疾患も除外が必要となります。一方，本来見えないものが見えるのが幻視で，主にせん妄やレビー小体型認知症で起こります。「天井のシミが悪魔の顔に見える」のは錯覚の一種で，幻覚とは別のものです。

ポイント ▶ せん妄時に原因検索は必要

せん妄は精神科疾患ですが，身体状態の問題で起こります。対症的には向精神薬で治療しますが，原因治療が根本治療になります。血液検査で，炎症反応上昇・電解質異常・急進行の貧血・腎不全・肝不全などがないか，確認します。頭蓋内病変もせん妄の原因であり，CT・MRIなどの頭部画像検査を行うこともあります。時に脳出血・脳膿瘍・がんの脳転移などがみつかることもあります。

ポイント ▶ もとの性格

病前性格は，せん妄発症の原因にも増悪因子にもなりません。せん妄はあくまで「軽度の意識障害」で身体的原因から起こるからです。

せん妄

せん妄とは，悪い身体状態などさまざまな原因で起こる軽度意識障害です。周囲の状況をきちんと認識できず，無目的に見える不可解な行動をしたり，ありえない妄想を訴えたりします。幻視も起こることがあり，周囲の状況を良く理解できないため，強い不安・恐怖を感じます。周囲の人からは普段と異なる人格に見えたり，興奮してスタッフに攻撃的になったりすることもあります。家族は，「あんなに穏やかな人だったのに」，「頭がおかしくなった」などと悲しんでショックを受け，「なにバカなこと言ってんの！」などと説得しては不穏や興奮を増幅させることも多いものです。薬剤師は「第二の患者」である家族のケアとせん妄治療の観点から，家族にきちんと説明することが肝要です。

第2章　専門医が教える知っておきたい疾患と治療のキホン｜281

患者が夜間にせん妄になって殴りかかろうとしてきたため，看護師が怖くなってその後に勤務できなくなる例も時々あり，医師でなくともせん妄の診断と対応を心得ておくことは重要です。また院内医療事故で多くを占める転倒・転落はせん妄が主因であることもあり，医療安全の観点からもせん妄対策は注目されています。

■ せん妄の原因

　せん妄の原因は，準備因子，促進因子，直接因子に分けられています。元来認知機能が低いことが準備因子となります。もともと認知症だったり，脳梗塞など器質的な脳疾患の既往などがあったりする場合です。特に認知症の人は，入院や転室するだけでその環境変化が促進因子として加わり，せん妄に陥ってしまうこともあります。他に，ルート類や尿道バルーンなどによる身体的拘束や疼痛などの不快な状態も，促進因子として働きます。認知機能の低い人は，睡眠リズムが乱れるだけでもせん妄に陥ります。

　せん妄は，全身状態悪化や薬剤などで誘発されます(直接因子)。元来ほぼ健康な人でも，大きい手術の後にはせん妄を発症しやすくなりますが，日にちとともに全身状態は落ち着くので，時間の問題でせん妄症状は自然に消えます。肺炎や腎盂腎炎などで高い発熱や炎症が起こっている際にうわごとを言ったりするのも同様で，発熱や炎症が落ち着けば消退します。消化性潰瘍による出血などで急に貧血が進んでもせん妄に陥ります。

　がん患者では，特に骨転移があればしばしば高カルシウム血症がせん妄の直接因子（直接的な原因）となります。特にがん終末期では複合的要因から全身状態が悪化するので，80％以上の人がせん妄に陥るといわれています。

　オピオイドも開始や増量，ローテーション時にせん妄を起こすことがあります。また，ゾルピデムやゾピクロンなどのいわゆる「Z-drugs」やブロチゾラムなどのベンゾジアゼピン系の睡眠薬，抗不安薬も，認知機能を低下させることによってせん妄を誘発します。エチゾラムなどの抗不安薬を定期内服している患者は多いので，全身状態が悪いときは処方薬を見直し中止するのが原則です。ヒドロキシジンやファモチジン，抗アレルギー薬などの抗ヒスタミン薬もせん妄の原因となります。多剤処方されているだけでも，せん妄の直接的な原因となります。

　違法薬物やアルコールもせん妄の直接原因となります。特にアルコール依存症に至っていると，入院で断酒後2〜3日でせん妄が始まることが多いです。このような人が断酒まもなく手術を受けると，興奮の激しい危険なせん妄を起こすことがあります。耳鼻科手術後で頭部安静が必要な場合，安静を守る目的に術後1週間ほど鎮静を続けざるをえないこともあります。

　頭蓋内病変（ Memo❶ ▶ ）も，せん妄の直接的な原因です。特にがん患者のせん妄では脳転移も疑います。

Memo ❶ ▶ 頭蓋内病変

脳梗塞や脳出血によるせん妄は，発症から 1 ～ 3 カ月もせん妄が遷延することがあります。

2 せん妄の症状と鑑別

せん妄は基本的には軽度意識障害ですので，言動において「普段と何か違う」，「何か様子がおかしい」と感じることがせん妄を疑う最も敏感な単一項目スクリーニングです。夏に「もう年賀状を書かないと」と言ったり，介護熱心な娘を指して「親切な家政婦さん」と呼んだりした場合は認知機能が低下しています。このときに娘が「何を言ってるの！私は娘よ！」と正そうとすると，「お前は良からぬことを企んでいる！」と怒って手をあげたりし，興奮で手に負えなくなる光景も見られます。自分が病気で入院中であることもわからず，「もう家に帰る」などといって看護師を困らせたり叩いたり蹴ったりすることもよくあります。

昨日は普通だったのに今日は変で，翌朝になったらまたマトモに戻ったり，認知機能が大きく変動する点が認知症との鑑別点の一つです。ぼんやりしていることも多く，問いかけてもあまり明確な返答がなかったり，集中力も意欲もないようにみえる点は，うつ病にも共通します。しかし，うつ病に比べても症状の変動性は大きく全身状態評価と縦断的な症状観察などによってうつ病と鑑別します。うつ病では，自尊感情が低くなって物事をさまざまに否定的にとらえる発言が中心になるのに対し，せん妄ではそうでない点も鑑別点です。

せん妄中は幻視も起こります。まれに幻聴もありますが，幻聴がある場合統合失調症や解離性障害など別の精神疾患をまず疑います。精神科医にコンサルトしてください。アルコール離脱せん妄では，無数の小さい虫の幻視が典型的といわれ，ベッドのシーツや布団の表面から虫をつまむような動作を繰り返したりしますが，それ以外の幻視もよく起こります。

他にさまざまな荒唐無稽な妄想を訴えるのが普通で，その時点でせん妄を積極的に疑います。

せん妄の治療方針

1 原因治療

　せん妄と診断すれば，次に原因検索を行います。低酸素血症なら酸素投与，電解質異常なら補正，急に進行した貧血なら輸血，薬剤性なら原因薬の中止か変更です。複合原因によって起こることもあり，単一原因を同定できない場合，全身状態の改善にあたる通常治療がせん妄治療になります。

2 薬物治療

　せん妄による幻覚妄想症状に対し，抗精神病薬を使います。どの抗精神病薬でも効果はありますが，レボメプロマジンやクロルプロマジンなど，認知機能を低下させる抗コリン作用の大きい薬剤は避けるべきです。内服薬なら，セレネース，リスペリドン，クエチアピンなどを少量使います。注射剤は，セレネースが主に使われます。

　セレネースは抗コリン作用がほとんどなくせん妄治療に理想的な薬剤ですので，わが国でも米国でもせん妄治療に用いることがガイドラインで推奨されています。しかし抗コリン作用が少ないことにより，逆に不快な副作用であるパーキンソニズムやアカシジア（静座不能）が容易に生じます。なかでもアカシジアは非常に辛い副作用で，患者は1日中歩きまわってヘトヘトに疲弊します。あまりに辛くて自殺に至ることもあるので早期対処が必須です。一方，パーキンソニズムは振戦，筋固縮，口唇ジスキネジアがよく起こります。これらは本人にとってアカシジアほど不快ではないですが，見た目がよろしくなく家族に治療への不信感が生まれることがあり，注意が必要です。これを避けるため，ドパミンを阻害する制吐薬は必要性が乏しければ中止します。

　せん妄治療は抗精神病薬が盤石治療ですが，トラゾドンやミアンセリンにもある程度のエビデンスがあり，抗精神病薬による副作用を避けたい軽度のせん妄の場合に使うことがあります。特に半減期が長くないトラゾドンは有用です。

　せん妄予防に確立した薬剤はありませんが，抑肝散やラメルテオンにその可能性があるとされ現在研究が進行中です。

3 安全確保のための薬剤マネジメント

　せん妄の患者は，しばしば不穏になります。安静を守れず転倒したり，ルート類の自己抜去，術創を離開させる，院外に走り出たり，興奮してスタッフに暴力を向けることもあります。この結果，せん妄は身体治療を困難にするうえ医療事故にもつながることから医療安全の観点からの対応も重要です。せん妄治療時は，抗認知症薬（ドネペジルなどの抗コリンエステラーゼ阻害薬）などの活動性を賦活して興奮しやすくする薬は中止しておき，危険の切迫した際はフルニトラゼパム点滴などによる緊急鎮静や身体抑制も行って一時的

に危機を回避します。

4 環境調整

せん妄患者は，半分寝て半分覚醒したような状態にあるので，日中はカーテンを開ける，夜間は暗くしておくなどの昼夜の区別が明確になる環境を作ります。日中にかなり明るい電灯をつけておく試みも行われています。また，意識がはっきりしておらず周囲を認知する能力が低下しているので，いまがいつで自分がどこにいるのかわからず不安になって興奮や不穏行動を起こしがちです。このため，大きめの時計やカレンダー，自宅で見慣れた物をそばに置いておく，家人に付き添ってもらう，など安心してもらうことで不穏が落ち着きに向かいます。

5 接し方に関する家族へのアドバイス

せん妄で不穏になっているときこそ，家族が付き添われることが多いです。患者が辻褄の合わないことを言って家族がそれを否定することで言い争いになり不穏な患者がさらに不穏になることがあります。家族には，摩訶不思議なことを訴えていても，患者に話を合わせておくよう指導します。せん妄でおかしなことを言ったことを認知機能が下がっている患者はやがて忘れるからです。場当たりの出まかせでも，患者を納得させて興奮させないことが安全上大切です。娘さんが「親切な家政婦さん」と言われても，そのようにふるまっていただきます。

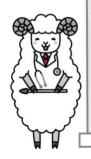

まとめ
- せん妄は，主に全身状態の悪化などが原因となる。
- せん妄の診断時には，認知症やうつ病を鑑別する。
- せん妄治療は原因治療が原則だが対症的に抗精神病薬を用いたり，危機回避に鎮静や拘束も考慮する。
- せん妄時は，環境を整えることも役立つ。

畑　譲

16. 脳梗塞

脳梗塞
―― 脳動脈の解剖と血栓溶解薬の使い方

目標

処方がオーダーされても時には使用されずに返納されることもあるのがアルテプラーゼ（血栓溶解薬）です。医師はこのようなときに，どのようにしてアルテプラーゼの投与をするかしないかの決断をするのか理解しましょう。

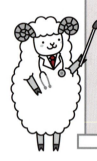

CASE STUDY

検診で高血圧を指摘されていたが治療を受けていなかった50代，男性。自宅で夕食中に突然くずれ落ちるように倒れて起き上がれなくなった。妻が救急車を要請し，症状出現後30分で救急外来に到着した。病院到着時，開眼し簡単な指示に応じることはできたが会話内容は混乱していた。また，右への共同偏視と左片麻痺が認められた。心電図モニターの波形は心房細動であった。

ポイント ▶ 脳卒中のサイン「FAST」

脳卒中を疑う特徴的所見はFAST（急いで！）という標語で示されます。これはFace, Arm, Speech, Timeの頭文字で，顔面のゆがみ，手足の麻痺，言語障害が脳卒中の特徴的症状であり，発症時間を確認してすぐに救急車で専門病院の受診を促すためのものです。

ポイント ▶ 意識障害のみの場合，他疾患の鑑別も

FASTは脳卒中を疑う特徴的な症状ですが，意識障害のみの場合には脳卒中以外に低血糖発作やてんかん発作などの他の疾患も鑑別する必要があります。

ポイント ▶ 時間との戦い

超急性期脳卒中における血栓溶解療法は時間との戦いです。入院後の検査や患者・家

族への病歴聴取・インフォームドコンセントは複数の医師・看護師・放射線科技師・検査技師そして薬剤師により同時並行で行われます。検査結果がすべて出そろう前にアルテプラーゼ投与の準備をして最終的に投与するかしないかの判断を行います。

超急性期脳梗塞に対するアルテプラーゼ投与開始までの流れ

　突然起こる麻痺や言語障害は脳卒中に特徴的な症状です。脳卒中が強く疑われ，発症から4.5時間以内にアルテプラーゼの投与が可能と思われたら，ただちにルート確保，病歴聴取，診察（National Institute of Health Stroke Scale；NIHSSほか），臨床検査（血液検査，胸部X線，心電図）が行われます。同時に脳卒中以外の疾患の除外（てんかん発作など），出血危険因子の評価，チェックリスト項目の聴取・評価も行われます（図1）。

　次いで，頭部CTが行われます。ここで重要なのは出血性脳卒中（脳出血，くも膜下出血）の除外だけでなく，early CT signとよばれる超急性期脳梗塞において単純CTで認められる微細なCT上の変化です。early CT signについては後ほど解説します。

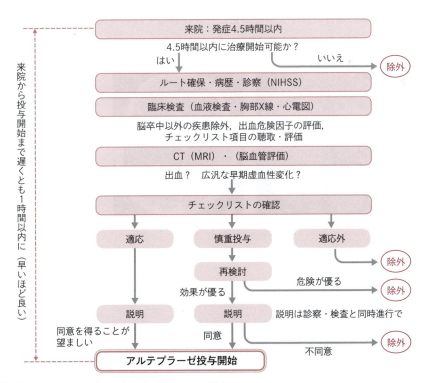

図1 来院からアルテプラーゼ投与開始までの流れ
〔日本脳卒中学会脳卒中医療向上・社会保険委員会 rt-PA（アルテプラーゼ）静注療法指針改訂部会：rt-PA（アルテプラーゼ）静注療法適正治療指針第二版，2012 より〕

脳動脈の解剖と脳の血管支配

脳は総頸動脈（前方循環）と椎骨動脈（後方循環）の2系統の血流を受けます（図2）。総頸動脈は前頸部で内頸動脈と外頸動脈に分岐します。内頸動脈は頭蓋内で前大脳動脈と中大脳動脈に分岐し，主に大脳半球の前2/3に血流を供給します。椎骨動脈は主に小脳の下面を栄養する後下小脳動脈を分岐した後に左右が一つになって脳底動脈になります。脳底動脈からは小脳の上1/3に分布する上小脳動脈と大脳半球の後ろ1/3に分布する後大脳動脈が分岐します。左右の前方循環を交通するのが前交通動脈（ Memo❶ ）で，同側の前方循環・後方循環を結ぶのが後交通動脈です（ウィリス動脈輪）。

Memo❶　左内頸動脈閉塞の頭部CT所見

心原性塞栓による左内頸動脈閉塞の血管撮影所見（A 急性期）と頭部CT所見（B 慢性期）です。通常，内頸動脈が閉塞すると同側の前大脳動脈は対側から前交通動脈を介する血流を受けるため前大脳動脈領域まで梗塞巣が及ぶことは多くありません。したがって，内頸動脈閉塞による脳梗塞の場合には中大脳動脈近位部が閉塞して起こった脳梗塞と同様の部位に梗塞巣ができることがしばしばみられます。

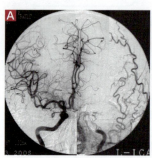
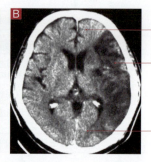

― 前大脳動脈領域
― 中大脳動脈領域
― 後大脳動脈領域

Ischemic core と ischemic penumbra

脳の血管が閉塞し脳への血流が遮断されると脳組織は虚血の最も強い部位（ischemic core）から徐々に非可逆的変化を起こし脳梗塞が完成します。逆に脳虚血早期には，機能障害が出現しても完全に壊れていない部分（可逆的変化にとどまっている部分）がありペ

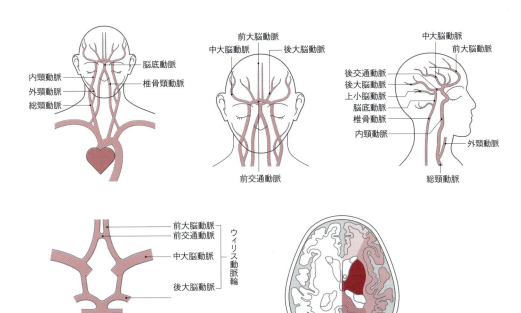

図2 脳動脈の解剖と支配領域

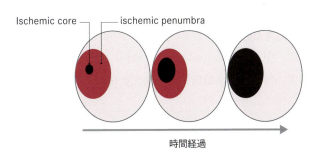

図3 Ischemic core と ischemic penumbra

ナンブラ（penumbra）とよばれます（図3）。脳の血流が停止しても早期に血流を再開させることができれば可逆的変化にとどまった部位の脳は脳梗塞に陥ることなく再度機能を果たすことができるようになります。超急性期脳梗塞における血栓溶解療法はこのような理屈に基づいています。しかしながら，すでに非可逆的変化を起こしてしまった（脳梗塞が完成してしまった）脳組織への血流再開は出血性合併症を引き起こす可能性が高いことも知られています（図4）。したがって，血栓溶解薬を投与して血流を再開することで重

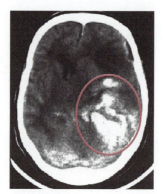
白い部位が出血

図4 血栓溶解療法の合併症による出血性脳梗塞

度の機能障害を回避することができるのか，それとも出血性合併症の可能性を高めてしまうのかを見極めることがアルテプラーゼの投与にあたっては極めて重要です。

early CT sign

　超急性期脳梗塞における脳組織の非可逆的変化を見極めるのに使用される画像所見が単純CT検査におけるearly CT signです（図5）。

1 hyperdense MCA sign
　発症直後より出現。中大脳動脈（middle cerebral artery；MCA）内に血栓を反映した高吸収域を認めます。同部より末梢血管も血栓化を反映して高吸収になります。

2 レンズ核の輪郭不明瞭化
　発症後1～2時間で出現。レンズ核は穿通枝灌流領域で虚血に対して脆弱なため，より早期から輪郭が不明瞭化します。

3 皮質‐白質境界・島皮質の不明瞭化
　発症後2～3時間で出現。皮質の吸収値が低下し，白質との境界が不明瞭になります。

4 脳溝の消失・脳実質の低信号化
　発症後3時間以降に出現。浮腫性変化を反映した所見です。このような所見が中大脳動脈領域の1/3以下であることがアルテプラーゼ投与の条件とされています（early CT signの1/3 MCAルール）。

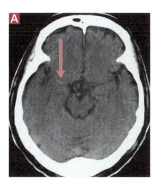
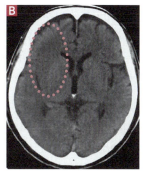

hyperdense MCA sign（**A**↓）。レンズ核の輪郭不明瞭化，皮質-白質境界・島皮質の不明瞭化（**B** ⋯⋯）。

図5 early CT sign を呈する頭部 CT 所見

MRI における DWI と PWI

　超急性期脳梗塞における ischemic core と ischemic penumbra を明確に画像化する方法として考えられているのが MRI における diffusion weighted image（DWI）と perfusion weighted image（PWI）といわれる撮像法です（図6）。非可逆的変化を示す部位は DWI で高信号域として描出され，虚血を起こした部位は PWI で示されます。虚

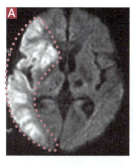
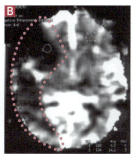

左片麻痺で発症した脳梗塞男性。発症2時間後の MRI 所見。DWI（**A**）と PWI（**B**）。右中大脳動脈領域に DWI で広範な脳梗塞巣（高信号域－白く見える部分）がすでに出現しており PWI における血流低下の範囲はすでに脳梗塞になっている（非可逆的変化を起こしている）ことがわかります。血栓溶解療法を行うことは出血性合併症の可能性が高いと判断し従来どおりの治療を行いました。

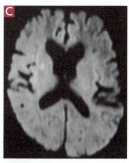
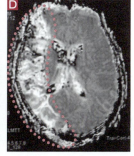

左片麻痺出現後30分で搬送された脳梗塞男性の MRI 所見。DWI（**C**）と PWI（**D**）。中大脳動脈領域に大きな虚血巣が認められますが DWI における非可逆的変化を示す領域は極めて小さいことがわかります。右中大脳動脈閉塞が認められましたが血栓溶解療法により血流は再開通し後遺症なく自宅退院となりました。

図6 DWI と PWI

血範囲に比較して DWI で変化のみられる部位が小さい場合には血流が再開することによって機能障害が改善する見込みが高いと判断されます。PWI を撮像するためには造影剤の投与が必要です。

　アルテプラーゼ投与の際に MRI は必ずしも必須ではありません。ただし，大至急すべての検査を施行しても採血データが出そろうまでにはある程度の時間が必要です。私たちは頭部 CT 撮影直後，採血データが出そろうまでの時間にアルテプラーゼをいつでも投与できる状態で MRI まで行っています。

まとめ

- 発症 4.5 時間以内に投与可能な場合には急いでアルテプラーゼ投与の準備が行われる。
- 安全にアルテプラーゼ投与を行うためには脳組織に非可逆的変化が起こっていないことを確認することが必要である。
- すでに脳梗塞に陥っている脳組織への血流再開はときに致命的な出血性脳梗塞を引き起こす可能性がある。

高畠英昭

17. くも膜下出血

くも膜下出血
——外科的治療とくすりの使い方

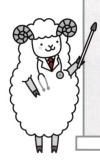

目標
脳動脈瘤の破裂によって起こるのがくも膜下出血です。これまでに経験したことのない突然の激しい頭痛を訴えるのが特徴です。30〜40％と高い死亡率とともに再出血，脳血管攣縮，水頭症と乗り越えなければならない山がいくつもあります。くも膜下出血の治療経過を理解しておきましょう。

生来健康な50代，女性。自宅でTV視聴中に激しい頭痛，嘔吐を来した。近くにいた夫をよんだが夫が駆け付けたときには意識はなく倒れていた。すぐに救急車が要請された。救急隊到着時には意識は回復し会話は可能となっていたが強い頭痛の訴えと血圧上昇が認められた。手足の麻痺はなかった。

ポイント ▶ 再出血

くも膜下出血の原因の多くは脳動脈瘤の破裂によるものです。初回破裂で大量の出血が起こってしまえばほどなく心肺停止に至ってしまいますが，ほとんどの人の出血は自然に止まります。ただし，一度破裂した脳動脈瘤は短い時間のうちに再度破裂（再出血）する可能性が高いことが知られています。再出血を起こしてしまえば病状が急激に悪化し死に至る場合もあります。再出血の可能性は20〜30％程度といわれています。脳動脈瘤の再破裂を起こさないようにする方法が脳動脈瘤クリッピング術という開頭手術や，脳動脈瘤の中にプラチナ製のコイルを詰める脳血管内手術です。

ポイント ▶ 脳血管攣縮

脳動脈瘤の外科的治療がうまくいき再出血の予防が首尾良くできたとしても，発症して数

日してから麻痺，言語障害，意識障害などの症状が遅れて出現することがあります。古くなった血腫の影響で脳の主要な動脈が縮んで血流が悪くなり脳梗塞を起こしてしまうからです。脳血管攣縮とよばれ，くも膜下出血の 15 〜 30％に起こります。死亡や後遺症の原因となります。

ポイント… ▶ 水頭症

出血により脳脊髄液（髄液）の吸収が障害され頭蓋内に余計な髄液が溜まって水頭症が起こります。水頭症はくも膜下出血発症後数週間〜1 カ月以上経過してから明らかになり，20 〜 30％に起こります。水頭症は歩行障害など機能障害の原因になりますが，生命予後には大きな影響を与えません。

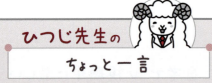

薬剤師の皆さんのなかには，現病歴の中に"突然"や"急に"という言葉が出てきても，ピンとこない人がときどきいます。でも，臨床でこの言葉を聞いた（見つけた）ときには要注意です。"突然"という表現が，例えば「9 時から始まった TV ドラマの●×のシーンのときに」などと表現されることもあります。今回の症例でも，"突然"や"何時何分"の頭痛がポイントになります。表現が違えど，同じ意味なんだと気づくことが重要です。脳動脈瘤が破裂した瞬間に「これまでに経験したことのないような激しい頭痛」が起こるため，意識障害のないくも膜下出血の患者さんでは「"何時何分に"急に頭痛が起こった。」と，かなり明確に頭痛が出現した時間を言うことがあります。また，非常に軽症の場合には突然のめまい感で発症する場合もありますが，これも時間を特定できるほど"突然の"めまい感であることが特徴です。

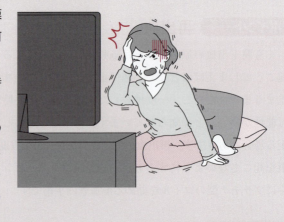

くも膜下出血および脳動脈瘤の診断

脳卒中は脳梗塞・脳出血・くも膜下出血の総称ですが，今回とりあげるのはくも膜下出血です（Memo❶▶）。脳の動脈が閉塞して脳実質が壊死してしまう脳梗塞や，脳実質の中に出血を起こしてしまう脳出血では発症と同時に麻痺や言語障害などの神経脱落症状が出現しますが，脳の表面に出血を起こすくも膜下出血では脳実質そのものは壊れていないため，麻痺などの神経脱落症状はないことが普通です（例外：出腫型くも膜下出血）。

①嘔吐を伴う突然の激しい頭痛，②麻痺などの神経脱落症状がない，③血圧上昇などくも膜下出血を強く疑う所見を呈する患者が来院した場合には，まず頭部CTでくも膜下出血の確定診断が行われます。また，頭部CTでくも膜下出血（図1）が認められれば出血源である脳動脈瘤をみつけるために造影3D-CTA（図2）や脳血管撮影などの脳動脈の検査が引き続き行われます。項部硬直は教科書にも記されているくも膜下出血を疑う所見ですが，項部硬直が出現するのはくも膜下出血発症翌日以降です。救急外来に来院するくも膜下出血の患者には項部硬直がないことのほうが普通であり，項部硬直がないからといってくも膜下出血の可能性を否定すべきではありません。

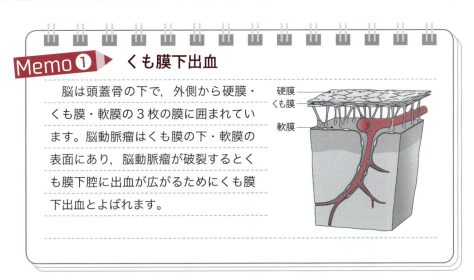

Memo❶　くも膜下出血

脳は頭蓋骨の下で，外側から硬膜・くも膜・軟膜の3枚の膜に囲まれています。脳動脈瘤はくも膜の下・軟膜の表面にあり，脳動脈瘤が破裂するとくも膜下腔に出血が広がるためにくも膜下出血とよばれます。

再出血予防のための外科的治療
——脳動脈瘤クリッピングと脳動脈瘤コイル塞栓術

出血源である脳動脈瘤が治療されるまでのくも膜下出血患者は鎮静され厳重な血圧コントロールのもとに管理されます。再出血予防の治療法には開頭して行う脳動脈瘤クリッピングという手術と大腿部から挿入されたカテーテルを通じて（開頭することなく）血管の中から治療を行う脳動脈瘤コイル塞栓術（脳血管内手術）があります（図3）。いずれも

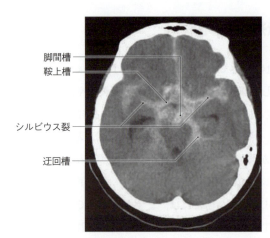

鞍上槽：脳を覆っている「くも膜」の内側の空間を「くも膜下腔」といいますが，この「くも膜下腔」が広くなっているところを「脳槽」といいます。脳槽のうち鞍上槽，脚間槽，迂回槽が存在する高さでCTの水平断面をみると，ちょうど脳槽が五角形のような形状になります。正常の状態では脳槽には髄液が満たされていて，CTでは黒っぽく写るのですが，くも膜下出血を起こすと脳槽にも血液が出るので，CTで白く見えるようになります。これを俗に「ペンタゴン・レベルの高吸収域」，「ペンタゴン」などといいます。

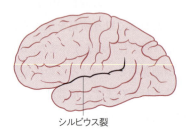

シルビウス裂：側面からみたシルビウス裂

中央の五角形に見える部分が鞍上槽。鞍上槽やシルビウス裂などに高吸収域を呈する出血を認める。

図1 くも膜下出血の頭部CT

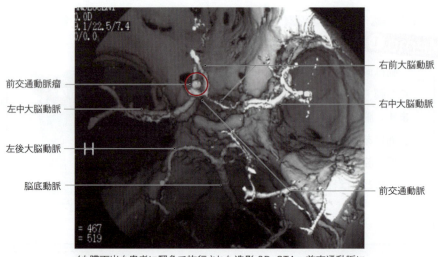

くも膜下出血患者に緊急で施行された造影3D-CTA。前交通動脈に脳動脈瘤を認める。

図2 造影3D-CTA

外科的治療法です。どちらの方法で治療が行われるのかは脳動脈瘤の場所，形状，患者の状態などさまざまな要因によって決定されます。開頭手術，脳血管内手術どちらでも治療可能な脳動脈瘤の場合には脳血管内治療を選択したほうが後遺症が少ないと考えられています。また，再出血予防のための治療はくも膜下出血発症後72時間以内に行うことが勧

脳動脈瘤クリッピング
術前　　　　　　術後

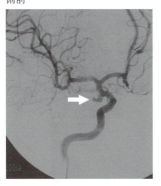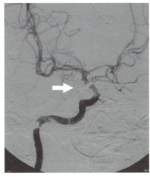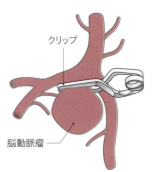

脳動脈瘤コイル塞栓術
術前　　　　　　術後

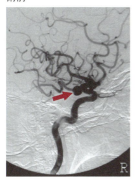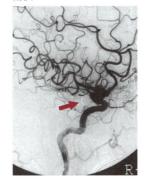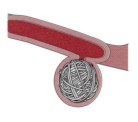

図3 脳動脈瘤クリッピングと脳動脈瘤コイル塞栓術の脳血管撮影

められています。後述する脳血管攣縮との兼ね合いもありクリッピングの場合には発症72時間を超えてから手術を行うことは通常ありません（脳血管内手術の場合には72時間を超えてからの治療も可能です）。

脳血管攣縮

　頭蓋内に残存した古くなった血液（血腫）の影響で脳の動脈が高度に狭窄して脳の虚血を引き起こすのがくも膜下出血後の脳血管攣縮です。くも膜下出血発症4～14日の間に起こり，麻痺・言語障害・意識障害などの後遺症の原因になったり，重篤な場合には命にかかわったりします。ヘモグロビンが3～4日の間に変質してヘモジデリンになることが脳血管攣縮発症の引き金と古典的には考えられていますが，その機序についての詳細なところは十分解明されていません。最近ではヘモジデリンよりくも膜下出血発症当初の広範な神経障害（early brain injury）がその主体であるとする説もあります。

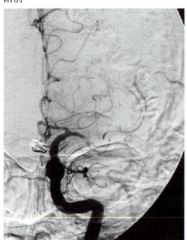 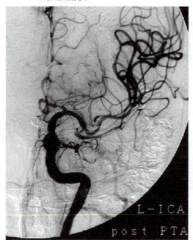

術前　　　　　　　　　バルーン拡張術後

図4 脳血管攣縮のために高度に狭窄した左中大脳動脈

　再出血予防のための手術時には脳槽や脊髄腔にチューブが留置され，血腫を速やかに頭蓋外に排出する目的で数日間のドレナージが行われます。また，脳血管攣縮予防のためには多量の輸液を行ったり，血圧を高めに維持したりして脳血流低下を防ぎます。さらに薬物療法としてオザグレルやファスジルの投与も行われます。血管攣縮が高度の場合にはバルーンによる血管拡張など脳血管内手術が行われることもあります（図4）。

正常圧水頭症

　脳脊髄液（髄液）は脳室内にある脈絡叢で産生され，各脳室を通り脊髄腔に流れ吸収されますが，古くなった血腫により吸収障害が起こることでくも膜下出血発症数週〜1カ月頃に水頭症を発症することがあります（ Memo❷ ▶ ）。認知機能障害，歩行障害，尿失禁が水頭症の三徴とされています。治療には脳室−腹腔短絡術（V-Pシャント）や腰部くも膜下腔−腹腔短絡術（L-Pシャント）など持続的に脳脊髄液を腹腔内に排出するための手術を要します。手術を行うことで症状は改善します（図5）。

くすりの使い方

1 救急外来を受診する脳卒中患者における降圧薬の使用

　急性期脳梗塞では血栓溶解療法を行う場合をのぞいて降圧は原則行いません。反対に急性期脳出血，くも膜下出血では降圧を行うことが推奨されています。脳梗塞，脳出血は麻痺を伴う脳卒中であり，頭部CTなどの検査を行わなければ見分けることは困難です。で

Memo ❷ 脳脊髄液の循環と正常圧水頭症

脳脊髄液（髄液）は脳室内の脈絡叢で産生され，両側の側脳室から第3脳室→第4脳室を経て小脳下面にあるマジャンディ孔および外側にある2対のルシュカ孔からくも膜下腔に流れ出ます。くも膜下腔に流れ出た脳脊髄液は最終的に上矢状静脈洞にあるくも膜顆粒から吸収されます。脳室およびくも膜下腔の容量は約130〜150mLであり，脳脊髄液の1日の産生量は約500mLといわれていますので1日に3回程度入れ替わることになります。くも膜顆粒周囲の古くなったくも膜下出血後の血腫が脳脊髄液の吸収を妨げることで（産生＞吸収），頭蓋内に余計な脳脊髄液が溜まり水頭症が起こります。

水頭症の治療に使用されているシャント・チューブには脳脊髄液の流量を設定するバルブがチューブの途中についています。通常，流量の調整にはマグネットが使用されています。MRI撮影時には強い磁場の影響で設定した流量が変化する可能性があるため，設定された流量に変化がないことを撮影後にレントゲンで確認をします。

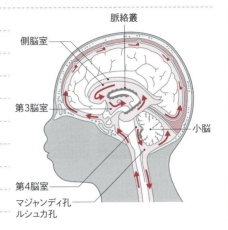

すから，麻痺，言語障害など神経脱落症状のある脳卒中ではいきなり降圧薬を投与することはせず，病型が明らかになってから降圧薬の使用を判断します。

くも膜下出血は脳梗塞や脳出血と異なり麻痺のない脳卒中です。麻痺がなく，突然の頭痛，嘔吐，意識障害があり，くも膜下出血が強く疑われる場合には頭部CTの結果を待たずに直ちに降圧を行います。

❷ 抗血小板薬・抗凝固薬内服中の脳出血・くも膜下出血

最近，抗血小板薬，抗凝固薬内服中に出血性脳卒中を発症する方は増加しています。ワルファリン内服中であれば，PT-INR 1.3以下を目標にビタミンK，凝固因子製剤，新鮮

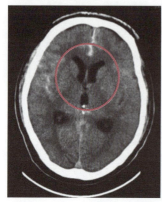
くも膜下出血発症時

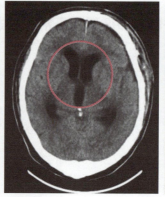
水頭症術前

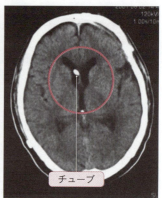
術後

チューブ

術後の頭部 CT では脳室内にチューブが挿入されている。

図5 くも膜下出血後正常圧水頭症の頭部 CT 所見

凍結血漿の投与を行います。DOAC（direct oral anti coagulant）は施設・症例により対応はまだまちまちですが，半減期が短いため重症例を除けば厳重な血圧管理のもと休薬のみが行われる場合も少なくありません。抗血小板薬もリバースすることができないので厳重な血圧管理のもと休薬が行われます。また，再開の時期についても定まったものはありませんが，ステント留置後まもなくの場合や機械弁のある場合には比較的速やかに抗血小板薬，抗凝固薬が再開されます。

くも膜下出血の予防

　脳ドックや頭痛精査のために行われる MRA 検査で，破裂する前の"未破裂脳動脈瘤"が発見されることがあります。このようにして発見される未破裂脳動脈瘤の年間の破裂率は1％未満と考えられており[1),2)]，見つかっても破裂するリスクは極めて低いといえます（1年様子をみても99％は破れない，10年様子をみても90％以上は破れない）。未破裂脳動脈瘤の治療法は，破裂脳動脈瘤（くも膜下出血）と同様に脳動脈瘤クリッピングや脳血管内手術ですが，非常に希ながら合併症が起こる可能性もあります。何の症状もない元気な未破裂脳動脈瘤の人が治療を受けたばかりに麻痺などの後遺症が残ったり生命がなくなったりする可能性はゼロではありません。したがって，脳ドックなどで偶然未破裂脳動脈瘤が発見された場合には治療を受けるべきかどうかは慎重に判断する必要があります。通常，若年で，径5mm以上，くも膜下出血の家族歴がある，形状がいびつ，多発性の未破裂脳動脈瘤では外科的治療が勧められることが多いようです。ちなみに，筆者の以前の勤務先である長崎医療センター脳神経外科外来を受診した未破裂脳動脈瘤患者さんのうち，8割は治療を受けずに経過観察が行われ，残る2割のうち1割は脳動脈瘤クリッピングを1割

は脳血管内手術を受けていました。

2〜3週間で劇的な改善を示すことも

くも膜下出血は命にかかわる重篤な疾患であり最初の2週間には大きな症状の変化が起こりえます。ただ，症状の変化は悪いほうにだけ起こるのではなく，昏睡状態で入院した患者さんが2〜3週間後には喋って・口から食事をして・トイレまで歩いてというような劇的な改善を示すこともあります。

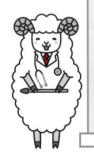

まとめ

- くも膜下出血には再出血，脳血管攣縮，水頭症という，越えなければならない大きな山が3つある。
- 再出血予防には脳動脈瘤クリッピングや脳動脈瘤コイル塞栓術という外科的治療が行われる。
- 脳血管攣縮による症状は術後数日して遅れて出現し麻痺，言語障害など後遺症の原因になる。脳血管攣縮に対しては大量輸液，血圧維持の他にオザグレルやファスジルの投与が行われる。
- 水頭症に対して脳室−腹腔短絡術（V-Pシャント）や腰部くも膜下腔−腹腔短絡術（L-Pシャント）など持続的に脳脊髄液を腹腔内に排出するための手術が行われる。

高畠英昭

【引用文献】

1) Sonobe M, et al : Small unruptured intracranial aneurysm verification study: SUAVe study, Japan. Stroke, 41 : 1969-1977, 2010
2) UCAS Japan Investigators : The natural course of unruptured cerebral aneurysms in a Japanese cohort. N Engl J Med, 366 : 2474-2482, 2012

18. 神経障害性疼痛

神経障害性疼痛
── 神経の痛みへのくすりの使い方

目標

最近「神経障害性疼痛」という言葉をよく耳にします。神経が傷ついた痛みには消炎鎮痛薬はあまり効果はなく，治療に有効なのは神経ブロックのほか，抗うつ薬や抗てんかん薬など神経の興奮伝達を調節するような薬です。また，神経障害性疼痛を引き起こす複合性局所疼痛症候群（complex regional pain syndrome；CRPS）という病気がペインクリニックの領域で注目されていて，初期の治療を誤ると慢性化してしまいます。CRPSの症例を通して，神経障害性疼痛についての理解を深めましょう。

CASE STUDY

74歳，女性。3カ月前に右上腕に帯状疱疹を発症。抗ウイルス薬点滴などの治療により皮疹は消退したが痛みが残存した。消炎鎮痛薬の内服で経過をみていたところ，徐々に右手指まで痛みが広がった。さらに熱感と腫脹，色調変化がみられるようになり，ペインクリニックを紹介された。来院時，右手指から前腕にかけての腫脹とビリビリした痛みが強く，爪も切れない状態。服がこすれても痛いので，腕を宙に浮かせて動かさないようにしていた。右手指は拘縮が始まっており関節のシワの消失が認められた（図1）。

ポイント ▶ 神経障害性疼痛とは？ CRPSとは？

神経障害性疼痛というと，椎間板ヘルニアから来る坐骨神経痛や，ヘルペスのあとの帯状疱疹後神経痛などが思い浮かびます。ジンジン，ビリビリした痛みですね。CRPSはこれらが原因で二次的に発症することもあるのですが，ちょっとしたケガなどでも不釣り合いなほどの痛みやむくみ，痛覚過敏などが広がり，放っておくと関節拘縮や骨萎縮，時には

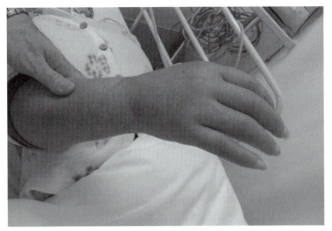

図1 関節のシワが消失した手指（巻頭カラーアトラス参照）

全身の痛みにまで広がるという不思議な病気です。本項で詳しく説明します。

ポイント ▶ 神経ブロック治療

神経障害性疼痛には神経ブロックが有効です。神経ブロックには局所麻酔薬を使いますが，痛みを取ってリハビリを行うと効果的です。神経破壊薬や熱凝固によって半永久的な効果を得ることも可能です。また，新しい治療法である脊髄刺激電極埋込術は半永久的に効果が得られるとともに，いつでも元に戻せる可逆的な方法です。各種神経ブロックについて説明します。

ポイント ▶ 内服薬治療

神経障害性疼痛には市販の非ステロイド性消炎鎮痛薬はほとんど効果がありません。神経の興奮伝達を調節するような薬，抗うつ薬，抗てんかん薬，抗不整脈薬，抗精神薬，抗不安薬などが効果を示します。処方するときに誤解を招きやすい薬なので説明できるよう，おおよその理解をしておきましょう。

神経障害性疼痛とは

ケガや火傷をしたときなど炎症や刺激による痛みは，痛みを起こす物質が末梢神経にある侵害受容器というところを刺激するため，「侵害受容性疼痛」とよばれます。これらは急性の痛みがほとんどで，非ステロイド性消炎鎮痛薬が有効です。

これに対し何らかの原因で神経が障害されて起こる痛みを「神経障害性疼痛」といいます。帯状疱疹後神経痛や坐骨神経痛，脳卒中や脊髄損傷後の痛みなどが含まれますが，消炎鎮

痛薬はほとんど効果がありません。特徴としてはケガや炎症がないのにさわっただけでビリビリと痛い，しびれを伴ったり電気が走ったりするような痛み，針を刺したような痛みなどです。ケガや炎症が治った後も長引く痛みには神経の障害が関わっている可能性があります。

　神経障害性疼痛を引き起こす CRPS は一般にはあまり知られていませんが，ペインクリニックの領域で注目されている症候群で，Ⅰ型とⅡ型に分類されます。

1 CRPS Ⅰ型

　Ⅰ型の定義は「侵害的な出来事の後に発生し，かつ，一つの末梢神経の領域に限局することなく広がり，その出来事とは不均衡であるような症状を呈し，浮腫，皮膚血流の変化，疼痛のある部分における発汗機能の異常，アロディニアもしくは痛覚過敏を伴う症候群」です。簡単にいうとちょっとしたケガや炎症のあとに，不釣り合いなほどの痛みが，むくみや血流変化，アロディニア（「服が擦れても痛い」など痛み以外の刺激でも痛みを感じること）などを伴って広がるものです。この病気は痛みだけでなく，むくみなどが目にみえる形で現れ，痛みで動かさないために関節拘縮なども進行していきます。機序はよくわかっていません。

　症例は帯状疱疹後に発症した CRPS でⅠ型に分類されますが，治療前の写真ではむくみと色調変化が著明です（図1）。帯状疱疹後神経痛は皮疹が治った後に長く残る痛みですが，このようなむくみや色調変化がみられることはまれです。また，帯状疱疹後神経痛は神経支配領域，つまり皮疹のあった領域に限局しますが，この症例では皮疹のなかった左手指から前腕にかけて痛みが起こっています。これが CRPS の不思議なところです。以前反射性交感神経性ジストロフィー（reflex sympathetic dystrophy；RSD），Sudeck 骨萎縮，肩手症候群とよばれたものがⅠ型に分類されます。

2 CRPS Ⅱ型

　Ⅱ型の定義は「1 本の神経やその主要な分枝の部分損傷後に起こる，通常手や足の領域の灼熱痛，アロディニア，痛覚過敏」で，通常四肢の大きな神経の部分的損傷があったものです。腕神経叢引き抜き損傷後や，以前カウザルギーとよばれたものがⅡ型に分類されます。神経障害性疼痛は従来，「神経システムの一次的損傷や機能障害によって引き起こされる痛み」と定義されていました。しかし特異度の低さや解剖学的原因部位の精度の問題から，2008 年に「体性感覚システムの損傷や疾病による直接的な結果として起きる痛み」と再定義されました。この定義では CRPS Ⅱ型のみが神経障害性疼痛に分類されます。しかしこれはあくまで定義上の問題であり，CRPS Ⅰ型も従来どおり神経障害性疼痛としての治療法が有効であることから，本項では CRPS Ⅰ型の症例を提示しました。

神経障害性疼痛の治療

1 神経ブロック

　CRPSの治療には神経ブロックとリハビリの併用が効果的です。CRPSは上肢や下肢に起きることが多いので，タニケットで駆血して局所的な静脈麻酔を行う「静脈内局所交感神経ブロック」がよく行われます（図2）。交感神経ブロックというだけあって最初は交感神経遮断薬であるグアネチジンやレセルピンが使われたのですが，手に入りにくいということもあり，キシロカイン®のような局所麻酔薬と，浮腫をとる目的でステロイドがよく使われます。そして痛みをとり，リハビリを行うことで，関節拘縮や筋萎縮の改善・予防に効果があります。痛み➡不動化➡さらなる痛みという「痛みの悪循環（図3）」を断ち切る

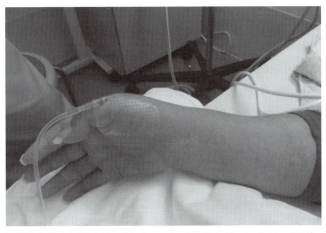

図2 静脈内局所交感神経ブロック（巻頭カラーアトラス参照）

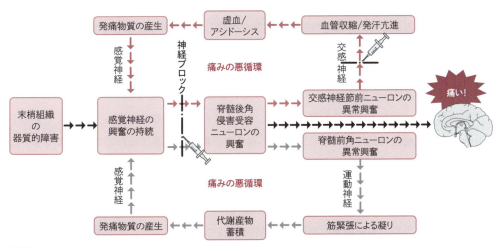

図3 痛みの悪循環

ことで，痛みの慢性化を防ぐのです。以前は RSD の名前のとおり交感神経が原因とされて
いましたが，交感神経ブロックで悪化する場合もあり，それで CRPS という新しい名前が
必要になったという経緯もあります。

　神経ブロックにはそのほかに硬膜外ブロック，三叉神経ブロック，腰部交感神経節ブロッ
クなど多くの神経ブロックがあり，急性期には局所麻酔薬が使われますが，慢性の神経障
害性疼痛やがんの痛みに対して，神経破壊薬による半永久ブロックを行う場合もあります。
胸部交感神経節ブロックでは胸腔内の交感神経節を，全身麻酔下に胸腔鏡を用いてレーザー
焼灼する方法もあります。しかし半永久ブロックはしびれや感覚低下などの副作用があっ
たり，痛みが再燃することもあります。最近では硬膜外腔に細い電極を挿入し，微弱な電
流によって鎮痛を得る「脊髄刺激電極埋込術」があり，心臓のペースメーカーのように皮
下の埋め込みが必要になりますが，不要になれば抜去できるというメリットがあります。

❷ 内服薬治療

　神経障害性疼痛には消炎鎮痛薬はほとんど効果がなく，有効な薬は神経の興奮伝達を調
節するような薬，抗うつ薬，抗てんかん薬，抗不整脈薬，抗精神薬，抗不安薬などです。
血管拡張薬や筋緊張弛緩薬なども使われますが，どれも本来は痛みのために開発された薬
ではないので「鎮痛補助薬」とよばれます。

　昔はこれらの薬を適応外で流用するしかなく，患者から「私はうつ病なのか？」，「なぜて
んかんの薬が！」などのクレームをいただくことも多かったのですが，最近抗てんかん薬か
ら開発された神経障害性疼痛治療薬プレガバリンのおかげで説明もしやすくなりました。

　このプレガバリンと同系の抗てんかん薬であるガバペンチンは以前からよく使っていま
した。脊髄損傷で全身のビリビリした痛みがひどく，リハビリできずに寝たきりで入院し
てきた患者が，ガバペンチンでうそのように痛みがとれてリハビリが進み，いまでは普通
に生活されています。抗てんかん薬は神経細胞にあるイオンチャネルや神経伝達物質の受
容体に作用することで神経細胞の過剰な興奮を抑制し，鎮痛効果を示します。

　抗うつ薬はセロトニンやノルアドレナリンなどの神経伝達物質の細胞への取り込みを阻
害することで，痛みを感じにくくする経路（下行性疼痛抑制系）を活性化し鎮痛効果を示
します。三環系抗うつ薬のアミトリプチリンなどがよく使われます。

　抗不整脈薬は神経の興奮を抑制することで痛みを和らげる効果があるといわれ，メキシ
レチンは糖尿病性神経障害に対し適応があります。血管拡張薬は痛みによって悪くなった
血流を改善することで，痛みを和らげる効果があるとされています。また筋弛緩薬は痛み
に伴って筋肉の緊張がある場合に効果があるとされています。これらの鎮痛補助薬は，日
本では疼痛に対する保険適用は認められていません。

　非ステロイド性消炎鎮痛薬と同様，有効性は低いですが，ステロイドやオピオイドなど
も使われることがあります。ステロイドは，細胞が傷つくと働く酵素（ホスホリパーゼ A_2）

を経由して作られる炎症物質（アラキドン酸）の生成を抑制し，痛みの原因物質（プロスタグランジン）の生成を抑えて痛みを鎮めます。オピオイドは脊髄と脳にあるオピオイド受容体とよばれる部位に結合し，脊髄から脳への痛みの伝達を遮断して，鎮痛効果を示します。オピオイドはがん性疼痛に保険適用が認められていますが，それ以外の疼痛に対しては制限があります。

変わったところではワクシニアウイルス接種家兎炎症皮膚抽出液（ノイロトロピン）があり，その名のとおりワクシニアというウイルスをウサギの皮膚に投与したときにできる炎症部分から取り出した成分を，分離・精製したものです。下行性疼痛抑制系を活性化することで鎮痛作用を示すことが知られています。またトリプタン系薬剤は，セロトニン受容体に作用して，脳の拡張した血管を収縮させるとともに，その血管周囲の神経性の炎症を抑えることで，頭痛発作を抑える効果があるとされています。

治療方針

本症例は入院のうえ，右上肢に静脈内局所交感神経ブロック（図2）と直後のリハビリを毎日行った結果，著明な痛みの改善を認めました。1週間で退院し，外来でリハビリと週1回のブロックを3週ほど続けました。これにより腫脹や色調変化も改善し，関節可動域も拡大した結果，なくなっていた指のシワが出てきました（**図4**）。現在プレガバリンの処方のみ続けていますが，小指のしびれが残っているだけで，趣味であるビーズアクセサリーの細かい作業もできるようになりました。私もミッキーマウスとミニーのセットをいただきました。

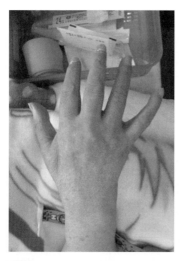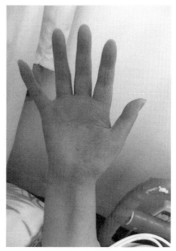

図4 関節のシワが戻った手指（巻頭カラーアトラス参照）

昔のCRPSは放置されることが多く，研修医の頃この患者と同年代の女性がやはり手のCRPSで受診されましたが，すでに指は関節拘縮で固まっていました．同様の治療で痛みは緩和したのですがリハビリは困難で，やっと親指と人差し指が動くようになり，「物がつまめるようになった」と喜んでいたのを思い出しました．CRPSはまだ機序ははっきりとわかっていませんが，治療法はあります．早期発見・早期治療が大切です．

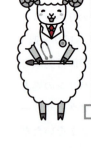

まとめ

- 侵害受容性疼痛と神経障害性疼痛では痛みの治療法が異なる．
- 神経障害性疼痛には消炎鎮痛薬は効果がなく，抗うつ薬や抗てんかん薬など神経の興奮伝達を調節する薬が有効．
- 神経ブロックやリハビリなどで「痛みの悪循環」を断つことも効果的．
- CRPSの機序は解明されてないが神経障害性疼痛としての治療が有効．
- CRPSを放置すると関節拘縮などが不可逆となるため，早期発見・早期治療が重要．

大城宜哲

19. 痙縮

痙縮
──生活機能障害と治療のポイント

目標

「痙縮」とは聞き慣れない言葉かもしれません。しかし決してまれなものではなく，脳障害や脊髄障害による中枢性麻痺にはつきもので生活機能障害の大きな要因となる症状です。生活機能障害が生じているのであれば積極的に治療されるべきなのですが，治療の概念が普及しているとはいえないため，残念なことに十分な治療を受ける機会に恵まれなかった患者は少なくないようです。

痙縮は麻痺に伴って出現するため両者は混同されがちですが，別の障害ととらえなければ治療の方針が立てられません。まずは知ること，次に評価できる必要があります。

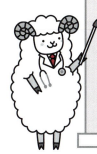

① 62歳，男性。脳出血で右片麻痺となった。右の踵が床に接地せず，両足で立つことができなかった。短下肢装具を作成し，さらにチザニジンを処方した。装具の装着時には踵が床に着くようになり，両下肢での立位が安定し歩行練習が可能になった。その後，入浴動作の訓練が始まると，装具を装着できない浴室で右の踵が床に着かないことが問題となったため，フェノールによる腓腹筋（図1）のモーターポイントブロックを行った。浴室内で踵が着くようになり入浴動作が自立した。

CASE STUDY

② 41歳，男性。脳幹梗塞で軽度の左片麻痺となったが幸い復職した。復職後3カ月経過し，キーボードタイピングが早くできないこと，歩くとときどき左つま先が引っかかることを主訴で来院した。左手指はすべての指が自由に動くが速度が遅く，手指を他動的に伸展すると抵抗感があった。バクロフェン内服を開始したところ，左つま先の引っ掛かりが減少した。さらに，浅指屈筋（図2）にボツリヌス毒素を用いた神経ブロックを行ったところ，キーボードタイピングが容易になった。

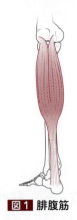

図1 腓腹筋

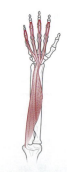

図2 浅指屈筋

ポイント ▶ 痙縮と麻痺は別の概念

痙縮とは，神経学的には「上位運動ニューロンの障害」によって生じる，「速度依存性の伸張反射」ならびに「腱反射亢進」と記載されます。非常にわかりにくいですね。リハビリテーション医学の視点では，脳障害・脊髄障害によって生じた異常な肢位・姿勢ととらえてほぼ間違いありません。

頻繁にみられる症状で，決してまれな症候ではありません。中枢性麻痺に伴って生じますが，麻痺とは別の概念ととらえます。

ポイント ▶ 治療が必要な痙縮

生活の妨げや疼痛の原因になった場合に治療の対象となります。痙縮がどのように生活を妨げているか評価できるか否かが治療の最大のポイントです。また，痙縮は麻痺の回復を妨げているともいわれており，麻痺の回復を補助する目的で痙縮治療が行われることも

あります。

ポイント⋯▶ 治療方法

　痙縮治療にはさまざまな方法があります。主に，物理医学的治療，抗痙縮薬内服，神経ブロックなどが行われます。バクロフェン髄注療法や手術的方法も試みられます。

痙縮とは

　脳血管障害による片麻痺や脊髄損傷による対麻痺・四肢麻痺では，それぞれ独特の肢位をとることが多いのをご存じでしょうか。例えば片麻痺では，その典型的な肢位として「ウェルニッケ・マン肢位」（図3）というものがよく知られています。「曲げる（屈曲する）筋」と「伸ばす（伸展する）筋」の緊張のアンバランスから，上肢は屈曲した状態，下肢は伸展した状態をとりやすくなり，このような肢位となってしまうもので，痙縮の一つの表現形です。

　中枢性麻痺には痙縮による独特な肢位がつきものであるため麻痺そのものと混同されがちですが，「痙縮＝筋緊張の異常」は，「麻痺＝動かないこと」とは異なる概念です。治療に際しては分けて考える必要があります。

　中枢神経の障害による筋緊張の異常には「痙縮」と「固縮」がありますが，今回は痙縮の話です（Memo❶▶）。

Memo❶▶　固縮

　パーキンソン病に代表される筋緊張の異常。診察者が関節を動かすと歯車のような引っ掛かりを感じる。独特の姿勢をとる。痙縮とは異なり，姿勢や活動で変化することが少ない。治療は抗パーキンソン薬。

痙縮による肢位の異常

　痙縮を非常に大雑把に表現すると，「曲げる筋肉」もしくは「伸ばす筋肉」のうち，どちらかが「意思とは異なりまとまって緊張」してしまい，多数の関節が「伸びたまま」，もしくは「曲がったまま」の状態になるといえます（図4）。

　例えば，伸びたままになると図5のような状態になり，これらを伸展肢位・伸展パターンなどと表現します。曲がったままになると図6のような状態になり，屈曲肢位・屈曲

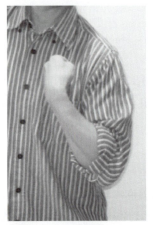
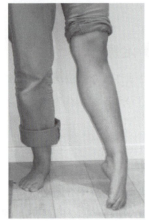

図3 ウェルニッケ・マン肢位

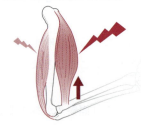
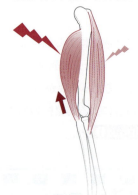

屈曲：曲げる筋肉が強く緊張　　　　　伸展：伸ばす筋肉が強く緊張

図4 筋緊張のアンバランスが痙縮の肢位の原因

パターンなどと表現します。

痙縮の変動

　同じ患者でも痙縮の程度はさまざまな条件によって変化するため，ある一点を診察しただけでは正確に判断することはできません。

　多くの患者は，寝てしまうと嘘のように痙縮が目立たなくなります。起きていてもリラックスしているときには目立たなくても，何か動作をしようとした瞬間に痙縮が強くなります。心理的に緊張したときや，痛みを感じたときにも非常に強くなります。

　つまり痙縮があると，何かをしようと力を入れたり気持ちが切り替わったりするたびに自分の意思とは違う方向に肢位・姿勢が変わってしまうことになります。これでは思った

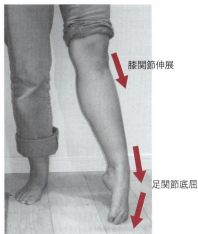
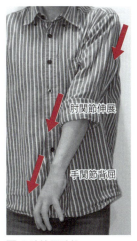

A 下肢伸展肢位
　踵が床につかない

B 上肢伸展肢位

図5 伸展肢位（伸展パターン）

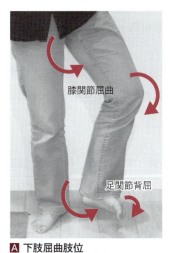
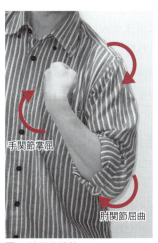

A 下肢屈曲肢位
　足の裏がまったく床につかない

B 上肢屈曲肢位

図6 屈曲肢位（屈曲パターン）

とおりに体を動かせず，日常生活上の大きな問題となります。

痙縮による生活機能障害

1 立位歩行

　痙縮がある下肢を立位で床に着けようとすると，股関節伸展・膝関節伸展・足関節底屈（図5 **A**）となることが多く，この場合つま先だけが床に着いて踵が接地せず，安定して

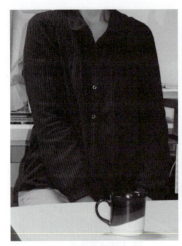 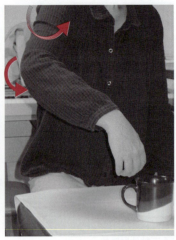

図7 「肩を前に伸ばす（肩関節屈曲）」と「肘が曲がって（屈曲）」しまい，カップに手が届かない

立つことができません。患者によっては，膝関節屈曲・足関節背屈を生じることもあり（図6 **A**），この場合は足がまったく床に着きません。上肢も立位で変化します。立位時には，肩関節屈曲・肘関節屈曲・手関節掌屈・手指屈曲となることが多く，体幹ごと麻痺側に屈曲してしまうため（図6 **B**），体全体のバランスが取りにくくなります。

2 上肢・手指の細かな動き

　日常生活のなかで上肢・手指は細かな動きを必要とするため，わずかな筋緊張の異常であっても動きの微調整が困難になります。例えば，座った状態でテーブルの上の物を取ろうとするとき，肩関節は屈曲，肘関節は伸展しなければなりませんが，痙縮があると肩関節を屈曲すると肘関節も屈曲する方向に筋緊張が高くなるため肘を伸ばすのが難しく，なかなかテーブルに手が届かないということが生じてしまいます（図7）。
　CASE STUDY 2のように，キーボードが打てるくらいに指が動いたとしても，細かな動きが難しくタイピングが遅くなる・ミスが増えるということも起こります。

3 皮膚の衛生状態・皮膚障害

　関節が曲がったまま伸びにくい状態が続くと清潔が保てず，さまざまな皮膚障害を生じる原因となります。例えば，1日中指が曲がったままグーの状態であることを想像してください。手のひらには汗や手あかが溜まったままになりますね。手を洗おうにも指が開きませんので洗うこともできません。皮膚真菌症も起こしやすくなります。まれですが，手指の屈曲が続くことが原因で手のひらに褥瘡を形成してしまう例もあります。

4 疼　痛

　痙縮はかなりの頻度で疼痛を伴い，その疼痛がさらに痙縮を助長するという悪循環を生むことがあります。疼痛そのものも，悪循環によって増悪した痙縮も生活機能に大きな影響を及ぼします。

痙縮の治療

1 目　的

　痙縮治療の目的は，大きく二つあります。一つは前述したような生活機能障害を改善させるものです。もう一つは，まだ十分な科学的根拠があるとはいえないのですが，痙縮によって妨げられている麻痺の回復を促すというものです。実際には，前者を主たる目的として治療することが多く，結果的に気がつくと麻痺も少し軽減しているということをしばしば経験します。

2 どの姿勢・筋緊張を治療するか？

　痙縮治療で最も重要なポイントは，どの筋緊張異常・異常肢位を改善させてどのような生活動作を改善させるか，目的を明確にすることです。例えば，足関節の痙縮が強く踵が床に着かないのであれば，足関節を底屈方向に動かす筋肉（腓腹筋・後脛骨筋など）の緊張を改善させる，肩を伸ばそうとすると肘が曲がってしまい手を遠くへ伸ばせないのであれば，肘を曲げてしまう筋肉（上腕二頭筋・上腕筋など）の緊張を改善させる，などです。実際には生活機能を邪魔している筋緊張異常は多数の関節に及んでいるため，複数の関節運動を同時に治療する例がほとんどです。

3 どの程度，筋緊張を低下させるか？

　痙縮治療で筋緊張を落とすと，筋力低下が生じます。痙縮がみられる筋は，重症であれ軽症であれ中枢性麻痺が存在しますので，不用意に脱力を生じさせると悪い結果に陥ることがあります。

　例えば，中枢性麻痺で筋力が低下している下肢は，痙縮による筋緊張を利用して関節を固定することによって立位保持を行っていることがあり，このようなケースに対してしっかりとした痙縮治療を行うと立てなくなってしまうことになります。慎重に適切に痙縮治療の加減を行うことが重要です。

4 痙縮治療の方法

　現在行われている主な痙縮治療を**表1**に示しました。効果を局所に絞れるか全身に及んでしまうか，可逆的（やり直しができる）か非可逆的（やり直しができない）か，副作

表1 主な痙縮治療

物理医学的	装具療法, 物理療法 (振動刺激, 温熱療法, など) いわゆるリハビリテーション, など (反復経頭蓋磁気刺激法, 随意運動介助型電気刺激装置なども期待されている)	比較的安全 禁忌が少ない
抗痙縮薬 (内服薬)	バクロフェン, チザニジン ダントロレンナトリウム, など	効果が全身に及ぶ (選択的な治療ができない) 副作用の頻度が高い
神経ブロック	通常の神経ブロック (脛骨神経ブロック, 閉鎖神経ブロック, など), モーターポイントブロック (筋内神経ブロック), Muscle Afferent Block, ボツリヌス毒素療法, など	可逆的 (しばらくすると元に戻る) 選択的な治療が可能 効果が手技の熟練でも変わる
その他	バクロフェン髄注療法	選択性が低い 侵襲的な手技が必要 効果は強い
	整形外科的選択的痙性コントロール手術, 選択的脊髄後根遮断術, 選択的末梢神経縫縮術, など	非可逆的 (元に戻せない) 選択的な治療が可能 侵襲的な手技が必要 効果は強い

用と効果のバランスなど，さまざまな違いがあります。これらの方法を適切に選択，もしくはさまざまに組み合わせて治療を行います。

5 装　具

　異常な肢位を，関節の動きを制限することで物理的に矯正してしまう方法です。足関節の動きを制限することで異常な姿勢を抑制して立位・歩行を容易にするためには，短下肢装具（**図8**）がよく用いられます。短下肢装具だけでも非常に多くの種類があり，麻痺や痙縮の状態に応じて使い分けます。

6 物理療法・リハビリテーション

　異常な緊張を呈している筋肉をゆっくりと時間をかけてしっかりと伸ばす持続伸張は最も重要な治療方法です。温熱療法や振動刺激などもよく用いられますし，その他にも多くの痙縮抑制手段が存在します。

7 抗痙縮薬

　表2によく用いられる抗痙縮薬を示します。それぞれ特徴があり，単にどれが効果が強い，どれが効果が弱いというものではないため，効果と副作用のバランスをみながら適応を決めていきます。

　抗痙縮薬の最も大きな特徴は，効果が全身に現れるというものかもしれません。痙縮が

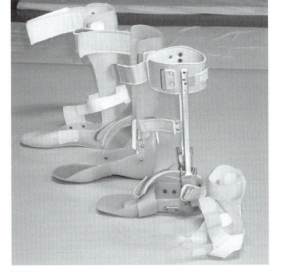

図8 短下肢装具

表2 抗痙縮薬

中枢作用	バクロフェン	GABA_B 受容体に結合
	チザニジン	α_2 受容体作動薬
	ジアゼパム	GABA_A 受容体への親和性を増大させる
	エペリゾン，アフロクアロン	
末梢作用	ダントロレン	筋小胞体からの Ca イオン遊離阻害

生じているすべての筋に効果が現れますので，細かな動作分析ができなくてもとりあえず治療は始められます。しかし，全身に効果が現れるということは痙縮がないまったく健常な筋の緊張も落としてしまうということになります。実際，痙縮そのものは軽減したものの麻痺がない下肢に脱力を生じてしまい立てなくなった，などということをまれではなく経験します。薬剤師がこのような点に少し気配りができると早い時期に不適切な処方が発見できるため，治療の時間的な効率が改善するかもしれません。

8 神経ブロック

痙縮による筋緊張が非常に強く生活の妨げになっている筋に，比較的選択的な治療を行う場合，神経ブロックを行います。最近では，ボツリヌス療法によるブロックがよく知られるようになってきました（図9）。神経ブロック治療に分類される治療は，ボツリヌス療法以外にも表3に示したように他にも方法があり，それぞれ優れた方法です。

現在はボツリヌス療法が非常によく行われるようになり，無水エタノールやフェノール

を用いたブロックが行われる頻度が減少しています。その理由は通常のブロック治療は熟練が必要であること，それに見合うだけの診療報酬がないことなどが根底にありそうです。また，使用する神経破壊薬の入手が面倒であることも問題です。神経破壊薬はフェノールや無水エタノールを使用しますが，フェノールは製剤化されたものがなく院内製剤に頼らなくてはならない，無水エタノール製剤は神経ブロック用に適応がないなどのため，使用には薬剤師の協力と院内のコンセンサスを得ることが必要になります。

　ボツリヌス療法を含む神経ブロックは非常に優れた痙縮治療ですが，どのような日常生

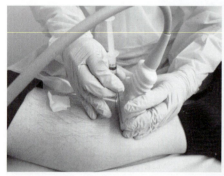

ボツリヌス毒素で長趾屈筋をブロックしているところ

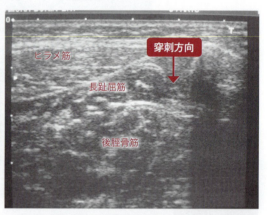

図9 超音波ガイド下での神経ブロック

表3 神経ブロック治療

		長　所	短　所
フェノールブロックエタノールブロック	脛骨神経ブロック閉鎖神経ブロックなど	● 安価に行える	● 手技に熟練が必要 ● 感覚障害がでる可能性がある ● 神経選択的であって筋選択的ではない
	モーターポイントブロック	● 安価に行える	● フェノール入手が困難 ● 無水エタノール使用に院内コンセンサスが必要 ● 手技に非常に熟練が必要 ● 手技に非常に時間がかかる
Muscle Afferent Block		● 手技が比較的容易 ● 選択性が高いブロックが可能	● 効果持続期間が短い ● 短期間に頻回に繰り返す必要がある ● 無水エタノール併用時には院内コンセンサスが必要 ● 長期的には筋の線維化
ボツリヌス療法		● 手技が比較的容易 ● 選択性が高いブロックが可能 ● 副作用が非常に少ない	● 薬価が非常に高い

活動作の筋緊張をコントロールすべきか判断できなければ，十分な効果が得られないばかりか逆に生活障害をさらに悪化させてしまうこともあります。また，ボツリヌス療法は，その薬価を忘れてはなりません。できるだけ効率が良い施注を心がけなければなりません。

❾ その他の治療

バクロフェン髄注療法（intrathecal baclofen therapy；ITB療法）とは，従来内服薬として用いられていたバクロフェンを，カテーテルとポンプを埋め込むことによって，脊髄に持続的に直接作用させる治療です。特定の筋に選択的な効果は期待できませんが，効果は強く調整も可能であり，特に対麻痺・四肢麻痺には非常に優れた方法です。これからの普及が期待されます。

整形外科的選択的痙性コントロール手術（orthopaedic selective spasticity-control surgery；OSSCS）とは，痙縮が強く生活障害の原因になっている筋を部分的に延長する治療です。日本では脳性小児麻痺の分野で非常に歴史が長く優れた方法ですが，施行可能な施設が非常に限られています。

その他にさまざまな外科的治療が存在しますが，施行可能な施設が非常に少ないことや非可逆的で調整ができないことなどから普及していません。

まとめ
- 生活機能障害を呈している痙縮は治療すべきである。
- 痙縮治療は，目的を明確にすることが重要である。
- 痙縮治療にはさまざまな方法があり，適切な選択・組み合わせが重要である。
- 内服薬処方後の反応観察や神経破壊薬（院内製剤）の使用には薬剤師の協力が必要である。

三石敬之

20. 鉄欠乏性貧血

鉄欠乏性貧血
――貧血の知識と鉄剤の使い方

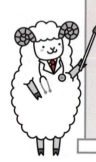

目標

血液疾患の場合，赤血球などの細胞を対象とするため一般的につかみどころがなく敬遠しがちになるのではないでしょうか。そのつかみどころのない血液細胞をこの講義をとおして，一握りでもつかんでいただけたらと思います。今回は血液疾患のなかでも遭遇する機会の多い貧血について，さらにそのなかでも頻度の高い鉄欠乏性貧血について解説します。貧血の知識を貧しいままとせず，豊富にしていきましょう。

① ○○歳，男性。会社の健診で貧血を指摘され，精密検査が必要とのことで△△病院血液内科を受診した。

② ○○歳，女性。最近疲れやすくなった。日常生活でめまいや頭痛を感じることがあり，また歩くと動悸，息切れもするようになり気になって近所の□□クリニックを受診した。

ポイント ▶ 特殊な血液内科外来

血液内科外来では疾患の特殊性から，初診患者は紹介制となっているところが多いようです。そのため症例①のケースのように，健診で異常結果があり勧められて血液内科を受診されることがあります。また②のケースのように，何からの症状で病院・医院の一般内科外来を受診され，血液検査にて貧血が判明したという場合には，その後に精査・診断確定のために血液内科を紹介受診されることがあります。

ポイント ▶ 貧血特有の症状はない

貧血による症状はさまざまであり，この症状は貧血特有というものはありません。疲れ

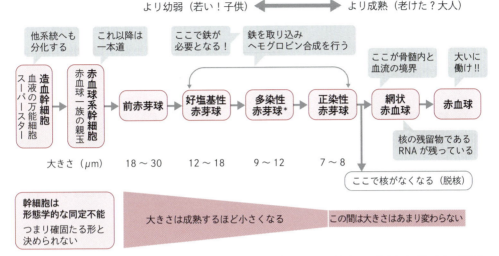

図1 赤血球系細胞の成熟過程

やすい，めまいがする，頭痛がする，動くと動悸，息切れするなどの訴えは貧血でも，それ以外の疾患でもありうる症状ですので，血液検査で貧血が判明しても時にはそれ以外の疾患も考慮する必要があります（例えば慢性心不全が貧血で増悪していた…など）。

ちなみに貧血がかなり進むと，皮膚は蒼白になります（女性なら色白といわれて嬉しい？）。

赤血球の生涯をみてみよう

貧血という疾患を生み出す源である赤血球について，その一生をみてみましょう（図1）。赤血球は体の中の細胞の1つです。赤ん坊が生まれて，成長して一人前の大人になっていきます。初めは骨髄というゆりかごで成長し，その後は血流（血管内）という荒波の中を生き抜いていきます。そして寿命がきた赤血球は脾臓で分解されます（いわばここが火葬場？），しかし鉄分は回収され再利用されます（鉄は不死身？）。ちなみに寿命は赤血球となってから約120日です。大人になるにつれて体型が引き締まっていきます（幼弱なほど細胞は大きい，一方成熟するにつれて小さくなる）。

貧血とは？　定義と分類

貧血には多くの種類があり，いくつかの検査で大まかな分類が可能です。

1 貧血の定義

一般的にはヘモグロビン（Hb）値で評価します。WHO（世界保健機構）の定義によりますと，成人男子および新生児は13g/dL 未満，成人女子および小児は12g/dL 未満，高齢者・妊婦や乳幼児は11g/dL 未満となっています（ Memo❶ ▶ ）。

> **Memo❶　施設ごとに基準値は違う**
>
> 個々の施設の検査システムにより，ヘモグロビンの基準値には違いがあります。ちなみに当院の場合は，12.9 〜 17.4g/dL が基準値となっています。

2 貧血の分類

(1) 赤血球の大きさで大球性，正球性，小球性に分類

赤血球の一生（図1）でおわかりのように，状況により大きさが変化します。特に材料不足に陥ったときに，成熟した赤血球の大きさが変わることがあります。

平均赤血球容積（mean corpuscular volume；MCV）という計算式を用いて，赤血球の大きさを評価します（図2）。赤血球が成長する段階で，その材料である鉄はヘモグロビン分子に1個つきます。鉄欠乏となると分子が小さくなります（食べ物にありつけなくて大きくなれない？）。すなわち小球性になります。

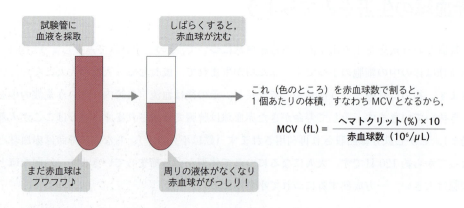

$$MCV\ (fL) = \frac{ヘマトクリット(\%) \times 10}{赤血球数\ (10^6/\mu L)}$$

- 細かい数値や単位は無視して，MCV とは一定量の体積内の血液に対して，ヘマトクリット / 赤血球数で表される。
- ヘマトクリットは容器内の血液を放置したときに占める血球部分，すなわち赤血球の総体積にあたり，これを赤血球数で割ることで，赤血球1個あたりの体積（平均の体積）が求まる。

図2 MCV

この場合，赤血球を顕微鏡で見ると正常なら円盤状で両面中央がくぼんだ形のものが，薄っぺらい形になっているものがみられます。これを菲薄赤血球といいます（痩せ過ぎは体に毒です！）。

多くの医療機関では，大体80〜100fLを正球性，それ以下およびそれ以上をそれぞれ小球性，大球性としています。鉄欠乏性貧血は小球性ですが，この分類により正球性や大球性を示すさまざまな貧血が存在します。

(2) 血色素量の多さ，少なさで分類

血色素量とはヘモグロビンの量のことです。平均赤血球ヘモグロビン濃度（mean corpuscular hemoglobin concentration；MCHC）という計算式にて，どれだけ赤いのかを評価します。

材料となる鉄がないと満足な赤血球が作れません。鉄がないと，酸素と結合できませんので赤くなれず色素量が低くなります（ Memo❷ ▶ ）。よって低色素性となります。

Memo❷ ▶ MCHCは参考程度

実際の診療においてはMCHCは参考程度とする場合が多いです。ちなみに

MCHC（%）＝ヘモグロビン（g/dL）/ヘマトクリット（%）×100

で計算します。

ヘモグロビンは赤血球に含まれるタンパク質で，酸素を運ぶ機能をもっています。ヘムという鉄を含む分子集合体と，グロビンというタンパク質でヘモグロビンは構成されます。一般に鉄は酸素と結びつくと赤く見えます（例えば，鉄さびは赤く見えますが，これは鉄が酸化した状態です）。すなわち，ヘムの鉄に酸素がつくと赤色にみえます。

網状赤血球（網赤血球）にも注目！

赤血球の一生に登場しましたが（図1），網状赤血球とは一人前である赤血球の前段階の細胞で，その後1〜2日程度で成熟し赤血球になります。検査用色素で染めて顕微鏡で見ると，RNAが網状に見えるのでこの名前があります。

何かの拍子で貧血状態となったとき網状赤血球が増えてきたと判断できれば，いまは貧

血状態でも，その後赤血球は増えてくると予想できます。また骨髄機能（幹細胞から赤血球を作る過程）は正常だろうと予想されます。

通常，網状赤血球数は赤血球数に対する％（施設によっては‰）で表示されることが多いですが，その増減は絶対数で考えるのが良いです。赤血球数×網状赤血球で計算できます。通常は4～8万/μLですので，それ以上になっている場合は改善が期待できます（ Memo❸ ▶）。

Memo❸ ▶ 網状赤血球数のオーダー

血液検査のオーダーで，血算（の項目）のみでは測定されず，別に網状赤血球数をオーダーする必要のある施設が多いようです（当院の検査でも血算とは別立てになっています）。そのため，ルーチンで測定されることは少ないと思います。

いわば鉄は七変化！　血清鉄，フェリチン

鉄は体内では，血清鉄およびフェリチンという形で存在します。

鉄は反応性に富みそのままでは体に有害なので，トランスフェリンという鉄輸送用タンパク質とくっつけて安定化させることで，いろいろな場所に移動させることが可能になります。この状態を血清鉄といいます。また体内に蓄えておくにはフェリチンという形（アポフェリチンというタンパク質に鉄が結合したもの）にします。これは貯蔵鉄を意味します（図3）。

出血などで鉄が失われる状態となると，これまでの（よかったときの）状態を維持しようと蓄えである貯蔵鉄を消費して，血清鉄を増やそうとします。よってまずはフェリチンがなくなっていきます。フェリチンが目いっぱいなくならなければ，血清鉄の量は変わりません。すなわち，鉄が失われてもフェリチンでまかなわれている間は，見た目には貧血でないと思われてしまいます。

また，鉄欠乏状態になると，トランスフェリンを増やしてより効率よく鉄を運ぼうとします。そのためUIBCが増加し，その結果TIBCも増加します〔TIBC（総鉄結合能）＝血清鉄（鉄＋トランスフェリン）＋UIBC（鉄を積んでいない空のトランスフェリン）〕。

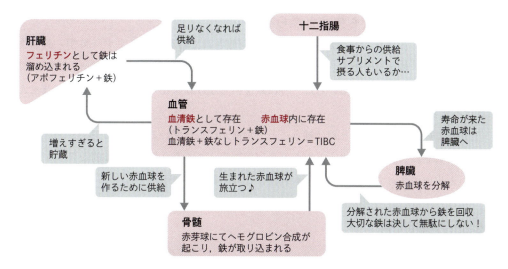

図3 鉄の七変化

- 鉄はトランスフェリンと結合し血管内を移動する。一部は肝臓にフェリチンとして蓄えられる。
- 骨髄にて赤血球が造られるときに鉄が利用され，血管内の血清鉄が用いられる。
- 赤血球に寿命がきたとき，脾臓にて赤血球は壊され鉄は回収される。

鉄欠乏性貧血で注意しておくこと

1 出血源の検査

　鉄欠乏性貧血の場合，（慢性）出血の可能性が示唆され出血源の検査が必要です。腸管からの出血はどうか（上部および下部消化管内視鏡検査），女性の場合は不正性器出血の可能性（産婦人科），悪性腫瘍の可能性（特に高齢者，CTなどでの全身検索）はどうか，といった具合です。

　これらの出血源精査となると，血液内科で…というよりも，他の各診療科に協力いただくことになります。

2 自覚症状のない貧血

　鉄欠乏性貧血の場合，特に慢性的な出血の場合には本人も気づかないうちに貧血が進んでいることがあります。例えばヘモグロビン 12g/dL の方が，吐血などで大量出血してヘモグロビン 5g/dL となればショックで命にかかわりますが，慢性出血で鉄欠乏性貧血となりヘモグロビン 5g/dL で自覚症状に乏しい方がいます。しかし，この場合心臓など各臓器は常に酸素の薄い高地にいるような状態（場合によっては富士山の頂上かも！）にあるため，心臓肥大などの症状がみられる場合があります。

❸ 鉄は不死身？　でも失うと戻らない…

　体内の鉄は，赤血球の寿命が来ても脾臓で回収されて再利用されます（図3）。通常失われる鉄分は，健康男子で1日1mg程度。女性で月経を伴う場合，1日1.5mg程度です。日常，規則正しい食事をしていれば，特に鉄を摂らなければならない状況にはなりません（鉄は不死身です！）。

　しかしこのようにちょっとだけ補うことで均衡が保たれている鉄ですから，いったん出血などで大量に喪失してしまうとなかなか回復に至らなくなります（慢性的な"じわじわ"といった出血であっても，ちりも積もればかなりの鉄喪失に至る！）。

鉄剤の使い方

　貧血の治療は，出血源など原因が判明してから，または原因検索を並行して行ってから…です。治療は不足している鉄を補充することです。貧血が高度であっても慢性的に経過している方の場合は，多くはバイタルが安定しています。赤血球輸血を必要とする場合はまずありません。鉄剤は経口摂取か静注投与となりますが，経口困難の理由がなければ，まずは経口投与で対応することになります。鉄剤の内服は1日100mg程度です。

　鉄剤服用中の副作用として，便の黒色化，便秘，下痢，悪心嘔吐などがあります。ただし服用を続けることで，悪心嘔吐は改善する場合があります。しかし，服用後も副作用に悩まされる場合は，1日50mgに減少してもその効果が期待できます。

　内服を開始するとまず鉄が増えてきます。そしてヘモグロビンも増えてきます。しかしここでやめては駄目です！　内服を継続すると，その後フェリチンが増えてきます。ここまでくると，貧血の改善が期待できます（鉄欠乏性貧血は倉庫の鉄が空の状態ですので，まずは倉庫をいっぱいにしておく必要があります。すなわちフェリチン（貯蔵鉄）をいっぱいにする必要があります）。

　ところで鉄は不意に喪失する以外，余ったからといって体外に放出する機能は生体にはありません。そのため特に点滴投与の場合，鉄過剰に注意が必要です。なお鉄過剰症は主として頻回の赤血球輸血を必要とする疾患で問題となってきます。鉄過剰が進行すると，各臓器に鉄が沈着し，さまざまな臓器不全を来すようになります。

治療時の注意点！

　貧血以外に炎症の原因となる疾患，特に悪性腫瘍，肝障害，心筋梗塞，感染症などの場合は，その影響でフェリチン値が低下しない（逆に上昇する）ことがあります。この場合は貧血の評価として当てにできません。

　胃酸によるpH低下にて，鉄剤の吸収効率は高まります。そのため制酸剤を服用してい

る方には注意が必要です．鉄剤開始後も改善の乏しい場合，ピロリ菌が関与していたという報告があります．

まとめ

- 小球性で，低色素であれば，鉄欠乏性貧血の可能性あり．
- 血清鉄とフェリチンが低くて，TIBC，UIBC が高ければ，ますます鉄欠乏性貧血の可能性あり．
- 鉄剤服用を終了するためには，ヘモグロビン，鉄が戻っただけではだめ．フェリチンも戻ることが必要．

島崎健五

【参考文献】
・安川正貴・編：貧血：基礎知識から治療の最前線まで．日本内科学会雑誌，104：1367-1388，2015
・日本血液学会・編：血液専門医テキスト 改訂第 2 版．南江堂，2015
・巽 典之・編：血液細胞ノート；形態速習アトラス．文光堂，2005
・溝口秀昭：必携血液内科診療ハンドブック改訂第 2 版．南江堂，2005
・医療情報科学研究所・編：病気がみえる vol.5 血液．メディックメディア，2008

21. 子宮内膜症

子宮内膜症
——妊娠希望の有無とくすりの使い方

目標

月経困難を訴えて来院される女性の患者は多いのですが，その原因は多岐にわたります。月経困難を患者が訴えるとき，医師はどのような検査を考え，どのような治療方針を立てるのかおおよそ理解しておきましょう。また治療方針を立てるうえで，今後の妊娠出産希望の有無によって管理が異なるという女性特有な状況がある点についても理解しておくとよいでしょう。

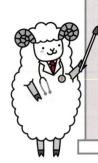

CASE STUDY

27歳の未婚，未経産の女性。8カ月間月経困難が出現。月経痛は時間経過とともに徐々に悪化し，最近3，4カ月は性交時痛もひどくなってきた。さらに最近1，2カ月は日常生活に支障が出るほどの痛みとなった。当初は効果のあった市販の鎮痛薬も効果がなくなったため，産婦人科外来を受診。経腟超音波検査で左子宮付属器（卵巣と卵管の総称）領域に直径4cmの嚢胞を認めた（図1）。

 月経困難症

月経困難症とは，月経期間中に月経に随伴して起こる病的症状の総称です。具体的には下腹部痛，腰痛などが多く認められます。子宮内膜症や子宮筋腫などの器質的疾患に伴う器質性月経困難症と，器質的疾患を伴わない機能性月経困難症とがあります。器質性月経困難症は，超音波検査やMRI検査などの画像検査で確認可能な病変を伴う月経困難症です。一方，機能性月経困難症は"器質性"とは逆に画像検査で病変が確認できない月経困難症に対して使用されます。

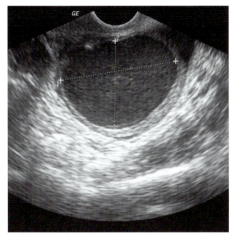

直径約4cmのびまん性の点状の弱いエコーパターンを示した腫瘍を認める。

図1 エコーパターン

> **ポイント ⋯▶ 挙児希望の有無**

　子宮内膜症の治療を行う際には，患者がすぐに妊娠する希望があるかないかの情報は治療方針決定に必要な情報となります。また子宮内膜症に限った話ではありませんが，薬物療法を行う際には，妊娠希望の有無は薬剤選択にも必要な情報となります（すぐに妊娠を希望している人が服用しても良いものなのかどうか）。

子宮内膜症

　月経困難症を引き起こす代表的な疾患である子宮内膜症を取り上げます。子宮内膜症は生殖年齢女性の約7～10％に発生するといわれています。好発年齢が20歳台から40歳台までの社会的活動性が高い年代であるため，患者本人のみならず家庭や社会にとっても重大な影響を及ぼす疾患です。

　子宮内膜症は，本来子宮の内腔にしか存在しないはずの子宮内膜が，子宮以外の場所（主に卵巣，腹膜など）で生着し増殖する疾患です。卵巣にできたものは，しばしば暗黒色の古い血液を含む囊胞を形成するため，卵巣チョコレート囊胞ともよばれます。囊胞性の病変を伴わない子宮内膜症もあります。子宮内膜症発症のメカニズムについては，月経血が月経の際に子宮・卵管を通って腹腔内に逆流することが原因の一つとして考えられていますが（逆流説），原因についてはいまだ明らかにはされていません（**図2**）。近年，ライフスタイルの変化に伴い晩婚晩産化，出産回数の減少が進み，結果として生涯に経験する月経回数も多くなっていることと，子宮内膜症の患者数が増加傾向にあることは，逆流説の

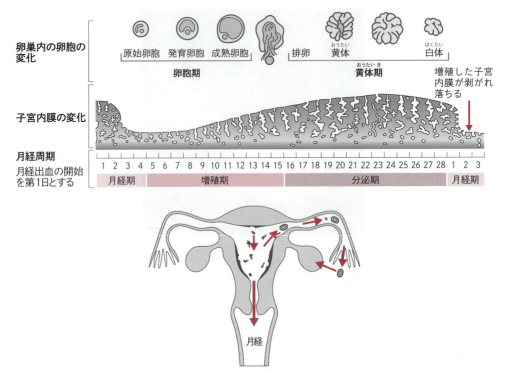

　通常の月経周期において，子宮内膜は月経終了後に主にエストロゲンの作用により増殖します（増殖期）。排卵後には黄体が形成されて，黄体から分泌されるプロゲステロンの作用によって分泌期となります。この時期に受精卵の着床がなければ，黄体からのプロゲステロン分泌が減少し，増殖した子宮内膜が剥がれ落ちて膣から外に排出されます。
　解剖学的に両側の卵管は腹腔とつながっており，月経時に剥がれた子宮内膜の一部が卵管を通じて卵巣をはじめとした周囲の臓器に逆流して付着し，そこで増殖することで子宮内膜症が発生するのがいわゆる「逆流説」ですが他にも諸説あります。例えば，子宮内膜症は肺や脳に発生することもあり，逆流説だけでは説明ができず子宮内膜症発生のメカニズムはまだわかっていません。

図2　子宮内膜症発生のメカニズム

可能性を裏付けるものでもあります。
　さて，子宮内膜症の症状としては月経痛，月経時以外の下腹部痛，性交時痛，不妊が代表的なものですが，無症状の場合もあり今回提示したような直径4～5cmの子宮内膜症性嚢胞が検診などで偶然にみつかる場合もあります。子宮内膜症の診断には，厳密には病理組織学的検査が必要なのですが，通常は自覚症状，内診所見，経膣超音波所見（図3），MRI所見などから臨床的に子宮内膜症の診断を行います。
　また，卵巣チョコレート嚢胞から卵巣がんが発生することが知られており，その頻度は0.7％程度と推定されています。特に嚢胞の大きさが直径10cmを超える場合にはチョコレート嚢胞の悪性化に注意が必要となります。

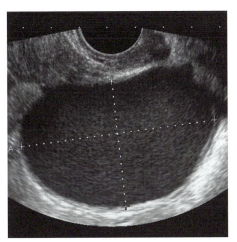 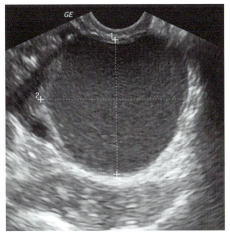

経腟超音波で卵巣チョコレート囊胞は，ほぼ円形もしくは楕円形の単房または多房性囊胞として認められます。囊胞の内部は貯留血液で形成され，浮遊する血液の密度によって輝度が異なって見えます。

図3 経腟超音波所見

子宮内膜症の治療方法

　子宮内膜症の治療方法には，手術療法と薬物療法とがあります。痛みの程度，患者の年齢，卵巣チョコレート囊胞の大きさ，挙児希望の有無など患者個々の状況を考慮して経過観察，薬物療法あるいは手術療法のいずれかを選択します。

1 経過観察

　月経困難などの月経随伴症状もなく，卵巣チョコレート囊胞のサイズも小さい場合（おおよそ直径4cmくらいが目安）には経過観察のみとする場合もあります。

　サイズの増大を予防する目的で以下に述べるような薬物療法のうち，内分泌療法を行う場合もあります。

2 薬物療法

　薬物療法には対症療法と内分泌療法があります。妊娠する予定は当分ないが妊娠の可能性は残したいという場合には，まず鎮痛薬などによる対症療法を行い，十分に効果が得られない場合には内分泌療法を追加します。

　対症療法に使用される薬剤としては主にNSAIDsがあげられます。副作用のリスクが少ない，コスト面で有利という点から第一選択薬として用いられることが多くあります。

　内分泌療法には主に，低用量エストロゲン・プロゲスチン配合薬，ジエノゲスト，GnRHアゴニスト，ダナゾールを用いた方法があげられます。いずれの内分泌療法も排卵を抑制しますので，妊娠を希望した時点で中止する必要があります。それぞれの薬物療法

の特徴をまとめます。

（1）低用量エストロゲン・プロゲスチン配合薬

Low dose Estrogen and Progestin の頭文字を取って LEP ともよばれます。コストとリスクの観点から他の内分泌療法と比べて優れているとされています。重要な副作用として血栓症があります。その他に嘔気，頭痛などの副作用もあります。

（2）ジエノゲスト

黄体ホルモン製剤で，プロゲステロン作用の特異性が高く，アンドロゲン作用が少ない薬剤として近年発売されました。低用量エストロゲン・プロゲスチン配合薬でコントロールが不良な症例にも有効とされています。重要な副作用として不正出血があり，比較的発生頻度は高いです。

（3）GnRH アゴニスト

副作用としてエストロゲン低下によるのぼせ，ほてり，不眠などの更年期症状があります。また骨量減少の副作用もあるため，半年以上の長期持続投与ができません。LEP やジエノゲストが登場するまでは子宮内膜症に対する薬物療法の主流の一つとして使用されていました。

（4）ダナゾール

副作用として体重増加，浮腫，痤瘡，肝機能障害，血栓症などがあります。GnRH アゴニスト同様 LEP やジエノゲストが登場するまでは子宮内膜症に対する薬物療法の主流の一つとして使用されていました。

❸ 手術療法

症状（月経痛，性交時痛など）の緩和，妊孕性改善（不妊の原因となっている場合），悪性化予防（嚢胞のサイズが大きい場合）が手術療法の目的としてあげられます。

妊孕性を温存するかしないかで保存手術と根治手術の 2 つに分類され，根治性と今後の挙児希望の観点から術式を選択します。

（1）保存手術

妊孕性温存希望がある場合には子宮内膜症病巣の除去（嚢胞摘出，嚢胞壁焼灼），癒着の剥離などが行われます。しかしながら，子宮内膜症が再発するリスクがあります（ Memo❶ ▶ ）。

（2）根治手術

将来の挙児を希望しない症例や薬物療法が無効な重症症例を対象に，子宮摘出と子宮付属器（卵巣・卵管）を摘出します。両側卵巣を摘出した場合，手術後に卵巣機能欠落症状（のぼせ，ほてりなど）が出現するので，これを回避したい場合には子宮内膜症病巣だけを除去し，正常卵巣を可能な限り残すような手術を行う場合もあります。ただしこの場合も，保存手術と同様に子宮内膜症の再発する可能性はゼロではありません。

Memo ❶ 再発予防のための薬剤投与

卵巣チョコレート嚢胞摘出手術を行った後に，再発を予防する目的で低用量エストロゲン・プロゲスチン配合薬やジエノゲストの投与を行ったほうがよいとされています．もちろん妊娠を希望した時点で中止が必要となります．

治療方針

本症例では卵巣チョコレート嚢胞のサイズが4cmであったこと，当分は妊娠の予定がなかったことから，低用量エストロゲン・プロゲスチン配合薬による保存療法を選択することとなりました．卵巣チョコレート嚢胞のサイズについては，3, 4カ月ごとのフォローアップとなりました．

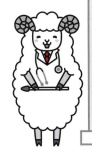

まとめ

- 子宮内膜症は20歳台から40歳台までの社会的活動性が高い年代に好発する．
- 子宮内膜症の治療法は，患者の年齢，嚢胞の大きさ，妊娠希望の有無を考慮して経過観察・薬物療法・手術療法のいずれかを選択する．
- 子宮内膜症の薬物療法においては，妊娠希望の有無，それぞれの薬剤の副作用を考慮して，適切な薬剤を選択する．

中原辰夫

【参考文献】
- 日本産科婦人科学会・編：産科婦人科用語集・用語解説集改訂第3版，日本産科婦人科学会，2013
- 日本産科婦人科学会，他：産婦人科診療ガイドライン；婦人科外来編2011，日本産科婦人科学会，2011
- 日本産科婦人科学会・編：子宮内膜症取り扱い規約第2部；治療編・診療編，金原出版，2010

22. 多囊胞性卵巣症候群

多囊胞性卵巣症候群
──妊娠希望の有無とくすりの使い方

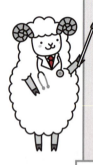

目標

多囊胞性卵巣症候群（polycystic ovary syndrome；PCOS）は月経周期の異常や不妊症の原因となる症候群です。しかしながら，ちょっと聞き慣れない名前で，どんな病気でどんな症状があるのか想像しにくい症候群でもあります。産婦人科においては重要な疾患の一つですので，薬剤師も PCOS の病態や治療方針について理解しておきましょう。

CASE STUDY

29歳の既婚，未経産の女性。初経以来，月経不順があったが産婦人科受診歴はなかった。27歳のときに結婚し，その後は避妊していなかったが妊娠に至らないため，2年間の不妊を主訴に産婦人科外来受診となった。経腟超音波検査で左右卵巣に多くの小さな卵胞が認められた（図1）。

ポイント ▶ 月経周期の異常（月経不順）

月経とは，約1カ月間隔で起こり，限られた日数で自然に止まる子宮内膜からの周期的出血と定義されます。生理という言葉は医学的用語ではありませんので一般的には使用しません。正常月経日数はおおよそ 25～38 日，その変動は±6日以内と考えられ，これを外れる場合は月経周期の異常（月経不順）といえます。

ポイント ▶ 不妊症

生殖年齢の男女が妊娠を希望し，ある一定期間性生活を行っているにもかかわらず，妊娠の成立をみない場合を不妊症といいます。「一定期間」とは1年というのが一般的ですが，妊娠のための医学的介入が必要な場合は期間を問わない，とされています（日本産科婦人科学会，2015）。

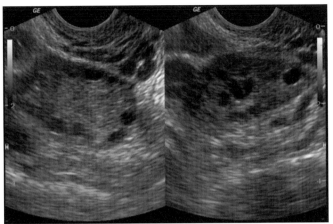
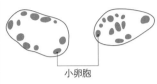

小卵胞

卵巣の周囲に直径 2〜5mm の卵胞が多数認められる

図1 経腟超音波検査

多嚢胞性卵巣症候群（PCOS）

　月経周期の異常や不妊症の原因として重要な疾患の一つが PCOS です。PCOS は名前のとおり，多数の嚢胞（卵胞のこと）が卵巣にできてしまう病気です。PCOS という表現以外にも単に"PCO"と略されてよばれることもあります。

　PCOS はもともと，1935 年に Stein と Leventhal により両側卵巣が多嚢胞状に腫大し無月経，多毛，肥満と不妊を呈した症例報告に始まります。これらの特徴を備えた症候群は，その後，Stein-Leventhal 症候群と命名され，さらに 1960 年代になって多嚢胞性卵巣を伴う月経異常を呈する症候群を PCOS という疾患概念で取り扱うようになりました。発症のメカニズムについては，視床下部-下垂体-卵巣系の異常，インスリン抵抗性などさまざまな可能性が指摘されていますが，一元的に説明するのは困難であり遺伝や環境など複合的な因子により発症するものと考えられています（**図2**）。PCOS は生殖可能年齢女性の 5〜8％にみられるとの報告があり，臨床上問題となる症状としては月経異常（月経不順あるいは無月経）と不妊が代表的なものですが，その他に多毛，にきび，肥満などの多彩な症状を伴います。ただし，ここにあげた臨床症状の出現頻度は人種によって異なるため，日本では 2007 年に日本産科婦人科学会が示した独自の診断基準が用いられます。

PCOS の診断基準

　以下の①〜③のすべてを満たす場合，PCOS と診断します（日本産科婦人科学会生殖内分泌委員会，2007）。

　①月経異常，②多嚢胞卵巣，③血中男性ホルモン高値，または黄体形成ホルモン

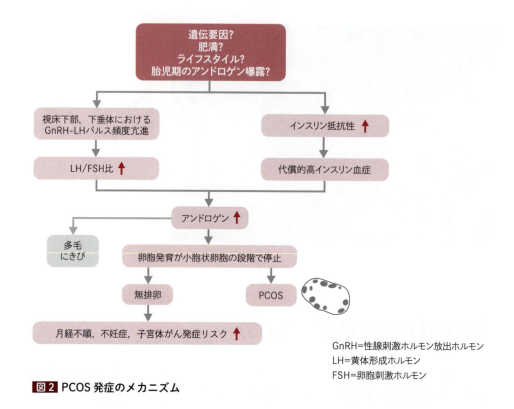

図2 PCOS発症のメカニズム

(luteinizing hormone；LH)基礎値高値かつ卵胞刺激ホルモン (follicle stimulating hormone；FSH)基礎値正常

実際の診断基準には細かい注釈があるのですが，ここでは割愛します．

PCOSの治療方法

　PCOSの原因，発症メカニズムが不明ですから根本的な治療というのは不可能です．患者の主訴，妊娠希望の有無，患者の年齢を考慮して治療法の選択を行います（図3）．

1 挙児希望がない場合

　月経周期の正常化を目標とします．周期的に黄体ホルモン（プロゲステロン）を投与して消退出血（ Memo❶ ▶）を誘発したり，あるいは低用量ピルの投与を行ったりします．

　肥満を伴うPCOS患者の場合には，体重減少も重要な治療となります．体重減少により月経周期の正常化や排卵率の改善さらにはインスリン抵抗性の改善が期待されます．インスリン抵抗性のあるPCOS患者ではインスリン抵抗性改善薬であるメトホルミン併用が有用である場合があります．

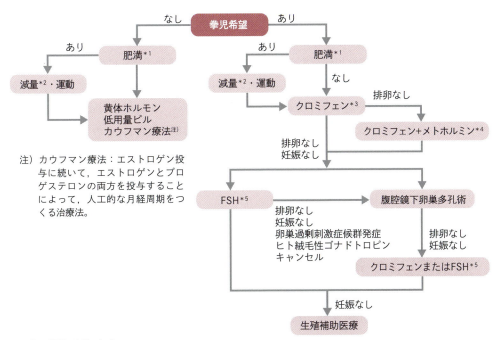

注）カウフマン療法：エストロゲン投与に続いて，エストロゲンとプロゲステロンの両方を投与することによって，人工的な月経周期をつくる治療法。

*1：BMI>25kg/m^2
*2：目標は5〜10kgの減量と2〜6カ月のダイエット期間
*3：高プロラクチン血症にはドパミンアゴニスト，副腎性高アンドロゲン血症にはグルココルチコイドを併用
*4：肥満，耐糖能異常，インスリン抵抗性のいずれかを有する症例
*5：低用量漸増法で投与し，16mm以上の卵胞が4個以上の場合はヒト絨毛性ゴナドトロピン投与を中止

図3　PCOSの治療法の選択アルゴリズム

Memo❶ 消退出血

子宮内膜はエストロゲンとプロゲステロンの働きによって増殖します（内膜が厚くなる）。これらのホルモンがなくなる（消退する）と，増殖した子宮内膜が剥がれて出血します。このことを消退出血とよびます。月経も広い意味では消退出血ですが，エストロゲンやプロゲステロンを外因性に投与した場合は，"月経"とは区別して"消退出血"と表現します。

❷ 挙児希望がある場合

（1）クロミフェン療法

挙児希望女性に対する排卵誘発薬の第一選択となります（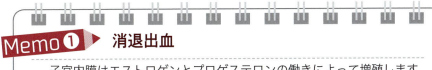）。クロミフェンは視床下部のエストロゲン受容体に結合して抗エストロゲンに作用することで，視床下

部からの GnRH 分泌の増加，下垂体からのゴナドトロピン分泌を増加させることで排卵誘発を期待します。ただし，抗エストロゲン作用による頸管粘液減少や子宮内膜菲薄化といったクロミフェンの副作用が認められた場合には，他の排卵誘発法に変更します。処方剤としてクロミフェンを月経または消退出血の 5 日目から 5 日間投与します。月経 10 日目頃から経腟超音波で卵胞のサイズのモニタリングを行い，卵胞径が 18mm を超えるようになったら性交渉のタイミングを指示します（挙児希望の場合）。このとき，LH サージの検出（いわゆる排卵検査薬）を試みたり，あるいは排卵を確実に誘起するためにヒト絨毛性ゴナドトロピン（human chorionic gonadotropin；hCG）の投与を行う場合があります。

> ## Memo ❷ ▶ 排卵誘発薬
>
> クロミフェン以外にもシクロフェニルが使用されることもあります。シクロフェニルの場合，クロミフェンに比べて排卵誘発効果は弱いですが，副作用は少ないとされています。さらに，保険適用外ですが，乳がん治療薬であるレトロゾール（アロマターゼ阻害薬）を用いて排卵誘発を試みる場合もあります。最近，PCOS 患者の排卵誘発方法としてクロミフェンとレトロゾールを比較した研究において，クロミフェン投与群（48.3%）と比較してレトロゾール投与群（61.7%）で高い排卵誘発効果が得られたとする報告がありました。

(2) クロミフェン無効例（クロミフェン抵抗性）

クロミフェン内服で卵胞発育が認められない場合は，グルココルチコイド，ドパミンアゴニスト，漢方薬，インスリン抵抗性改善薬との併用療法にて排卵がみられることがあります。ただし，これらの併用療法はいずれも保険適用外です。

ゴナドトロピン療法または外科的治療を行うことがあります。

① ゴナドトロピン療法

ゴナドトロピンとは性腺に作用し性腺の発育促進，機能調整などの働きをもつホルモンとされています。不妊症診療においては，一般的に下垂体前葉から分泌される LH と FSH を指します。ゴナドトロピン療法に用いられる薬剤にはさまざまな種類があり，排卵誘発薬に対する卵巣の反応性，多数の卵胞が発育することによる多胎妊娠，卵巣過剰刺激症候群（ovarian hyperstimulation syndrome；OHSS）のリスクなどさまざまな状況に応じて使い分けが必要となります。

PCOSの排卵誘発においては，LH含有量の低いHMG製剤（特に"FSH製剤"とよんで区別しています）を使用します（Memo❸）。月経あるいは消退出血の5日目前後からFSH製剤を50〜75単位ずつ連日投与開始します。投与開始5〜7日目から経腟超音波で卵胞径をモニタリングし，投与開始7日目以降は週に2〜3回のモニタリングを行い，クロミフェン療法同様に，性交渉のタイミングを指示します。投与開始して7日目以降の段階で卵胞径が10mm未満の場合にはFSH製剤を初期投与量の1/2相当量を増量する場合があります。それでも卵胞の発育が認められない場合には治療キャンセルとします。

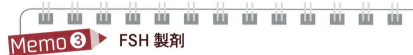

Memo❸　FSH製剤

ゴナドトロピン療法で使用される薬剤としては従来，ヒト閉経期（尿性）ゴナドトロピン（human menopausal gonadotropin；HMG）製剤が用いられてきました。薬剤の種類によってFSHとLHの含有量が異なります。HMG製剤の場合，一定のLHがわずかながらも含まれてしまいますが，近年遺伝子組換え型ヒトFSHが使用可能となりました。この遺伝子組換え型ヒトFSHの場合は，LHをまったく含まないことが特徴でありPCOSには良い適応といえます。ただし，価格が高いのが欠点です。

② 外科的療法

　腹腔鏡下卵巣多孔術（laparoscopic ovarian drilling；LOD）という方法があります。主に腹腔鏡手術によって卵巣表面をレーザーや電気メスで焼灼して，たくさんの孔をあけます。これにより排卵率の改善を期待しますが，その効果は一年程度とされています。これまでにあげた薬物療法が無効な場合に行われることが多いです。

治療方針

　本症例では不妊症のスクリーニング検査を本人および夫に対して行ったところ，PCOS以外の不妊因子がみつかりませんでした。黄体ホルモン製剤投与により消退出血を起こした後に，クロミフェンを投与し卵胞発育を1個認めました。性交時期のタイミング指導を行い妊娠が成立。その後妊娠経過は順調に推移しています。

まとめ

- PCOSは月経周期異常や不妊の原因となりうる疾患であり，遺伝や環境など複合的な因子により発症すると考えられている。
- PCOSの治療方針は挙児希望の有無によって決まる。
- PCOS患者の排卵誘発において，インスリン抵抗性改善薬やグルココルチコイドなど保険適用外の薬剤が併用されることがある。
- PCOS患者の排卵誘発（特にゴナドトロピン療法）においては，多数の卵胞が発育することによる多胎妊娠や卵巣過剰刺激症候群のリスクがあることに注意する。

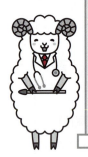

中原辰夫

【参考文献】
- 日本産科婦人科学会・編：産科婦人科用語集・用語解説集 改訂第3版, 2014
- 日本産科婦人科学会, 他：産婦人科診療ガイドライン；婦人科外来編2011. 日本産科婦人科学会, 2011
- 日本生殖医学会・編：生殖医療ガイドブック2010. 金原出版, 2010
- 日本生殖医学会・編：生殖医療の必修知識. 杏林舎, 2014
- Leqro RS, et al : Letrozole versus clomiphene for infertility in the polycystic ovary syndrome. N Engl J Med, 371 : 119-129, 2014

23. 溶連菌感染症

溶連菌感染症
── くすりの使い方と服薬指導のポイント

目標

溶連菌感染症の症状は多彩ですが，抗菌薬治療を開始すると速やかに症状が消退します。また，自然に治癒することもある感染症です。しかし，扁桃周囲膿瘍，咽後膿瘍などのような化膿性の合併症やリウマチ熱，急性糸球体腎炎といった非化膿性の続発症を発症することがあり，これらは適切な抗菌薬治療で防ぐことができます。リウマチ熱や急性糸球体腎炎は日本では稀な疾患となりましたが，正しく服薬すれば予防できるものなので，服薬の必要性を理解し，服薬を中止することがないように患者指導できるようになりましょう。

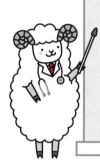

CASE STUDY

① 5歳，女児。夜から高熱と嘔吐，腹痛も認め救急外来を受診。インフルエンザ迅速検査陰性であったため，胃腸炎の診断で帰宅。翌日になっても高熱が持続するため小児科外来を受診。診察で強い咽頭発赤と，出血性の口内疹を認めた。
咽頭ぬぐい液による迅速抗原検査で溶連菌感染症と診断し，抗菌薬を処方した。

ポイント…▶ 多彩な症状

咽頭痛，発熱，発疹が典型的な症状ですが，鼻閉感と微熱のみの症例や腹痛，嘔吐といった消化器症状が主体の場合もあります。

ポイント…▶ 薬疹との鑑別

内服開始後も発疹は拡がることがあります。治療で使用する抗菌薬による薬疹との鑑別が必要です。

ポイント▶ 発症しないこともある

咽頭に保菌しているだけの場合もあり，症状が改善しない場合には，怠薬，不適切な内服を疑うとともに，合併症や続発症の存在を考える必要があります。

溶連菌感染症

A群β溶血性レンサ球菌（*streptococcus pyogenes*）による咽頭扁桃炎が代表的な疾患で，多くの医師は迅速抗原検査で診断します。感染経路は飛沫感染，接触感染で学童初期に多くみられます。成人も感染するため家族内感染もみられますが，3歳以下の乳幼児では稀です。子どもでは伝染性膿痂疹の原因としても知られています。潜伏期間は咽頭炎で2～5日，膿痂疹は7～10日といわれています。

多彩な症状を呈しますが，咳嗽や結膜充血を認めることは少ないです。迅速検査が陽性でも，感冒症状を認めるときや治療開始後も解熱しないときには，発熱の原因をもう一度考える必要があります。

② 10歳，男児。微熱が持続するため，小児科外来へ通院。軽度の炎症反応と鼻汁のみであったため副鼻腔炎の診断でクラリスロマイシンを投与されていた。しかし，微熱が続き，発疹も出現したため再診。輪状紅斑と関節痛に加え，血液検査で軽度の炎症反応とASOの上昇を認めた。心エコーで僧帽弁逆流を指摘され，リウマチ熱と診断。入院加療となった。

リウマチ熱は近年日本では稀な疾患となりましたが，これは早期診断が可能となり良質な抗菌薬治療がなされるようになったためです。発症早期に治療が開始されなかった場合や，症状がよくなったといって早期に抗菌薬の内服をやめてしまった症例では，リウマチ熱の発症がいまでもみられます。

抗菌薬による治療

抗菌薬の投与がなくても自然治癒しますが，続発症であるリウマチ熱の予防，扁桃周囲

膿瘍などの化膿性合併症の予防，症状の早期改善，周囲への伝播防止のために抗菌薬治療が行われます。

1 抗菌薬投与方法 (表1)

　第一選択薬はペニシリンです。耐性株が存在せず，抗菌スペクトルが狭いこと，リウマチ熱の予防が確立していること，安価であることがその理由です。しかし，内服量が多く，投与期間が長いため，アドヒアランスが低下することがあります。一方，セフェム系抗菌薬は投与期間が短く，量も少ないためアドヒアランスが高く，除菌率も高いという報告もあります。日本小児感染症学会の小児呼吸器感染症診療ガイドライン2007では，セフェム系抗菌薬5日間投与も推奨されています[1]。しかし，高価で抗菌スペクトルが広く，汎用されると呼吸器病原菌の耐性化につながるため，セフェム系抗菌薬は再燃例やペニシリンアレルギー例，服薬コンプライアンスが守られない例に限っている施設が多いです。

2 投与後の経過

　抗菌薬は極めて効果的で，通常1～2日で解熱し，臨床症状も軽快します。抗菌薬投与で24時間以内に感染力は失せるため，それ以降登園，登校は可能です。

(1) 治療が無効な場合には

　①溶連菌は保菌状態で発熱の原因は他にある場合（ウイルス感染や川崎病など）

　②扁桃周囲膿瘍，咽後膿瘍，化膿性頸部リンパ節炎などの合併症の存在（図1）

　③不適切な内服治療

　　の可能性を考えます。

(2) すぐに再燃する場合には

　初回と同様の治療を繰り返すか，アモキシシリン・クラブラン酸，クリンダマイシン，狭域セファロスポリン各10日間投与などが推奨されています[2]。

(3) ペニシリンアレルギーの場合

　ペニシリンアレルギーの場合にはマクロライド系抗菌薬で代用します（表2）が，日本

表1 推奨される抗菌薬療法

ベンジルペニシリンベンザチン	5万単位/kg/日	分3～4	10日間
アモキシシリン	30～50 mg/kg/日	分2～3	10日間
セフジニル	9～18 mg/kg/日	分2～3	5日間
セフジトレンピボキシル	9 mg/kg/日	分3	5日間
セフカペンピボキシル	9 mg/kg/日	分3	5日間
セフテラムピボキシル	9～18 mg/kg/日	分3	5日間

（小児呼吸器感染症診療ガイドライン作成委員会：咽頭・扁桃炎. 小児呼吸器感染症診療　ガイドライン2007,
協和企画，pp31-34，2007より）

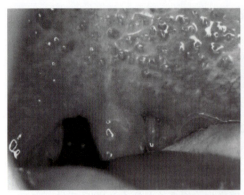
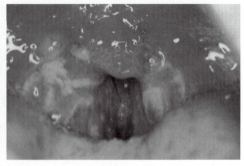

扁桃周囲にまで炎症が及ぶと，咽頭痛や嚥下痛が非常に強くなり，開口障害を伴うようになる。咽頭所見では，写真のように左右対称ではなく，一側性の口蓋扁桃周囲の発赤と膨隆，口蓋垂の健側への偏位を認めるようになる。膿瘍が形成されれば外科的な処置を必要とする。

図1 扁桃炎（巻頭カラーアトラス参照）

（佐久間孝久：アトラスさくま，丸善プラネット，p111, 2008 より転載）

表2 ペニシリンアレルギーがある場合の処方例

エリスロマイシン	40mg/kg/日	分2〜4	10日間
クラリスロマイシン	10〜15mg/kg/日	分2〜3	10日間
アジスロマイシン	10mg/kg/日	分1	3日間

（小児呼吸器感染症診療ガイドライン作成委員会：咽頭・扁桃炎．小児呼吸器感染症診療　ガイドライン2007，協和企画，pp31-34，2007 より）

では耐性菌が多いため注意が必要です。

3 保菌者に対する治療

　保菌者からのリウマチ熱の発症はなく，再発を繰り返していなければ治療の必要はないとされています。ただし，リウマチ熱の家族歴がある場合，家族内で感染を繰り返している場合などには除菌を考慮してもよいとされています[2]。

続発症

1 急性糸球体腎炎

　溶連菌罹患後1〜2週の潜伏期間を経て発症します。菌体成分と免疫複合体が循環血液中もしくは糸球体局所で形成した補体を活性化する結果，糸球体に炎症が惹起され発症すると考えられています[3]。血尿，浮腫，高血圧が三主徴として知られ，対症療法のみで自然治癒が期待できます。多くの施設で，診断から2週間前後で検尿を行っていますが，自

然治癒が期待できること，症状がでてからの対処でよいこと，適切な治療がなされていれば発症が稀であることから定期的な検尿は不要としている施設もあります．臨床の場が混乱しないように経過観察指針が作成されることが望まれます．

2 リウマチ熱

溶連菌感染の2〜3週後に続発する非化膿性炎症性疾患で，菌体成分とヒト組織との交差免疫性が指摘されています[3]．発熱，関節痛からはじまり，心炎，輪状紅斑，舞踏病などの症状を伴います．数週間で疾患の活動性は治まりますが，後遺症として心弁膜症を残す可能性があります．治療は溶連菌に対する抗菌薬投与と炎症反応を抑える抗炎症療法を並行して行います．

溶連菌感染後にリウマチ熱に一度罹患すると，再感染で再発するリスクが高く，リウマチ性心疾患の増悪がみられたり，心炎の合併を認めていなかった症例に新たに心炎を発症することがあります．このため溶連菌感染予防としての長期的に抗菌薬投与が必要となります．心炎の合併のない例で5年間もしくは21歳になるまで，心炎の合併はあるが，弁膜障害のない例で10年間もしくは21歳になるまで，心炎を合併し，弁膜障害が残った例では10年間もしくは40歳になるまでのいずれか長期，場合によっては生涯継続することもあります[4]．

服薬指導が大切

溶連菌感染症は小児科領域ではありふれた感染症で，適切な抗菌薬の治療で続発症や合併症を防ぐことができます．その一方で，日本では抗菌薬が普通感冒でも処方されるように，溶連菌感染症と診断されずに抗菌薬治療が開始されている場合があります．このような症例では症状軽快後すぐに治療が中止されるため，短期間しか抗菌薬が投与されません．また，発疹を伴う疾患でしばしば，内服開始後も発疹が残るため，家族が薬疹と判断して，医師に相談なく内服を中止してしまっている場合もあります．こうした不適切な抗菌薬治療の症例から，今でも糸球体腎炎やリウマチ熱の発症があり，医師の正しい診断と標準的な治療に加えて，薬剤師の服薬指導がとても大切な疾患です．疾患をよく理解して，治療経過に疑問があるとき，薬疹の疑いがあるときには受診を勧めてください．

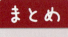
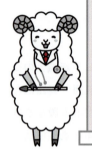

- 溶連菌感染症を発症すると多彩な症状を呈する。
- 溶連菌が咽頭粘液より検出されても，保菌状態にあり熱源でないことがある。
- 抗菌薬によって著効するが，続発症予防のためには決められた期間の内服が必要である。

上野たまき

【引用文献】
1) 小児呼吸器感染症診療ガイドライン作成委員会：咽頭・扁桃炎. 小児呼吸器感染症診療ガイドライン2007，協和企画，pp31-34，2007
2) 西　順一郎：溶血性レンサ球菌感染症. 小児内科，42：352-355，2008
3) 関　満：A群連鎖球菌感染症. 小児科診療，73：91-93，2010
4) 重盛朋子, 他：リウマチ熱. 小児内科，42：741-744，2010

24. マイコプラズマ肺炎

マイコプラズマ肺炎
── 診断のポイントとくすりの使い方

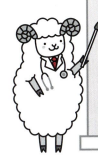

目標

マイコプラズマは，学童期の肺炎で最も頻度の高い原因微生物です。この微生物による肺炎は直接的な細胞障害ではなくそれによって引き起こされる各種サイトカインによる強い炎症反応（免疫の過剰反応）による症状が特徴です。マクロライド系抗菌薬の内服が治療の第一選択となりますが，小児ではしばしば服薬困難となります。病態を理解し，良好な服薬アドヒアランスを維持できるよう指導できるようになりましょう。

CASE STUDY

8歳，女児。数日前から発熱と咳嗽を認めたが，呼吸音も悪くないとのことで，近医で上気道炎として加療されていたが，改善がないため当科を受診。聴診上，明らかなラ音は聴取されなかったが，激しい咳嗽で夜間もあまり眠れていない様子であったため，血液検査と胸部レントゲン撮影，咽頭ぬぐい液によるマイコプラズマ抗原迅速検査を行った。

ポイント ···▶ 症状の割に，理学所見に乏しい

マイコプラズマ肺炎は，激しい乾性咳嗽で睡眠障害を来すことが多いのですが，胸部聴診でラ音を聴取することはあまりありません。また必ずしも高熱ではないことが多く，全身状態が保たれていることも多いです。

ポイント ···▶ 学童期の肺炎は一番にマイコプラズマを疑うが，急性期の診断は難しい

表1のように小児の肺炎は年齢によって頻度の高い原因微生物が異なり，学童期で肺炎を疑えば第一にマイコプラズマを疑いますが，後述するように単独で急性期に診断できる十分な検査法がありません。

表1 小児肺炎原因微生物の年齢分布

年齢	原因微生物
生直後〜生後20日	B群レンサ球菌，グラム陰性腸内細菌，サイトメガロウイルス，リステリア菌
生後3週〜3カ月	トラコーマ・クラミジア，RSウイルス，パラインフルエンザウイルス，肺炎球菌，百日咳菌，黄色ぶどう球菌
生後4カ月〜4歳	RSウイルス，パラインフルエンザウイルス，インフルエンザウイルス，アデノウイルス，ライノウイルス，肺炎球菌，インフルエンザ菌，肺炎マイコプラズマ，結核菌
5〜15歳	肺炎マイコプラズマ，肺炎クラミジア，肺炎球菌，結核菌

(尾内一信，他・監：小児呼吸器感染症診療ガイドライン2011，協和企画，pp29-49，2011 より)

経過1

　血液検査では白血球数は正常で，CRPの上昇も軽度であった。迅速抗原検査も陰性であったが，検体採取時に嫌がり綿棒をはねのけたため検体に唾液が混入した可能性があった。レントゲンでは右上肺野に浸潤影を認めた(図1)。

　迅速検査は陰性であったが，良質な検体でなかった可能性もあり，年齢，臨床症状(激しい咳嗽，発熱)，乏しい炎症反応の割にレントゲンでの明らかな肺炎像からマイコプラズマ肺炎と診断し，クラリスロマイシンの投与を開始した。改善がなければ2日後に再診するよう指示した。

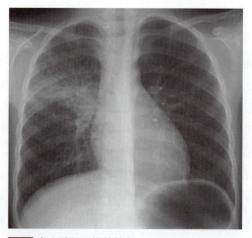

図1 右上肺野の網状陰影

ポイント マイコプラズマと診断したら第一選択はマクロライド系抗菌薬[2]

マクロライド耐性菌が増えていると言われていますが，それでもマクロライド系抗菌薬が第一選択にされているのは以下の理由です。

①耐性菌による肺炎がマクロライド感性の肺炎より重症であるということはない。
②マクロライド感受性のあるマイコプラズマに対するマクロライド系抗菌薬の最小発育阻止速度（minimum inhibitory concentration；MIC）は極めて低値である。
③ミノサイクリンは静菌的薬剤で症状軽快後も排菌が続いて感染源となる可能性がある。副作用のため8歳以下では原則禁忌である。
④トスフロキサシンの使用頻度が増せば耐性化のリスクも増す。MICも比較的高い。

> **経過2**
> 受診から2日後，がんばって内服しているにもかかわらず，症状の軽減傾向がないと再診した。発熱，咳嗽が続き疲労が顕著であった。マクロライド耐性菌感染を疑いクラリスロマイシンを中止し，ミノサイクリンの投与を開始した。

ポイント マクロライド系抗菌薬投与後48時間経過しても解熱しない場合には，マクロライド耐性の可能性が高い

このような場合，小児呼吸器感染症ガイドライン2007ではミノサイクリンのみを推奨していましたが，ミノサイクリンは8歳以下では歯牙や骨への副作用から使用しにくいため，小児呼吸器感染症ガイドライン2011ではトスフロキサン，あるいはミノサイクリン（8歳以上）の使用に変更されています。ただし，トスフロキサンの適応症は肺炎，中耳炎，などでその有効性に関してはガイドライン委員会で確認されていますが，適応菌種にマイコプラズマはありません。

マイコプラズマ肺炎

肺炎マイコプラズマ（*Mycoplasma pneumonia*）を病原体とする呼吸器感染症です。感染経路は，飛沫感染による経気道感染や接触感染です。感染には濃厚接触が必要と考えられており，学校などの閉鎖施設や家族内での感染伝播はみられますが，短時間の曝露による感染拡大の可能性はそれほど高くありません。

潜伏期間は2～3週間と他の小児で流行するインフルエンザなどの呼吸器感染と比べると長く，初発症状は発熱，全身倦怠，頭痛などです。特徴的な乾性咳嗽は症状発現後3～5日を経過してから始まることが多く，経過とともに徐々に増強します。自然治癒もありますが重症肺炎となることもあります。

　合併症も少なくなく，中耳炎，無菌性髄膜炎，脳炎，肝炎，心筋炎，関節炎，ギランバレー症候群です。発疹もしばしば認められます。

　症状と経過，年齢からマイコプラズマ感染症を疑い検査を行います。マイコプラズマは血清抗体価（PA法，CF法）を測定でき，IgM抗体を検知できる迅速キットもあります。しかし，麻疹などのウイルス感染におけるIgM存在意義とは異なり，細菌であるマイコプラズマは一生の間に繰り返し感染するため，健常人のなかにも一定の割合で抗体保有者が存在する[2]ので，急性期に抗体が陽性であっても既感染との鑑別はできません。経過や症状とあわせて診断しますが，確定診断するには回復期の抗体価を測定し，その変動をみる必要があります。しかし，この方法では時間がかかりすぎ急性期治療の方針決定には役に立ちません。そこで2011年に保険収載されたマイコプラズマ核酸同定検査（LAMP法）の実施が望ましいとされています[1]。特異度が高く陽性であれば診断できますが，咽頭ぬぐい液を検体とするため雑菌が混入したり，下気道が感染であるため上気道は菌濃度が低く採り方や採取部位で感度のばらつきがみられてしまいます。このように急性期の確定診断がなかなか難しい疾患です。

　推奨されている治療は**表2**のとおりで，*M. pneumonia*は細胞壁をもたないために，β-ラクタム系抗菌薬に感受性はありません。マクロライド系抗菌薬はいずれも苦く小児にとって服薬の維持が難しい薬です。アジスロマイシンは服薬回数も1日1回で少なく服薬期間も短いのですが，1回量が多いため嘔吐してしまうことが多いようです。クラリスロマイシンは50mgの製剤があり，錠剤の内服が可能な児童ではアドヒアランスが良いことが多いのですが，散剤はその味の苦さと投薬期間の長さからやはりアドヒアランスは良くありません。そのため内服期間が守られないことがしばしばあります。投薬量と投薬期間は**表3**を参照してください。

　重篤な肺炎症例にはステロイドの全身投与を考慮します。宿主の過剰な免疫反応が主体であることから，有効な抗菌薬を投与しても重篤な呼吸障害を呈することがあり，ステロ

表2 マイコプラズマ肺炎に対する小児呼吸器感染症診療ガイドライン2011の推奨薬

第一選択	第二選択 （マクロライド治療で48時間以上の発熱持続）
クラリスロマイシン，アジスロマイシン ロキタマイシン，エリスロマイシン	トスフロキサシン ミノサイクリン（8歳以上）

（尾内一信：小児感染免疫，24：297-302，2012より）

表3 マイコプラズマ肺炎の治療に使用する主な抗菌薬の用法・用量，投与期間

抗菌薬	用法・用量	投与法	投与期間
エリスロマイシン	25〜50mg/kg/日，分4〜6	経口	14日
クラリスロマイシン	10〜15mg/kg/日，分2〜3	経口	10日
アジスロマイシン	10mg/kg/日，分1	経口	3日
トスフロキサシン	12mg/kg/日，分2	経口	7〜14日
ミノサイクリン	2〜4mg/kg/日，分2	経口 点滴静注	7〜14日

（尾内一信：日本小児呼吸器学会雑誌，25：54-58，2014 より）

イドの全身投与は有効であると考えられています．発熱が7日以上続く症例，LDHが高値の症例に効果が期待できるとする報告[3]がありますが，適切な投与法や適応条件については今後の検討課題とされています．

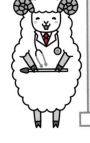

まとめ

- マイコプラズマ肺炎は学童期にみられる肺炎で最も頻度が高い．
- 急性期の診断は難しいが，咽頭ぬぐい液を用いた肺炎マイコプラズマ核酸同定検査（LAMP法）は簡便で特異度が高い．
- マクロライド耐性マイコプラズマ肺炎の増加が報告されているが，第一選択はマクロライド系抗菌薬である．
- マクロライド系抗菌薬はその苦みから小児では良好な服薬アドヒアランスが得にくい．
- 48時間以上発熱が続く場合には耐性菌の可能性を検討する．
- 重症例のステロイド投与は選択肢の一つである

上野たまき

【引用文献】
1) 尾内一信：小児肺炎マイコプラズマ肺炎の診断と治療に関する考え方．日本小児呼吸器学会雑誌，25：54-58，2014
2) 日本小児感染症学会・編：マイコプラズマ．小児感染症マニュアル2012，東京医学社，pp107-114，2012
3) Oishi T, et al : Clinical implications of interleukin-18 levels in pediatric patients with Mycoplasma pneumonia pneumonia. J Infect Chemother, 17：803-806, 2011

25. 外傷初期診療

外傷初期診療
——出血性ショック観察のポイントと見逃してはいけない薬剤有害事象

目標

外傷診でC（循環異常）を呈する際，止血術の迅速な選択が重要です。重症外傷では多くの専門科にまたがる損傷を合併するため，的確な判断と処置で防げる死亡（preventable death）を回避することが最大の目標です。2002年に「外傷初期診療ガイドライン日本版（JATEC）」が発刊され，現在は改定第5版となっています。ガイドラインと一体化したoff-the-job trainingであるJATECコースの普及も進んでいます[1]。

外傷における循環の異常を呈する原因としてまず活動性出血を疑うことから始まります。薬剤師が外傷診療に関わる診療手順を理解することで医師と情報共有しやすくなります。標準外傷診療のなかでC（循環）の異常を中心に薬剤師にとって，どこが診療のポイントか理解しておきましょう。

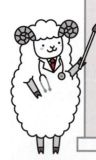

CASE STUDY

70歳，男性。救急隊からの報告では「バイク単独事故，血圧低くショック状態」とのこと。救急初療室で血圧58/42mmHg，脈拍60回/分，呼吸数30回/分であった。呼びかけに反応なく酸素投与，静脈路確保を行いショックの原因検索を行った。

JATEC[2]に沿って診療を進め，A（気道），B（呼吸）の異常を認めず，C（循環）は頸動脈触知微弱で，血圧低下に比して脈拍は70回/分とショック状態なのに頻脈を呈していない相対的徐脈であった。D（意識）：呼びかけに反応なくGCSでE3V1M5合計8点（満点15点）であった。E（体温）：全身観察後に低体温を回避する努力を行った（図1）。

胸腹部診察後，胸部 XP，骨盤 XP，腹部超音波検査（FAST）で異常なし。リンゲルの初期輸液 500mL で血圧 60mmHg 台と変わらなかった。

経過中，心電図は sinus rhythm（洞調律）で心拍数 60 回／分前後であったが，迅速血液検査でカリウム 7.3mEq/L と異常高値で無症候であった。外傷が直接原因の高カリウム血症と考えられず，既往歴と服薬状況の聴取も必要であると判断した。高カリウム血症の緊急治療に対してカルチコールを 1A 投与して改善を認めた。

初療で 20 分経過し依然続く低血圧の原因検索として出血性ショック，閉塞性ショックの原因検索として診察と FAST を繰り返し心嚢，胸腔，腹腔に出血を認めなかった。その後リンゲル液が 1L 入ったところで意識レベルが改善してきた。呼びかけに反応を認め血圧を測定すると 100/55mmHg であった。

次に頭部から骨盤部まで全身 CT スキャンを行い明らかな骨折はなく，胸腹部に出血を認めなかった。

病院に駆けつけた妻に既往歴を聴取すると高血圧症に対して 2 剤の降圧薬を服用中とのこと，加えてかかりつけ医に軽度の腎機能障害を指摘されていた。最近まで特に生活上支障なく，当日も趣味の野球にバイクで出かけて帰宅途中の事故であった。入院後本人に病歴を聴取したところ，帰宅途中も信号停止のたびにふらつきを自覚していたとのこと。バイク乗車前から薬剤の副作用症状を来たしていたことが考えられる症例であった。

ポイント…▶ ショックの観察のポイント

外傷患者のショックの主たる原因は活動性出血であり，診察所見で即座に判断できるものと時間を要すが客観性が高い画像診断があります。

胸部ポータブル X 線撮影装置で胸腔内出血と胸郭異常を，骨盤部ポータブル X 線撮影装置で不安定型骨盤骨折の有無をみます。胸腹部超音波（focused assessment with

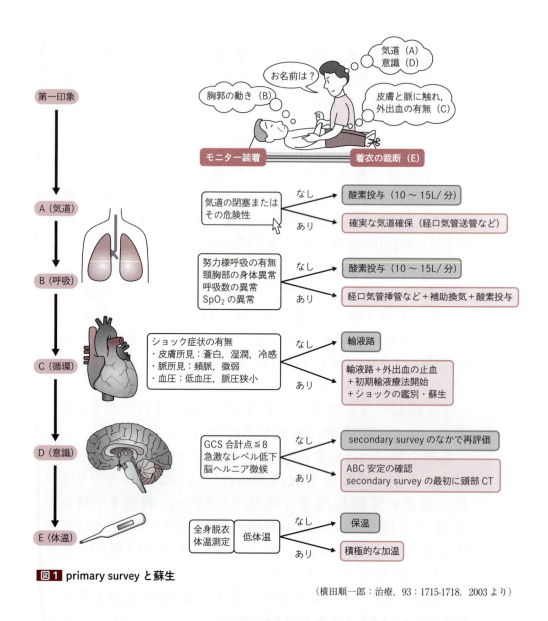

図1 primary survey と蘇生

（横田順一郎：治療，93：1715-1718，2003 より）

sonography for trauma；FAST）で心嚢，胸腔，腹腔出血を迅速に評価し，循環異常を少しでも疑う際は初療から集中治療室でも繰り返しFASTを施行することが必要です。また，その他のショックの原因として，適切な処置を行えば救命可能な閉塞性ショックである緊張性気胸と心タンポナーデの鑑別が重視されています（図2）。

出血性ショック	閉塞性ショック
大量血胸　腹腔内出血　骨盤骨折に伴う後腹膜出血	心タンポナーデ　緊張性気胸

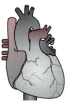
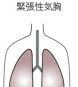

循環の評価では，出血性ショックの原因となる大量血胸，腹腔内出血，骨盤骨折に伴う後腹膜出血と閉塞性ショックの原因となる心タンポナーデ，緊張性気胸の5病態を検索する。この方法として頸胸部の身体所見，胸部と骨盤のX線撮影およびFASTの施行の組み合わせが推奨される。

図2 ショックの鑑別

（横田順一郎：治療，93：1715-1718, 2003 より）

ポイント ▶ ショックの重症度指標

血圧を心拍数で割った「ショックindex」が判断基準となります。

$$ショックindex = 血圧 \div 心拍数$$

ショックindexが0.9以下をショック状態と定義し，ショックindexが経過中0.3以上増加した場合もショック状態が切迫し増悪の危険を含みます。例えば収縮期血圧90mmHgで心拍数100回／分であればショックindex 0.9でありショックと判断する根拠となります。身体所見とともに総合的に「ショック」を診断します。

ポイント ▶ 高齢者外傷診察上の落とし穴？

高齢者では今回のように血圧が低下しても頻脈を呈さない相対的徐脈を呈することがあります。代償機能低下が一因といわれています。重症外傷を多く扱う救命センターの調査でも初療時に相対的徐脈となる患者の予後が悪い傾向があると報告されています。

ポイント ▶ 薬剤有害事象による高齢者の救急受診

薬剤有害事象による外来受診や入院例を検討した報告例が欧米のみならずわが国でも増えています。米国では12％が薬剤有害事象による受診でそのうち9.8％が重症であったと報告されています。

本症例は入院後腎機能評価で重度の腎再吸収阻害と排泄障害状態を呈しており慢性腎不全の急性増悪例でした。よってアンジオテンシンII受容体拮抗薬（ARB）の降圧作用が遷延しやすい状態で初療時の極度の低血圧の原因と考えられました。また血清カリウム異常高値については，ARBの薬剤副作用に同様の報告例が散在していました。本症例と照らし合わせて薬剤副作用報告を製薬企業に行いました。

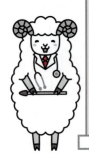

まとめ

- 外傷初期診療における循環異常時の観察ポイントはショックindexと繰り返すFASTである。
- 救急受診時の鑑別項目に薬剤有害事象が契機となった症例を認め，病院薬剤師と連携の機会がより一層重要である。

田原憲一

【引用文献】
1) JATECホームページ（https://www.jtcr-jatec.org/index_jatec.html）
2) 日本外傷学会，日本救急医学会・監：改訂第5版外傷初期診療ガイドライン．へるす出版，2016

26. 摂食・嚥下障害

摂食・嚥下障害
――メカニズムと服薬の注意点

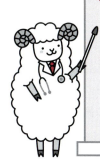

目標

摂食・嚥下障害がある患者は服薬に注意が必要です。ところで，摂食・嚥下障害といってもさまざまなタイプがあります。その前に，摂食・嚥下とはどのような反射・運動・活動であるのでしょうか。これらの基本を知り対応の考え方を学びましょう。

5カ月前に脳出血を発症しリハビリテーションのために入院を続けていた76歳，女性。来週自宅退院することになった。歩行まで含めて日常生活は何とか行えるようになったが，特に上肢に強い右片麻痺と嚥下障害が残っている。少しぼーっとした感じもする（注意障害）。食事は口からとれるが，水分にはとろみが必要で，固い食材やべたつく食べ物は避けている。食事には1時間前後の時間がかかってしまう。水分はよくむせている。食後に咳をすることが多く，ときどき食べ物の一部が痰とともに出てくる。歯磨きをすると食べ物のかすとともに，薬らしきものも出てくることが…。食卓の下には薬らしきものも落ちている…。

ポイント▶ 摂食・嚥下とは

摂食・嚥下とは，単に「かむ」，「飲み込む」という単純なものではありません。「認知」，「随意運動」，「反射運動」の複雑な組み合わせによる一連の活動です。

ポイント▶ 誤嚥だけでない問題点

誤嚥といってもいろいろな病態があります。誤嚥は「むせ」とイコールではありません。

摂食・嚥下障害の問題点は誤嚥だけではありません。

> **ポイント** ▶ 内服薬使用は要注意
>
> 摂食・嚥下障害がある患者への内服薬使用は注意が必要で，剤形の選択や服薬方法などにいろいろな工夫が必要です。また，薬剤のなかには摂食・嚥下障害に悪影響を与えるものがあり使用に注意が必要です。

摂食・嚥下の解剖学的知識

まず，「咽頭」や「喉頭」の位置や役割を知ることが必要です。図1に簡単な位置関係を示します。

咽頭とは呼吸と嚥下両者に使われる空間です。人は声を複雑に変化させるため中咽頭から下咽頭が他のほ乳類と異なり長く，つまり呼吸と嚥下の共通通路が長いということにもなります。宿命的に誤嚥しやすい構造になっているのです。

喉頭とは，気管の入り口にある組織で，声帯・仮声帯・披裂などにより声の調整や，嚥下時の気道閉鎖を行っています。舌と喉頭蓋の間には喉頭蓋谷，下咽頭の下端・食道入口部の上には梨状陥凹というくぼみがあります。ここは，咀嚼された食塊の一時的なリザーバーとしての機能をもつとともに，食塊が引っかかりやすい（咽頭残留する）部位でもあります。

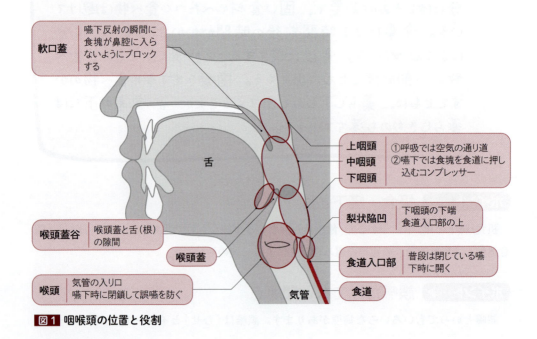

図1 咽喉頭の位置と役割

摂食・嚥下という活動

　摂食・嚥下とは，認知・随意運動・反射運動が複雑に組み合わされた活動です．リハビリテーションの領域では，（図2）に示すように5期モデルでの説明を頻繁に見かけます．ただし，「液体の嚥下」と「咀嚼嚥下」では異なり，フードプロセス（咀嚼嚥下）モデルという概念も併せて理解する必要があります．

1 先行期

　私たちは食べる前・飲む前に必ず対象物がどのようなものかを判断します．食べる・飲み込むものによって，食器の使い方から口への運び方，咀嚼の程度，飲み込むタイミングまですべて異なることが理由です．ここを先行期といいます（図3）．

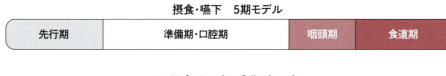

図2 摂食・嚥下活動の流れ

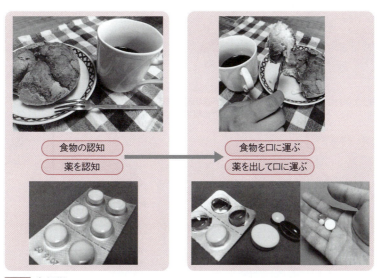

図3 先行期

さて，先行期を経ずに食べるとどうなるでしょうか？　目隠しをして突然口の中に食べ物を放り込まれることを想像してください。何が起こるか想像がつくと思います。

2 準備期・口腔期

準備期・口腔期は先行期を経て，食塊が口腔内で処理され嚥下反射が出現する直前までの「随意運動」です（図4）。「液体の嚥下」と「咀嚼を必要とする嚥下」では異なります。

液体の嚥下では，図4Aに示すように食塊を舌の上にのせた後，一気に咽頭へ送り込みます。

咀嚼が必要な食塊は，図4Bのように咀嚼によってペースト状になった食塊が徐々に咽頭へ送り込まれます（Stage II 移送）。

内服薬においても，水で錠剤を一気に流し込むときと細粒や口腔内崩壊錠を咀嚼が加わるようにゆっくり飲み込むときでは異なる運動が生じます。

3 咽頭期（嚥下反射）

咽頭期とは，一般に「嚥下反射」という「反射運動」をいいます（図5）。これは，①食塊が咽頭を通過する際に誤嚥しないように喉頭が閉鎖する，②喉頭が閉鎖している間に咽頭が収縮して食塊を食道に絞り出す，という一連の運動です。反射ですので自分でコントロールすることが非常に困難です。

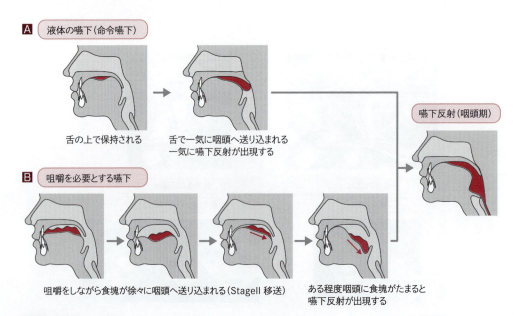

図4　準備期・口腔期（フードプロセスモデルの一部を含む）

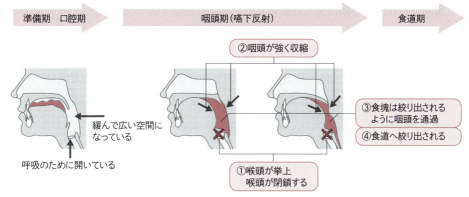

図5 咽頭期（嚥下反射）

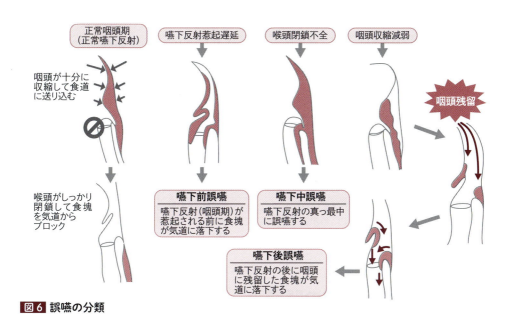

図6 誤嚥の分類

誤嚥の分類

　図6に，誤嚥のタイミングによる分類を示しました。誤嚥とは嚥下反射（咽頭期）の瞬間だけに生じるものではなく，嚥下反射の前にも後にも生じることがあります。それぞれ生じる病態が異なり，対策・対応も異なります。

　液体の誤嚥は，嚥下反射前や嚥下反射中に多く経験します。液体はかなりの速度で一気に咽頭内に進入するため，嚥下反射の出現や喉頭閉鎖が間に合わないことがあり，これが誤嚥につながります。水分にとろみを付けることが多いのは，液体の進入速度を遅くして

「まとまった」状態で咽頭に進入させることが主な目的です。

　固形物の誤嚥は嚥下反射後に目立つことが多いのですが，その主な理由は咽頭残留にあります。食品のなかには，付着性が高い（ベタベタする）ものや凝集性が低い（ばらばらになりやすい）ものが多く，嚥下反射時の咽頭内圧が不足すると喉頭蓋谷や梨状陥凹に引っかかったままの状態（咽頭残留）が生じることがあります。咽頭残留は誤嚥の一歩手前の状態です。咽頭に残留した食塊はしばらくしてから気管に落下（誤嚥）することがあります。

「誤嚥」と「むせ」

　「むせ」と「誤嚥」は同義に使用されることが多い言葉ですが，両者は異なる概念です（**表1**）。

　通常は誤嚥するとむせます（顕性誤嚥）。この「むせ」とは誤嚥した際に食塊を喀出するために生じる「咳反射」です。嚥下障害があると咳反射が弱いことが多く，誤嚥してもむせないことがあります。むせない誤嚥（不顕性誤嚥）は誤嚥に気がつかないばかりか誤嚥したものを自ら喀出することがないため，誤嚥性肺炎のリスクが高くなります。極端な場合，錠剤が気管に入ってもむせないことすらあります。

表1 顕性誤嚥と不顕性誤嚥

顕性誤嚥	不顕性誤嚥
誤嚥と同時に「むせる」	誤嚥しても「むせない」
誤嚥物を喀出できる	誤嚥しても喀出できない
誤嚥したらすぐにわかる	誤嚥しても気がつかない
誤嚥物をすぐに喀出できる	肺炎リスクが高い

摂食・嚥下障害各期の問題点

　摂食・嚥下における各期や，誤嚥の病態について理解できると，摂食・嚥下障害のいろいろな問題点がみえてきます（**図7**）。誤嚥以外にも多くの問題点があることがわかると思います。

　最初に提示した症例の問題点を各期ごとに以下にまとめます。

先行期：右片麻痺のため，食器の操作が困難。内服薬の取り出しや口に運ぶまでの動作が困難。注意障害があり，食物や内服薬を正確に把握できない。

準備期・口腔期：右片麻痺のため右口腔前庭に食塊・内服薬が残りやすい。

咽頭期：水分の咽頭内進入速度に嚥下反射が間に合わず，嚥下前・中型誤嚥を生じる。付着性が高い食品は咽頭収縮力の不足から咽頭残留が生じやすく，嚥下後型誤嚥となる。咽頭残留，もしくは誤嚥した食塊や医薬品が，後になって咳とともに出てくる。

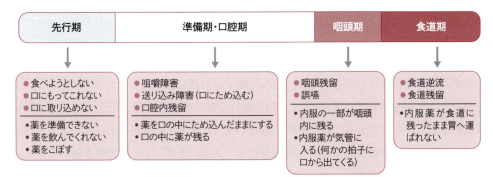

図7 摂食・嚥下障害　各期の問題点

摂食・嚥下機能の代償法

　摂食・嚥下障害に対して，いろいろな訓練によって機能的な改善を得ることが重要であることはいうまでもありません。しかし，実際には障害が残ることはまれではありません。機能的に不十分な状態でも，それを補い安全に食事や内服を行う手段を得ることも非常に重要です（代償法）。

　摂食・嚥下障害の代償法には，食品の工夫，食事を取るときの姿勢の工夫，咽頭残留や誤嚥を少なくするための特別な飲み込み方などがあります（**表2**）。病態に合わせて組み合わせることによってかなりの効果が期待できます。逆に，病態を考えずに行っても効果は期待できません。

表2 摂食・嚥下機能の代償法

	代償の目的	具体的な代償手段
食品	固さ 付着性 凝集性 離水対策	ユニバーサルデザインフード 嚥下調整食
体位代償法 代償嚥下法	咽頭残留除去 咽頭残留減少	複数回嚥下，交互嚥下 横向き嚥下，下顎突出
	誤嚥防止	息こらえ嚥下，リクライニング位 うなずき嚥下，頸部前屈

摂食・嚥下機能に影響する薬剤

　薬剤のなかには，摂食・嚥下障害を生じさせる，もしくは増悪させるものがあります。向精神薬はその代表です。**表3**に薬剤の副作用と摂食・嚥下機能への影響をまとめました。

安易に処方された薬剤が，気が付かないうちに嚥下障害を悪化させているということはまれではありません。

一方，嚥下機能を改善する可能性がある薬剤も知られています。アマンタジン，ACE阻害薬，半夏厚朴湯などが有名です。どれも嚥下反射誘発に重要とされるサブスタンスPを増やすことが知られています。ACE阻害薬は空咳という副作用が有名ですが，これは咳反射を強めるものであるため，不顕性誤嚥を減らし嚥下反射も出現しやすくするといわれています。嚥下障害がある患者の降圧薬の第一選択としてACE阻害薬を勧めてもよいと考えることもできます。

表3 摂食・嚥下機能に影響を及ぼす薬剤

先行期	覚醒・認知機能に影響するすべての薬剤	
準備期・口腔期	抗コリン作用	唾液分泌が低下し，咀嚼・食塊形成が困難になる
咽頭期	ドパミン阻害作用	嚥下反射が誘発されにくくなる

内服薬の嚥下

摂食・嚥下障害の患者の服薬は大きな課題です。錠剤を嚥下するためには，舌の上に錠剤と液体を同時に乗せ，一気に液体と錠剤を同時に咽頭へ送り込み，嚥下反射を発生させる必要があります（図4 液体の嚥下を参照）。

咽頭への送り込みに障害があると口にため込んでしまうことになります。口腔内のため込みは食物よりも内服薬で顕著に表れることをよく経験します。内服薬の誤嚥は，図6に示した誤嚥の分類を参考にするとわかると思います。

内服薬嚥下の命題　液体・固形物の混合

内服薬で最も問題になるのが，「固体（錠剤）と水の混合物」を嚥下するということです。最も誤嚥しやすい食塊の代表として「液体・固形混合食塊」が知られています。液体は前述したように咽頭への進入が早い一方，固形物に対する咀嚼が加わると図2や図3に示したStage II移送が生じこの間嚥下反射が抑制されることが知られています。服薬ゼリーは，錠剤と同時に嚥下する水分の進入速度を減速させる意味からも非常に有用であると考えられますが，適切な使用には十分な病態把握が必要です。

最近は嚥下障害を意識した剤形が増えています。その代表が貼付剤や口腔内崩壊錠，ゼリー状製剤です。ただし，これらはすべての医薬品に採用されている剤形ではありませんし，また，それらの剤形特有の問題点も存在します（**表4**）。

患者それぞれの摂食・嚥下障害の病態を踏まえたうえで，代償法も含めた内服方法を検討することが大切です。

表4 剤形と嚥下機能

剤　形	長　所	難　点
フィルムコーティング錠	錠剤表面の付着性が減少しやや残留しにくい	嚥下の困難さは通常の錠剤同様 錠剤である以上，内服に水が必要
口腔内崩壊錠，細粒	口腔内で剤形がなくなるため比較的嚥下しやすい 内服に水が不要（口腔内崩壊錠）	口腔内残留・咽頭残留は避けられない
シロップ	増粘剤（とろみ剤）で嚥下しやすい形態にできる	嚥下量が多い
貼付剤	嚥下が不要	皮膚障害
ゼリー状製剤	おそらく最も嚥下しやすい	多剤になると嚥下する量が増える
服薬補助ゼリーの利用	付着性を低下 凝集性を高める	適切な使用は意外と難しい

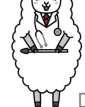

まとめ

- 摂食・嚥下とは，単に飲み込むという反射ではなく，認知機能，随意運動，反射運動が複雑に関連した一連の活動である。
- 摂食・嚥下は，先行期，準備期・口腔期，咽頭期（嚥下反射），食道期というステージがある。
- 誤嚥一つにしても，いろいろな病態がある。不顕性誤嚥という「むせない誤嚥」が存在する。
- 摂食・嚥下の各ステージに誤嚥以外の多くの問題点がある。
- 摂食・嚥下障害の対応には患者各々の病態把握が必要である。

三石敬之

用語索引

数字

1/3 MCA ルール	290
12 誘導心電図	170
1 型呼吸不全	13
2 型呼吸不全	13
5 期モデル	359
Ⅰ度高血圧	10
Ⅱ度高血圧	10
Ⅱ誘導	170
Ⅲ度高血圧	10

欧文

AAA (aromatic amino acid) 158
AF (atrial fibrillation) 173
AIUEOTIPS 19
AKIN 基準 76
AKI 診断基準 76
Alb (albumin) 154
alermins 143
ALP アイソザイム 37
ANA (anti-nuclear antibody) 71
ANCA (antineutrophil cytoplasmic antibody) 72
Aortic valve 23
Apgar score 123
AR 23
AS 23
A 波 172
A 弁 23

baso 109
BCAA (branched chain amino acid) 158
best motor response 17
best verbel response 17
BFU-E 107
Billroth Ⅰ法 185
BLS (basic life support) 149
B 細胞 106

CAG (coronary angiography) 29
capillary refilling time 143
cardiogenic shock 147
cardioversion 175
CDAI (clinical disease activity index) 239
CFU-E 107
Child-Pugh 分類 198
CKD (chronic kidney disease) 77, 244
CKD 診療ガイド 247
CKD の重症度分類 246
CO₂ ナルコーシス 47
Couinaud の分類 197

CRPS (complex regional pain syndrome) 302
CT 86
CVA (cost vertebral angle) 78
CVA 叩打痛 78

DAMPs (damage-associated molecular patterns) 144
DAS (disease activity score) 28, 238
DHT (dihydrotestosterone) 274
distributive shock 147
DJ カテーテル 77
DSM-5 90
DWI (diffusion weighted image) 291
D- ダイマー 112
D- ダイマー /FDP 比 117

early CT sign 290
EDTA 依存性偽血小板減少症 116
EF (ejection fraction) 28, 173
eGFR 245
Eisenmenger 症候群 179
eosino 109
ERCP (endoscopic retrograde cholangiopancreatography) 36
ERCP 後膵炎 36
eye opening 17
E 波 172

FAST (Face, Arm, Speech, Time) 286
FAST (focused assessment with sonography for trauma) 353
FDP 112
FIO₂ (fraction of inspiratory oxygen) 46
fMRI 86
FSH (follicle stimulating hormone) 336

GCS (Glasgow Coma Scale) 16
G-CSF 107
GFR 244

Hardy 手術 97
Harris-Benedict の式 156
hCG (human chorionic gonadotropin) 232, 338
hCG 誘発性甲状腺機能亢進症 231
high guard 歩行 136
HMGB1 144
hyperdense MCA sign 290
hypovolemia 149
hypovolemic shock 147

ICD-10 83
ICG R₁₅ 値 198
intact PTH 261
IPSS (International Prostate Symptom Score) 273
ischemic core 289
ischemic penumbra 289
ITB 療法 (intrathecal baclofen therapy) 319

JCS (Japan Coma Scale) 16

KDIGO 基準 76
kirklin の分類 133

LAD (left atrial dimension) 173
LAMP 法 350
LH (luteinizing hormone) 336
LOD (laparoscopic ovarian drilling) 339
LOS (low output syndrome) 80
low T₃ syndrome 59
lympho 109

MCA (middle cerebral artery) 290
MCH (mean corpuscular hemoglobin) 109
MCHC (mean corpuscular hemoglobin concentration) 109, 323
M-CSF 107
MCV (mean corpuscular volume) 109, 322
Mitral valve 23
mono 109
MR 24
MRI 86
MS 23
Mycoplasma pneumonia 349
M 弁 23

NETs (neutrophil extracellular traps) 144
Neut 109
NIRS 86
NK 細胞 106
non protein calorie / N ratio 159
NPC/N 比 159

obstructive shock 147
ODA (objective data assessment) 154
OHSS (ovarian hyperstimulation syndrome) 338
OSSCS (orthopaedic selective spasticity-control surgery) 319

P/F ratio ································· 141
PaCO$_2$ ······························· 13
PAMPs（pathogen-associated
　molecular patterns）········· 143
PaO$_2$ ·································· 13
PCO ··································· 335
PCOS ·································· 335
PEG（percutaneous endoscopic
　gastrostomy）·················· 162
PEG-J（PEG with jejunal
　entension）····················· 162
PEIT（percutaneous ethanol
　injection therapy）············ 200
PEJ（percutaneous endoscopic
　jejunostomy）··················· 162
penumbra ·························· 289
PET ···································· 86
pre-B 細胞 ························· 106
pre-NK 細胞 ······················ 106
pre-T 細胞 ························· 106
preventable death ············· 352
PSVT（paroxysmal supraventricular
　tachycardia）···················· 174
PT ···································· 111
PTA（percutaneous transluminal
　angioplasty）···················· 29
PTEG（percutaneous trans-
　esophageal gastro-tubing）162
Pulmonary valve ················· 23
PWI（perfusion weighted image）291
P 弁 ···································· 23

quick SOFA（qSOFA）スコア ··· 142

raphe ································· 26
RASS（Richmond Agitation-
　Sedation Scale）················ 19
refeeding syndrome ··········· 159
relative bradycardia ············· 12
RFA（radiofrequency ablation）200
RIFLE 基準 ·························· 76
Roux-Y 法 ························· 185
RQ（respiratory quotient）···· 158
RTP（rapid turnover protein）154

sash 領域 ··························· 25
SDAI（simplified disease activity
　index）····························· 239
seg ··································· 109
SGA（subjective global
　assessment）··················· 153
SIRS（aystemic inflammatory
　response syndrome）········· 140
SIRS スコア ························· 140
SOFA（Sequential Organ Failure
　Assessment）··················· 140
SOFAスコア ························· 140

SPECT ································ 86
SpO$_2$ ································· 13
stab ··································· 109
Stage Ⅰ移送 ····················· 359
Stage Ⅱ移送 ····················· 359
Stein–Leventhal 症候群 ······· 335
S 状結腸 ···························· 191

T$_3$ ···································· 230
T$_4$ ···································· 230
TAVI（transcatheter aortic valve
　implantation）···················· 28
TBG（thyroxine binding
　globulin）························· 230
TIBC（total iron blinding
　capacity）················· 108, 324
TLC（total lymphocyte count）154
TNM 分類 ·························· 213
TOLAC（Trial of labor after
　cesarean delivery）··········· 124
TP（total protein）··············· 154
TR ····································· 24
TRAb（TSH recepter antibody）
　···························· 57, 230
Tricuspid valve ·················· 23
TSH（thyroid stimulating
　hormone）························ 230
TSH 受容体抗体 ············ 57, 230
T 細胞 ······························· 106
T 弁 ···································· 23

UIBC（unsaturated iron binding
　capacity）················· 108, 324

V1 誘導 ······························ 170
Vater 乳頭 ·························· 35
VATS（videoassisted thoracic
　surgery）························· 207
VBAC（Vaginal birth after
　cesarean delivery）··········· 124

Wharton 膠質 ···················· 122
whole PTH ························ 261
Wolff–Chaikoff 効果 ······· 60, 233

Y 脚 ·································· 186

α_1 アドレナリン受容体 ·········· 276

和文

あ

アーチファクト ··················· 170
アイウエオチップス ················ 19
アイゼンメンゲル症候群 ········· 179
亜急性甲状腺炎 ············· 57, 231
亜区域切除 ························· 199
アセチルコリン ···················· 267
アップストリーム療法 ············· 174
アプガー・スコア ················· 123
アブレーション ···················· 175
アポフェリチン ·············· 108, 325
アロディニア ······················ 304
鞍隔膜 ······························ 95
鞍上槽 ····························· 296
安静時消費エネルギー量 ········ 156

い

意識レベル ························ 16
異常低血圧 ·························· 9
胃切除後障害 ····················· 184
胃全摘術 ··························· 186
一次止血 ··························· 109
一次中隔 ··························· 132
一側盲 ······························ 96
医療保護入院 ······················ 88
胃瘻 ························· 161, 162
陰性症状 ···························· 84
咽頭 ································· 358
咽頭期 ······························ 360

う

ウィリス動脈輪 ···················· 289
ウイルス性脳炎 ····················· 89
ウェゲナー肉芽腫症 ················ 72
ウェルニッケ・マン肢位 ·········· 312
迂回槽 ····························· 296
右冠尖 ····························· 135
右冠尖逸脱 ························ 135
右左シャント ······················ 132
右主気管支 ························ 207
右心室 ······························ 23
右心房 ······························ 23
右前大脳動脈 ····················· 296
右中大脳動脈 ····················· 296
うっ血肝 ····························· 36
うつ病 ······························ 90
右肺 ································· 206
右肺静脈 ···························· 23
右肺動脈 ···························· 23
右葉 ································· 197
運搬 ································· 42

用語索引｜367

え

液体の嚥下	360
エリスロポエチン	107
嚥下後誤嚥	361
嚥下前誤嚥	361
嚥下中誤嚥	361
嚥下反射	360
延髄	85, 94

お

横隔下陥凹	38
横隔神経麻痺	215
横隔膜	50
横隔膜下膿瘍	39
横行結腸	38, 191
横行結腸間膜	38
黄体	330
黄体期	330
黄体形成ホルモン	335

か

外因系	111
下位運動ニューロン	101
開眼	17
回帰熱	15
外頸動脈	289
外子宮口	125
外側区域	197
回腸	191
回腸ストーマ	194
外腸骨動脈	30
外転神経	95, 99
海綿静脈洞	95
外肋間筋	50
下咽頭	358
カウフマン療法	337
過活動膀胱	267
拡散	42
核の左方移動	113
下行結腸	191
下行性疼痛抑制系	306
下行大動脈	131
下垂体	85, 87, 94, 95
下垂体がん	97
下垂体卒中	98
下大静脈	131, 197, 215, 223
下腸間膜静脈	223
滑車神経	95, 99
活性化部分	
トロンボプラスチン時間	111
カテーテルアブレーション	175
下部尿管	75
下部尿路	273
下葉	206

顆粒球コロニー刺激因子	107
川崎病	126
肝移植	198, 200
肝鎌状間膜	39
換気	42
間欠性跛行	29
間欠熱	15
肝細胞がん	196
間質細胞	224
間質性肺炎	224
肝十二指腸間膜	35
肝障害度	198
桿状核球	109
管状期	130
肝静脈	197
肝腎陥凹	38
眼神経	95
がん性胸膜炎	216
がん性心膜炎	218
関節リウマチ	69
感度	238
肝動注化学療法	198, 200
冠動脈	172
冠動脈造影検査	29
肝動脈	197
肝動脈塞栓術療法	198, 200
カントリー線	197
間脳	85
間膜	37
顔面神経	99
関連痛	33

き

期外収縮	11
気管	207, 358
気管支	207
気管支体操	206
偽血小板減少症	116
起座呼吸	14
器質性月経困難症	328
偽腺状期	130
基礎エネルギー消費量	156
基底膜	110
機能性月経困難症	328
機能的残気量	130
機能的磁気共鳴画像	86
基本的臨床医学知識	2
脚間槽	296
逆流症	23
逆流性食道炎	185
逆流説	330
客観的栄養評価	154
逆行性投与	29
嗅球	99
急性糸球体腎炎	344
急性腎障害	76

急性腎不全	76, 244
急性精神病性障害	91
急性相蛋白	154
急性単純性腎盂腎炎	78
急性腹症	34
吸入酸素濃度	46
橋	85, 94
胸郭	50
胸腔	47
胸骨	50
狭窄症	23
胸鎖乳突筋	50
胸水	47
胸椎	50
共通系	111
強皮症	69
胸腹部超音波	354
胸部誘導	170
胸膜液	47
胸膜腔	47
胸膜癒着術	217
巨核芽球	106
巨核球	106
局所療法	200
巨人症	97
巨赤芽球性貧血	185
虚脱	77
菌血症	140

く

区域切除	199
クイノーの分類	197
空腸間置法	187, 188
クスマウル呼吸	14
口すぼめ呼吸	14
屈曲肢位	313
屈曲パターン	313
クッシング病	97
くも膜	95, 295
くも膜下腔	95, 296
くも膜下出血	295
グルタミン酸仮説	87

け

経カテーテル大動脈弁留置術	28
形質細胞	106
痙縮	310
経腟超音波	331
経腸栄養	155, 160
経腸栄養剤	162
系統的肝切除	199
経鼻胃	161
経鼻管法	161
経皮経食道胃管挿入術	162
経鼻チューブ	161

経皮的エタノール注入療法	198, 200
経皮的血管形成術	29
経皮的動脈血酸素飽和度	13
経皮内視鏡的胃瘻造設術	162
経皮内視鏡的空腸瘻造設術	162
頸部食道瘻	161
稽留熱	15
経瘻管法	161
血圧	9
血液	104
血液透析	255, 256
血液透析処方	256
血液分布異常性ショック	10, 147
血管炎症候群	68
血球	104
月経	334
月経期	330
月経困難症	328
月経周期	330
月経不順	334
結合組織	64
結合組織病	64
血漿	104
血漿蛋白	105
血小板	106, 109
血小板血栓	110
血清	105
血清アルブミン	154
血清総タンパク	154
血清鉄	107, 325
結腸ストーマ	194
血餅	105
幻覚	281
腱索	24
幻視	281
原始卵胞	330
顕性誤嚥	362
幻聴	281
原発性肝臓がん	196
顕微鏡的多発血管炎	69, 72

こ

抗 CCP 抗体	237
抗 Tg 抗体	57
抗 TPO 抗体	57
好塩基球	106, 109
好塩基性赤芽球	107, 321
抗核抗体	71
交感神経	267
後区域	197
後頸骨動脈	30
抗好中球細胞質抗体	71
後交通動脈	289
好酸球	106, 109
甲状腺	56, 230

甲状腺機能亢進症	56, 231
甲状腺機能低下症	58
甲状腺刺激ホルモン	230
甲状腺刺激ホルモン産生 下垂体腺腫 (腫瘍)	97
甲状腺中毒	56, 229
甲状腺ペルオキシダーゼ	55
甲状腺ホルモン	54, 230
甲状軟骨	56
高体温	14
後大脳動脈	289
後大脳動脈領域	288, 289
好中球	106, 109
喉頭	358
喉頭蓋	358
喉頭蓋谷	358
喉頭隆起	56
後頭葉	85
後腹膜臓器	39
項部硬直	295
高プロラクチン血症	96
硬膜	95, 295
硬膜外ブロック	306
後葉ホルモン	97
交連	26
誤嚥	361
呼吸商	158
呼吸数	13
呼吸不全	44
国際疾病分類第 10 版	83
国際前立腺症状スコア	273
黒質	87
黒質線条体系ドーパミン経路	87
固縮	311
骨髄芽球	106
骨髄系幹細胞	106
骨粗鬆症	185
骨軟化症	185
固定腸管	191
言葉のサラダ	84
後負荷	142
コラーゲン	110
混合性結合組織病	69
コンピュータ断層撮影	86

さ

臍静脈	131
臍動脈	131
細胞核	85
臍傍静脈	223
細胞体	85
最良運動反応	17
最良言語反応	17
サイロキシン	55, 230
サイロキシン結合グロブリン	230
サイログロブリン	55

左後大脳動脈	296
鎖骨下動脈	216
坐骨神経痛	302
左室駆出率	28
左主気管支	207
左心室	23
左心室駆縮率	173
左心房	23
左心房径	173
左中大脳動脈	296
サッシュ領域	25
左肺	206
左肺静脈	23
左肺動脈	23
左右横隔神経	215
左葉	197
三叉神経	99
三叉神経ブロック	306
三尖弁	23
三尖弁閉鎖不全症	24
酸素飽和度	13
残尿	267
残尿量測定	275

し

シェーグレン症候群	69
弛緩性麻痺	101
膝関節屈曲	313
磁気共鳴画像	86
子宮下節横切開	125
子宮筋	126
子宮筋層	126
子宮腔	126
子宮頸管	126
子宮頸部	126
子宮漿膜	125
子宮体部	126
糸球体濾過量	244
子宮内膜	125, 330
子宮内膜症	329
子宮破裂	124
軸索	85
視交叉	95
自己抗体	71
自己免疫疾患	65
四肢誘導	170
視床	85
視床下部	85, 87, 94
視神経	94, 95, 99
弛張熱	15
膝窩動脈	30
膝下領域	30
膝関節伸展	313
実質細胞	224
至適血圧	10
児頭胎盤不均衡	125

シナプス	86
ジヒドロテストステロン	274
斜角筋	50
シャルコーの三徴	35
斜裂	206
シャント	132
充実成分径	214
収縮期駆出性雑音	25
収縮期高血圧	10
自由腸管	191
終末嚢期	130
手関節掌屈	313
手関節背屈	313
主観的包括的アセスメント	153
樹状突起	85
出血性脳卒中	287
腫瘍核出術	199
循環血液量減少性ショック	10, 147
順行性投与	29
準備期・口腔期	360
上位運動ニューロン	101
上咽頭	358
上顎神経	95
消化態栄養剤	162
小球性	109, 322
小球性貧血	114
上行結腸	38, 191
小細胞がん	205
上肢伸展肢位	313
上小脳動脈	289
消退出血	337
上大静脈	131, 215
上大静脈症候群	214
上腸間膜静脈	223
小脳	85, 94, 299
上部尿管	75
上部尿路	273
静脈栄養	155
静脈管	131
小網	38
上葉	206
小葉間裂	206
小弯	38
上腕動脈	11
触知	11
食道	358
食道残胃吻合	188
食道入口部	358
徐呼吸	13
ショック	145, 353
ショック index	355
ショック状態	355
徐脈	12, 169
徐脈性不整脈	169
自律神経	267
シルビウス裂	296

腎移植	255
腎盂	75
腎盂腎炎	78
侵害受容性疼痛	303
心外閉塞・拘束性ショック	10, 147
心窩部	34
心筋症	224
心筋リモデリング	174
神経因性膀胱	267
神経細胞	85
神経終末	85
神経障害性疼痛	303
神経伝達物質	267
神経発達障害仮説	88
神経ブロック	303
心原性ショック	10, 147
人工肛門	190
腎後性	76
腎実質	75
心室中隔欠損	133
腎性	76
腎前性	76
深大腿動脈	30
腎代替療法	255
心タンポナーデ	218
伸展肢位	313
伸展パターン	313
腎杯	75
心拍数	11
深部腱反射	101
深部体温	14
心房細動	169, 173
心房中隔	132

す

随意運動	45
髄液	95
推算糸球体濾過量	245
水腎症	79, 277
錐体路徴候	100
水頭症	294
水平裂	206
頭蓋内病変	283
ストーマ	190
すりガラス径	214

せ

正球性	109, 322
整形外科的選択的痙性 コントロール手術	319
成熟赤血球	107
成熟卵胞	330
正常圧水頭症	298
正常血圧	10
正常高値血圧	10

精神障害の診断と 統計マニュアル	90
精神分裂病	92
性腺刺激ホルモン産生 下垂体腺腫（腫瘍）	97
正染性赤芽球	107, 321
成長ホルモン産生 下垂体腺腫（腫瘍）	97
成分栄養剤	162
生理	334
赤芽球	106
赤芽球系前駆細胞	107
脊髄	85, 94
脊髄刺激電極埋込術	303, 306
脊椎関節炎	68
咳反射	362
舌咽神経	99
舌下神経	99
赤血球	106, 107, 321
赤血球系幹細胞	321
赤血球指数	109
摂食・嚥下	357
セットポイント	15
切迫性尿失禁	267
線維束性収縮	100
腺がん	205
前区域	197
前頬骨動脈	30
先行期	359
前交通動脈	289, 296
前交通動脈瘤	296
全子宮破裂	125
全身性エリテマトーデス	69
全身性炎症反応症候群	140
全身性自己免疫疾患	68
前赤芽球	107, 321
全前置胎盤	121
浅大腿動脈	30
前大脳動脈	289
前大脳動脈領域	288, 289
先端巨大症	97
前置血管	122
前置胎盤	121
前置癒着胎盤	121
穿通枝領域	289
前頭葉	85
前負荷	142
せん妄	281
線溶系	112, 113
前葉ホルモン	97
前立腺	274
前立腺超音波検査	275
前立腺肥大症	274

そ

総肝管	35

臓器	105
双極性障害	90
総頸動脈	11, 289
造血因子	105, 107
造血幹細胞	106, 321
造血前駆細胞	106
双孔式ストーマ	192
増殖期	330
臓側腹膜	37
相対的徐脈	355
総胆管	35
総腸骨動脈	30
総鉄結合能	108
僧帽弁	23, 172
僧帽弁狭窄症	23
僧帽弁閉鎖不全症	24
総リンパ球数	154
足関節底屈	313
足関節背屈	313
側坐核	87
側頭葉	85
側頭葉てんかん	89
側脳室	299
足背動脈	11
組織学的内子宮口	121
咀嚼を必要とする嚥下	360

た

第3脳室	299
第4脳室	299
体温	14
胎芽期	130
大球性	109, 322
大細胞がん	205
大十二指腸乳頭	35
代償性肝硬変	222
帯状疱疹後神経痛	302
体性痛	32
大腿動脈	11
大動脈弓	23
大動脈弓	131, 216
大動脈弁	23
大動脈弁狭窄症	23
大動脈弁置換術	28
大動脈弁閉鎖不全症	23
大脳	85, 94
大脳基底核	87
大脳皮質	85
大脳辺縁系	85
胎盤辺縁	121
大網	38
大葉間裂	206
大弯	38
ダグラス窩	38
多染性赤芽球	107, 321
多臓器不全	143

多尿	74
多能性幹細胞	106
多嚢胞性卵巣症候群	335
多発性筋炎・皮膚筋炎	69
多発性硬化症	89
ダブルトラクト法	188
単一光子放射断層撮影	86
単芽球	106
胆管炎	35
胆管細胞がん	196
短期精神病性障害	90
単球	106, 109
単孔式ストーマ	192
胆嚢炎	35
胆嚢管	35
ダンピング症候群	184

ち

蓄尿	267
蓄尿障害	267
腟	125
腟壁	125
知的障害	90
チャーグ・ストラス症候群	72
中咽頭	358
肘関節屈曲	313
肘関節伸展	313
中枢化学受容器	45
中枢神経	98
中大脳動脈	289
中大脳動脈領域	288, 289
中脳	85
中脳皮質系ドーパミン経路	87
中脳辺縁系ドーパミン経路	87
チューブ型	162
中部尿管	75
超急性期脳梗塞	287
蝶形骨洞	95
超低位前方切除術	195
腸瘻	162
直腸子宮窩	38
直腸切除術	192
直腸膀胱窩	38
貯蔵鉄	108

つ

椎骨頸動脈	289
椎骨動脈	289

て

低T$_3$症候群	59
低体温	16
低置胎盤	122
低拍出症候群	80

的確な判断と処置で 防げる死亡	352
適正透析	256
鉄欠乏性貧血	115, 185
電気的除細動	175

と

動眼神経	95, 99
動悸	168
統合失調感情障害	90
統合失調症様障害	91
橈骨動脈	11
頭頂葉	85
洞調律	173
洞調律化	173
島皮質	291
動脈管	131, 132, 178
動脈管開存	132
動脈管開存症	179
動脈管索	131, 132
動脈血酸素分圧	13
動脈血炭酸ガス分圧	13
同名半盲	96
ドーパミン	86
ドーパミン仮説	87
特異度	238
突然	294
ドップラー法	231
トライツ靭帯	186
トランスフェリン	107, 325
トリヨードサイロニン	55, 230
トルコ鞍	94
トロンボポエチン	107

な

内因系	111
内頸動脈	95, 289
内子宮口	125
内視鏡的逆行性胆管膵管造影	36
内耳神経	99
内臓痛	32
内側区域	197
内肋間筋	50
軟口蓋	358
軟膜	295

に

二次止血	110
二次性貧血	115
二次性副甲状腺機能亢進症	260
二次中隔	132
二尖弁	26
乳頭筋	24
尿意切迫感	265, 267, 272
尿管	75

尿道	274
尿毒症	254
尿閉	267
尿流量測定	275
尿量	19
尿路結石	74
認知機能障害	84

の

脳幹	94
脳血管障害	89
脳血管攣縮	293，297
脳室	86
脳腫瘍	89
脳脊髄液	86
脳槽	296
脳底動脈	289，296
脳動脈瘤	295
脳動脈瘤クリッピング	297
脳動脈瘤コイル塞栓術	297
ノルアドレナリン	267

は

肺炎マイコプラズマ	349
肺区域	206
敗血症性ショック	143
肺サーファクタント	130
肺静脈	131
肺水腫	47
バイタルサイン	9
肺動脈	131
肺動脈弁	23
排尿	267
排尿困難	267
肺胞期	130
肺門型肺がん	214
肺野型肺がん	214
肺葉切除	205
排卵	330
破壊性甲状腺中毒症	56，231
白質境界	291
白体	330
バクテリアルトランスロケーション	32，161
バクロフェン髄注療法	319
橋本病	58
バセドウ病	57，231
発育卵胞	330
白血球	106，109
発熱	14
バビンスキー反射	101
バルーン型	162
パルスオキシメーター	13
ハルトマン手術	191
反回神経麻痺	216
半消化態栄養剤	162

ハンチントン舞踏病	89
バンパー型	162

ひ

比較的徐脈	12
光ポトグラフィー検査	86
非機能性腺腫（腫瘍）	97
腓骨動脈	30
非自己免疫性甲状腺機能亢進症	231
皮質	291
脾腫	106
非小細胞がん	205
尾状葉	197
脾臓	105
必要エネルギー量	156
必要脂質量	158
必要水分量	156
必要たんぱく質量	157
必要電解質量	157
必要糖質量	158
ビデオ補助下胸部手術	207
ヒト絨毛性ゴナドトロピン	232，338
菲薄赤血球	323
ビルロートⅠ法	185
ビルロートⅡ法	185
貧血	185，321
頻呼吸	13
頻尿	265，267，272
頻脈	12，169
頻脈性不整脈	169

ふ

フィジカルアセスメント	9
フィブリノーゲン	112
フィブリン	112
ブースター効果	171
フードプロセス（咀嚼嚥下）モデル	359
フェリチン	108，325
腹腔	37
腹腔鏡下卵巣多孔術	339
腹腔臓器	39
副交感神経	267
副甲状腺ホルモンの測定方法	261
複合性局所疼痛症候群	302
複雑腎盂腎炎	78
副神経	99
副腎皮質刺激ホルモン産生下垂体腺腫（腫瘍）	97
腹側被蓋野	87
腹部大動脈	30
腹壁	37
腹壁静脈	223
腹膜	37

腹膜液	37
腹膜腔	37
腹膜透析	255
腹膜翻転部	195
不顕性誤嚥	362
不随意運動	45
不整脈	169
不全子宮破裂	125
不妊症	334
部分切除	199
部分前置胎盤	121
不飽和鉄結合能	108
不明熱	66
プラスミン	112
プランマー病	57，231
プロトロンビン時間	111
プロラクチノーマ	97
プロラクチン	96
プロラクチン産生下垂体腺腫（腫瘍）	97
分岐鎖アミノ酸	158
分子標的治療薬	198
分腎尿	79
分泌期	330
分娩誘発	124
噴門	184
噴門側胃切除術	186
分葉核球	109

へ

平均血圧	10，141
平均赤血球ヘモグロビン濃度	323
平均赤血球容積	322
閉鎖不全症	23
ペースメーカー	169
ヘーリングの模型	49
壁側腹膜	37
ペナンブラ	288
ヘパリン化	209
ヘマトクリット	322
ヘモジデリン	297
ヘリオトロープ疹	69
辺縁前置胎盤	121
弁口面積	27
ペンタゴン	296
扁桃炎	344
扁平上皮がん	205
弁膜症	23
弁膜変性	26

ほ

膀胱	266
膀胱機能障害	267
膀胱頸部	276
膀胱子宮窩	38
芳香族アミノ酸	158

放散痛	33	
乏尿	74	
補正 Ca 濃度	260	
ボタロー管	178	
ボタン型	162	
発作性上室頻拍	174	
発作性心房細動	173	
ホルネル症候群	216	
ホルモン産生腺腫（腫瘍）	97	

ま

マーフィー徴候	35
マイコプラズマ核酸同定検査	350
マイコプラズマ肺炎	347, 349
マイルズ手術	191
マクロファージ	106
マクロファージコロニー刺激因子	107
マジャンディ孔	299
末期腎不全	254
末梢化学受容体	45
末梢神経	98
慢性肝炎	221
慢性腎臓病	244
慢性腎不全	77, 244, 254

み

未破裂脳動脈瘤	300
脈拍	11
脈拍数	11
脈絡叢	299
ミラノ基準	200

む

むせ	362
無痛性甲状腺炎	57, 231
無尿	74

め

迷走神経	99
命令嚥下	360
メデューサの頭	223

も

毛細血管再充満時間	143
網状赤血球	106, 107, 321, 323
網状皮斑	143
盲腸	191
網嚢	38
網嚢孔	38
モリソン窩	38
門脈	131, 197, 223

や

夜間多尿	271

ゆ

誘発性甲状腺機能亢進症	232
幽門	184
幽門側胃切除術	185
幽門保存胃切除術	186

よ

陽性症状	84
葉切除	199
陽電子放射断層撮影	86
腰部交感神経節ブロック	306
溶連菌感染症	342
ヨード摂取率検査	232

ら

ラジオ波焼灼療法	198, 200
ラフェ	26
卵円孔	131
卵円孔開存	132
卵巣過剰刺激症候群	338
卵胞刺激ホルモン	336
卵巣チョコレート嚢胞	329
卵胞期	330

り

リウマチ性疾患	65
リウマチ熱	26, 345
リウマトイド因子	237
梨状陥凹	358
リズム・コントロール	173
リバーストリヨードサイロニン	55
リベド	143
両耳側半盲	96
リンパ球	109
リンパ系幹細胞	106
リンパ節郭清	208

る

ルーワイ法	185
ルシュカ孔	299

れ

レイノー現象	70
レイノルズの五徴	35
レート・コントロール	173

ろ

漏斗下垂体系	87
肋骨	50
肋骨脊柱角	78
濾胞	56

医師ともっと話せるようになるための
基本的臨床医学知識

定価　本体3,600円（税別）

2017年 4 月27日	発　行
2017年 7 月25日	第2刷発行
2018年 1 月15日	第3刷発行
2018年10月31日	第4刷発行
2019年 6 月15日	第5刷発行
2020年 4 月15日	第6刷発行
2020年 7 月15日	第7刷発行
2021年 4 月20日	第8刷発行

監　修　　大八木　秀和
　　　　　おおやぎ　ひでかず

編　集　　杉田　直哉　山田　雅也
　　　　　すぎた　なおや　やまだ　まさや

発行人　　武田　正一郎

発行所　　株式会社　じほう

　　　　101-8421　東京都千代田区神田猿楽町1-5-15（猿楽町SSビル）
　　　　電話 編集　03-3233-6361　販売　03-3233-6333
　　　　振替　00190-0-900481
　　　　＜大阪支局＞
　　　　541-0044　大阪市中央区伏見町2-1-1（三井住友銀行高麗橋ビル）
　　　　電話　06-6231-7061

©2017　　デザイン・組版　（株）サンビジネス　　印刷　（株）日本制作センター
Printed in Japan

本書の複写にかかる複製，上映，譲渡，公衆送信（送信可能化を含む）の各権利は
株式会社じほうが管理の委託を受けています。

JCOPY ＜出版者著作権管理機構 委託出版物＞
本書の無断複製は著作権法上での例外を除き禁じられています。
複製される場合は，そのつど事前に，出版者著作権管理機構（電話 03-5244-5088,
FAX 03-5244-5089, e-mail：info@jcopy.or.jp）の許諾を得てください。

万一落丁，乱丁の場合は，お取替えいたします。
ISBN 978-4-8407-4966-4